W0257099

Corona-Netzwerke – Gesellschaft im Zeichen des Virus

Christian Stegbauer · Iris Clemens
(Hrsg.)

Corona-Netzwerke – Gesellschaft im Zeichen des Virus

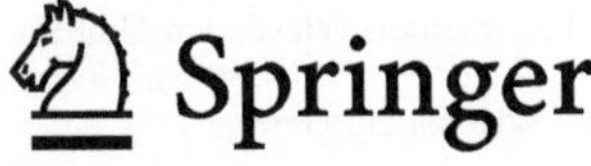

Hrsg.
Christian Stegbauer
Goethe-Universität Frankfurt am Main
Frankfurt am Main, Deutschland

Iris Clemens
Universität Bayreuth
Bayreuth, Deutschland

ISBN 978-3-658-31393-7 ISBN 978-3-658-31394-4 (eBook)
https://doi.org/10.1007/978-3-658-31394-4

Die Deutsche Nationalbibliothek verzeichnet diese Publikation in der Deutschen Nationalbibliografie; detaillierte bibliografische Daten sind im Internet über http://dnb.d-nb.de abrufbar.

Springer ist ein Imprint der eingetragenen Gesellschaft Springer Fachmedien Wiesbaden GmbH und ist ein Teil von Springer Nature.
Die Anschrift der Gesellschaft ist: Abraham-Lincoln-Str. 46, 65189 Wiesbaden, Germany

INHALT

WAS DIE SOZIALWISSENSCHAFTLICHE NETZWERKFORSCHUNG ZUR CORONA-KRISE SAGEN KANN: EINE EINLEITUNG

Iris Clemens und Christian Stegbauer

EIN BUCH FÜR DIE KRISE?

Die Corona-Pandemie läutete *die* Stunde der Wissenschaften ein. Wahrscheinlich noch nie in der jüngeren Geschichte waren Wissenschaft und Wissenschaftler so präsent in der Öffentlichkeit wie in Folge des Ausbruchs. Eine ganze Nation hing sozusagen an den Lippen gerade prominent gewordener Virologen, und ihre Einschätzungen der Lage bestimmte wesentlich das Leben aller. Dies rückte auch allgemein die Bedeutung von Wissenschaft ins Zentrum der Diskussionen, wobei um diese Bedeutung und um den Einfluss, der ihr zugestanden werden sollte, durchaus kritisch gerungen wurde. Gerade der Umstand, dass auch Wissenschaft nicht letztgültig sagen kann, ›wie es ist und was zu tun ist‹, komplexe Probleme also nicht eindeutig beschreiben, geschweige denn lösen kann, schien viele zu irritieren und ihre Vorstellungskraft zu überfordern.[1] Dies war jedoch mutmaßlich insbesondere deshalb der Fall, weil es sich um *naturwissenschaftliches* Wissen handelte, da dies allgemein viel eher als eindeutig wahrgenommen wird. Wissenschaften werden ungenauer, je komplexer sich ihr Forschungsfeld darstellt. Das gilt auch für die Medizin, für die noch nicht einmal klar war, wo sich das Virus, abgesehen von der Lunge noch überall einzunisten vermag. Geht es gar um die Verbreitung in der Bevölkerung, um die Folgen von Infektionen und geeignete Gegenmaßnahmen, dann begibt sich auch die Virologie auf sehr dünnes Eis. In diesem Fall verschiebt sich die disziplinäre Zuständigkeit, denn wie und wo Menschen zusammenkommen, darum kümmern sich normalerweise eher die Sozialwissenschaften. Das Zusammentreffen von Menschen ist aber entscheidend für die Ausbreitung des Virus.

Trotz mancher partieller Enttäuschungen gehen die Naturwissenschaf-

C. Stegbauer und I. Clemens (Hrsg.), *Corona-Netzwerke – Gesellschaft im Zeichen des Virus*, https://doi.org/10.1007/978-3-658-31394-4_1

ten insgesamt jedoch gestärkt aus der Krise hervor, haben sie doch ihre Relevanz – ja sogar ihre Systemrelevanz! – bewiesen. Die Sozial- oder Geisteswissenschaften haben es demgegenüber eher schwer, im Krisenmodus gehört zu werden. Schon wird die bange Frage gestellt, ob sie nach der Krise marginalisiert seien.[2] Es lässt sich jedoch beobachten, dass soziale Themen rund um die Pandemie nach und nach mehr in den Fokus des öffentlichen Interesses gerückt sind. Insbesondere, da die Folgen der Beschränkung sozialer Beziehungen, die zunächst kaum berücksichtigt wurden, jetzt mehr und mehr diskutiert werden. Dabei hat so gut wie alles, was in der Krise passiert, mit sozialen Netzwerken zu tun. Dies hat uns dazu veranlasst, ein Buch über die Corona-Krise herauszugeben.

Die erfolgten Eingriffe betrafen die Strukturen von Beziehungen auf ganz unterschiedlichen gesellschaftlichen Feldern: sei es das temporäre Abschneiden von persönlichen Relationen, der Änderung in Organisationen, etwa dem Home Office, wodurch andere Mitarbeitende nicht mehr nebenbei getroffen werden können oder die Struktur von Lieferketten in der Produktion von Gütern oder Dienstleistungen. All das ist relevant für das Zusammenleben der Menschen, deren Bedürfnisse und deren Gesundheit und nicht zuletzt auch für das, was man Kultur(en) nennt und die Wirtschaft unserer Gesellschaft. Das Buch soll zeigen, wie sehr die Perspektive der sozialwissenschaftlichen Netzwerkforschung dabei helfen kann, die Auswirkungen der Pandemie und der Maßnahmen zu ihrer Bekämpfung zu verstehen. Die Relevanz liegt für WissenschaftlerInnen, die sich mit sozialen Netzwerken beschäftigen, auf der Hand: Virale Verbreitung und soziale Netzwerke hängen unmittelbar miteinander zusammen. Infektionen folgen sozialen Netzwerken, weil das Virus auf den Kontakt zwischen Menschen angewiesen ist – es ist sozusagen mobil, wenn sein Wirt ›sozial ist‹. Will man die Wege des Virus verstehen, muss man Strukturen und Dynamiken sozialer Netzwerke betrachten. Folglich versucht man die Infektionskette durch Beschränkungen von Kontakten, die Vergrößerung von Distanzen zwischen den Menschen und durch Abbruch, bzw. das Pausieren von Beziehungen zu durchbrechen.

Nebenwirkungen wiederum werden vor allem dann besprochen, wenn sie die Wirtschaft schädigen. Dabei wirken sich die Maßnahmen nicht nur auf die ökonomischen Prozesse aus; fast alle anderen Bereiche der Gesellschaft müssen sich ebenso umstellen. Besonders betroffen sind die Beziehungen zwischen den Menschen, und hier treffen die Vorgehensweisen, um die Ansteckungen zu unterbrechen, auf tiefverwurzelte soziale Bedürfnisse. Aus solchen Bedürfnissen resultieren bestimmte Strukturen von Kontakten, die sich netzwerkanalytisch beschreiben lassen. Im Vergleich zu anderen europäischen Ländern könnte man den Lockdown in Deutschland als abgeschwächt beschreiben. Aber die Menschen mussten zu Hause bleiben und ihre gesamte Zeit auf teilweise sehr engem Raum miteinander verbringen. Kontakte zwischen Menschen sind jedoch wichtig für ihr Wohlbefinden und um ihnen Orientierung in unsicheren Zeiten zu geben. Die Unsicherheit beschränkt sich nicht auf die Gefahr selbst infiziert zu werden oder darauf, dass die Angehörigen von der Krankheit betroffen sind. Das Virus und seine Auswirkungen betrifft nicht nur Menschen selbst, sondern auch den Handel, die Möglichkeit und Art und Weise zu reisen, die Logistikketten und sogar die Lebensmittelversorgung. All diese Bereiche sind miteinander vernetzt und das macht sie verwundbar, wie nun sichtbar wird. Hieraus entwickeln sich Sorgen oder sogar reale Erfahrungen des Mangels, die in den vergangenen Jahrzehnten zumindest im deutschsprachigen Raum weitgehend unbekannt waren. Selbst vorangegangene Krisen fühlten sich für die Menschen anders an und hatten begrenztere Auswirkungen als diese.

Wenn das Buch die Pandemie auf dem Stand von Mai/Juni 2020 aus der Perspektive der Netzwerkforschung beleuchtet, dann liegt der Fokus auf den sozialen Konsequenzen. Wir nehmen gerade durchaus auch flüchtige Phänomene in den Blick, die sich während der Krise zeigen und teilweise bereits vor dem Erscheinen des Buches schon wieder verschwunden sind, etwa die Hamsterkäufe. Es erscheint uns als interessant, gerade auch solche Phänomene dahingehend zu befragen, wie sie zustande kommen und welche sozialen Dynamiken ihnen zugrunde liegen. Hier wie allgemein für alle Beiträge des Buches sehen wir durchaus Erkenntnisgewinne über den (u. U. bereits vergangenen) Zeitpunkt des Geschehens hinaus, denn Ähnliches kann sich ggf. wiederholen. So gesehen kann das Buch auch als eine Sammlung von Beobachtungen von Stresstests für soziale Netzwerke gelesen werden. Die Beiträge im Buch geben einen Einblick in Aspekte 1. der Dynamik der Pandemie, 2. der Gegenmaßnahmen und 3. der Reaktionen der Bevölkerung darauf. Man könnte diese drei Komponenten als Pandemietriade bezeichnen. Die Komponenten sind hinsichtlich ihrer Entwicklung nicht völlig frei, denn sie sind aufeinander bezogen. Wenn etwa die Ansteckungsrate steigt, führt man wieder neue Maßnahmen ein und diese sorgen dafür, dass sich die Menschen auf bereits eingeübte Verhaltensweisen besinnen. All das folgt bestimmten sozialen Regeln. Die Beiträge im Buch thematisieren Grundlagen sozialer Beziehungen in der Pandemie, und damit soziale Dynamiken in Krisenzeiten oder in gesellschaftlichen Ausnahmezuständen. Insofern denken wir, dass die hier aufgezeigten Überlegungen aus dem Blickwinkel der Netzwerkforschung im Zusammenhang mit der Krise bedeutungsvoll genug sind, dass sie auch unter den Bedingungen von neuen Wendungen mit Gewinn lesbar bleiben werden.

DER BEITRAG DER NETZWERKFORSCHUNG ZUM VERSTEHEN DER KRISE UND IHRER KONSEQUENZEN

Wenn wir nun aus der Perspektive der sozialen Netzwerkforschung argumentieren wollen, so ist zunächst einmal eine kurze Erläuterung unseres Forschungsgebietes notwendig, auch wenn dies sich aus den unterschiedlichen Perspektiven der am Buch beteiligten Disziplinen natürlich nicht einheitlich darstellt. Ganz generell befasst sich Netzwerkforschung vorwiegend mit Strukturen sozialer Beziehungen sowie den Prozessen, die diese Strukturen entstehen lassen und aufrechterhalten, sowie mit den entsprechenden Auswirkungen. Wir betrachten also eher selten allein die Beziehungen zwischen nur zwei Menschen; uns ist mehr daran gelegen, etwas über soziale Formationen zu erfahren. Dabei spielt das, was zwischen den Menschen passiert, natürlich eine große Rolle. Untersuchungen zeigen, dass unser Verhalten und unsere Einstellungen in hohem Maße an den anderen um uns herum orientiert sind. Für die Menschen sind also Beziehungen extrem wichtig. Dabei kommt es nicht nur darauf an, was z. B. zwei Personen untereinander aushandeln, denken wir etwa an Paare, sondern auch die Struktur ihrer Einbettung in ihrem sozialen Kontext ist wichtig, denn die Bezugspersonen außerhalb des Paares wirken auf die Beziehungen ein.

Der Lockdown nun trennt Menschen, er entzieht sie ihrer gewohnten sozialen Infrastruktur. Wenn man sich zu Hause in weitgehender Isolation befindet, den eigenen Arbeitsplatz nicht mehr aufsuchen kann und nach Möglichkeit auch den Kontakt zu Fremden, etwa beim Einkaufen meidet und es nicht einmal möglich ist, gute Freunde und Familienangehörige zu besuchen, dann zerfällt die gewohnte Struktur der Beziehungen. Wenn Heim und Arbeitsplatz nicht mehr getrennt sind, entstehen Probleme hinsichtlich der eigenen Identität, die doch bei den Berufstätigen heute vielfach von hoher Bedeutung ist. Digitale Alternativen sind allenfalls ein Ersatz und schließen aber eine Reihe von bedeutenden Beziehungen und Beziehungsaspekten wie körperliche Nähe aus.

Es sind aber nicht nur Beziehungen zwischen Menschen, die der Lockdown in Mitleidenschaft zieht, und auch das ist Thema der Netzwerkforschung.

So lässt sich die Produktion von Industriegütern und vieler Dienstleistungen als Netzwerk analysieren. Ähnliches gilt auch für die Wissenschaft, die sich ebenfalls verstärkt internationalisiert hat. Solche Produktionsnetzwerke sind oft sehr fein aufgegliedert: So wird eine Komponente eines Produkts in einem bestimmten Land produziert und die nächste Komponente kommt aus einem anderen Land, vielleicht sogar in einem anderen Erdteil, und in einer von beiden weit entfernten Region wiederum wird das Endprodukt zusammengefügt. Selbst einfache Produkte benötigen vielfältige Beziehungen zwischen ganz unterschiedlichen Unternehmen (und den Personen, die das aushandeln und am Leben erhalten). Die getroffenen Maßnahmen zeigen auch hier Auswirkungen, wenn Grenzen schließen, viel weniger Schiffe fahren und Flugzeuge auf dem Boden bleiben. In der Wirtschaft zeigen sich die Unterbrechungen von Beziehungen besonders schnell. Viele Unternehmen haben nicht die Rücklagen, um die Unterbrechung der Beziehungen zu ihren Zulieferern und Kunden zu überstehen. Diese Auswirkungen werden besonders genau beobachtet, denn eine ganze Armada an Instituten und Abteilungen ist für das Monitoring des Herzschlags der Ökonomie zuständig. Allerdings fehlt es an einer Messung von Kollateralschäden wie z. B. ob persönliche Netzwerke zerbrechen. Das wird nicht in gleichem Maße untersucht und oft zeigen sich die Auswirkungen der Maßnahmen erst zu einem späteren Zeitpunkt; manchmal erst, wenn es zu spät ist.

Die Krise zeigt aber auch auf, wie sehr die verschiedenen Bereiche der Gesellschaft miteinander verflochten sind. Die Unterbrechung von persönlichen Begegnungen ist nicht nur ein Problem für die beteiligten Menschen, sondern auch etwas, was sich auf die Wirtschaft auswirkt. Die Wirkung der Einschränkung von Kontakten bezieht sich dann auch auf andere Bereiche der ›funktionalen Differenzierung‹ der Gesellschaft. Es müssen beispielsweise neue Arrangements im Privaten getroffen werden. Die vorsorgliche Schließung von Betreuungseinrichtungen für Kinder wirbelt die fragilen Beziehungsarrangements der Familien durcheinander und wirkt sich auf die Geschlechterverhältnisse aus. Plötzlich ähnelt die Situation, in der sich die Menschen befinden, der der Vormoderne, als verschiedene Lebensbereiche noch nicht geographisch und zeitlich getrennt waren. Durch diese Veränderung kommt es vielfach auch zur Verstärkung bereits vorhandener Ungleichheiten, wenn etwa in der Wissenschaft die einen den Lockdown nutzen, um ihre Publikationen voranzubringen, während die anderen mit ihren Kindern zu Hause sitzen und sich obendrein mit den zusätzlichen Anforderungen des Homeoffice und der digitalen Lehre konfrontiert sehen.

Die Gesamtheit der vielfältigen Zusammenhänge zu überblicken, übersteigt die Fähigkeiten der Forschung, und die disziplinäre Unterteilung, in der Forschung betrieben wird, wirkt sich hier ebenfalls nicht unbedingt förderlich aus. Wir sehen deutlicher vielleicht noch als sonst, dass die Welt in der wir leben, sehr komplex geworden ist, so vielschichtig, dass die Wissenschaft in Zukunft noch mehr auf Interdisziplinarität setzen muss. Zwar wussten wir auch schon vor der Krise von der Komplexität, so richtig zeigt sich das Bewusstsein dafür aber erst, wenn Probleme entstehen und diese für alle offensichtlich werden: Schön wäre es, wenn sich die Schwierigkeiten auf die Sorge um Klopapier und das Fehlen von Nudeln und Konserven beschränken ließe. Die Probleme beschränken sich aber nicht nur auf die Neuordnung des Privaten; fast alle Bereiche der Gesellschaft sind davon betroffen. Sie zeigen sich als Begleiterscheinungen der Maßnahmen: Kontaktsperren, Grenzschließungen, Exportverbote sind verhältnismäßig einfach zu verordnen. Wenn dann aber die Versorgung der Bevölkerung in Frage steht, weil möglicherweise die Ernte nicht mehr eingebracht werden kann, wenn Medikamente und andere medizinische Produkte knapp werden, wenn Menschen einsam und verlassen in Altenheimen sterben, wenn selbst in Ländern, in denen ein Lockdown aufgrund nicht vorhandener oder niedrigster Infektionszahlen nicht verhängt werden muss, die Produktion still steht, dann führt dies vor Augen, wie sehr diese Dinge miteinander in Netzwerken verwoben sind.

Zwischen den Menschen entstehen einerseits neue Ungleichheiten und andererseits werden alte soziale Ungerechtigkeiten aufgedeckt und oft noch verstärkt. Auch dies hat mit Netzwerkstrukturen zu tun. So können sich Menschen in bestimmten Berufen, meist denjenigen, die im Verhältnis besser bezahlt werden, durch Reduktion von Kontakten relativ gut vor einer Ansteckung schützen. In anderen Berufen haben die Menschen keine Chance auf Distanzierung, weil die Umstände der Tätigkeit oder ihre Arbeitgeber ihnen keine geeigneten Schutzmöglichkeiten zur Verfügung stellen. Ganz offensichtlich wurde dies an den von ausbeuterischen Arbeitsbedingungen betroffenen saisonarbeitenden Erntehelfern und den Arbeitern in der Fleischindustrie. Probleme diesbezüglich finden sich aber auch in anderen Bereichen wie etwa bei dem Lockdownkrisengewinner Amazon. Am stärksten betroffen von dieser neuen Ungleichheit sind aber die Pflegeberufe. Mit ihrem Beruf ist das stärkste Infektionsrisiko verbunden. Das hat mit der Tätigkeit an den Menschen, aber auch mit zunächst ungenügender Schutzausrüstung zu tun. Nicht nur das, auch ein Netzwerkeffekt spielt dabei eine Rolle: Personen, die in der Pflege tätig sind, haben eine ganze Anzahl von Patienten oder sie versorgen viele Ältere in

Alters- und Pflegeheimen, während die Patienten und die Älteren nur mit wenigen Menschen in Kontakt kommen. In der Sprache der Netzwerkforschung würde man sagen, dass sich die Pflegenden in einer zentralen Position befinden, was sie in einer Pandemie äußerst anfällig macht. In solchen Einrichtungen handelt es sich um eine Zentrum-Peripheriestruktur: Eine erkrankte Person kann das Virus an eine Pflegekraft weitergeben, die wiederum mit sehr vielen zu Pflegenden in Kontakt kommt. Die Krise legt also die Schwachstellen der vernetzten Gesellschaft schonungslos offen. Die Lösungen, die gefunden werden müssen, zeigen aber auch auf, was verbessert werden kann. Wir konnten einige Beispiele dafür im Buch versammeln.

DAS BUCH UND SEINE IDEE

Im Buch befragen wir ExpertInnen aus unterschiedlichen Disziplinen nach verschiedenen Facetten der Krise aus der Perspektive der Netzwerkforschung. In den Beiträgen kommen hauptsächlich WissenschaftlerInnen zu Wort. Eine Anforderung an das Buch ist es jedoch, dass die jeweiligen Beschreibungen und Erklärungen allgemeinverständlich sind. Ein Problem ist natürlich, dass aufgrund des Mangels an Zeit bislang erst wenige empirische Ergebnisse vorliegen – da geht es der Netzwerkforschung nicht besser als der Virologie. Einige erste Untersuchungen finden sich dennoch im Buch. Sie basieren zumeist auf aktuellen Beobachtungen und Nachrichten und sind durch den jeweiligen disziplinären Blick geprägt. Denn die Netzwerkforschung ist nicht primär in nur einer wissenschaftlichen Disziplin zu Hause, sondern ein überaus interdisziplinärer Bereich. Wenn also ein Überblick angestrebt werden soll, so müssen WissenschaftlerInnen aus verschiedenen Disziplinen zu Wort kommen. Um unter diesen Umständen ein handhabbares und lesbares Buch vorzulegen, haben wir den Umfang der einzelnen Beiträge begrenzt. Die immer wiederkehrende Frage in den Beiträgen ist, inwiefern das Virus und die diesen Krankheitserreger begleitenden Maßnahmen sich auf die Struktur der sozialen Netzwerke auswirken und welche Konsequenzen daraus entstehen. Ein Blick über die allgegenwärtige Virologie und Ökonomie hinaus soll die vielfältigen Dynamiken der Pandemie und deren Auswirkungen sichtbar machen. In manchen dieser Änderungen stecken aber auch große Chancen, weil sie uns Menschen dazu zwingen könnten, umzudenken.

Wir haben das Buch in vier große Bereiche gegliedert. Zunächst einmal geht es um den Alltag, in dem viele Veränderungen zu beobachten sind. Hierzu gehört auch, wie sich das Virus verbreitet, welche Netzwerkstrukturen dies ermöglichen und wie man eine Ausbreitung der Pandemie zu verhindern sucht. Eine besondere Rolle spielen dabei Ereignisse, an denen viele Menschen teilnehmen. Sehr mobile Menschen stecken sich anlässlich solcher Super-Spreader Ereignisse an und infizieren dann potentiell weitere Menschen. Angesichts der Schnelligkeit der Verbreitung zeigt sich, wie stark die Welt in den letzten Jahren geschrumpft ist. Auch die neue Ungleichheitsdimension der Möglichkeit, sich im alltäglichen Leben vor dem Virus zu schützen, gehört hierher. Das gilt auch für die Konstruktion von Räumen, von denen aufgrund ihrer Nutzung durch andere Menschen plötzlich eine Gefahr auszugehen scheint. Die Krise verändert das Verhältnis zwischen starken und schwachen Beziehungen. Beide Kategorien sozialer Beziehungen sind aber bedeutend für uns und haben wichtige Funktionen. Es zeigt sich auch, dass nicht nur die Ansteckung Befürchtungen auslöst, sondern auch die möglichen Konsequenzen einer Pandemie wie z.B. der Mangel, der sich in einer Überbevorratung ausdrückt. Wir bezeichnen das zugehörige Phänomen als Hamstern. Auch dies lässt sich mit den Instrumenten der Netzwerkforschung erklären. In den Alltag dringt aber auch die vermeintliche Notwendigkeit ein, die Menschen überwachen zu müssen. Das gilt einerseits hinsichtlich der Einhaltung der neuen Verordnungen, andererseits aber für das soziale Netzwerk, denn entlang der Netzwerkstruktur findet die Verbreitung des Virus statt. Diese Überwachungsmaßnahmen selbst haben auch dann Nebenwirkungen, wenn sie in bester Absicht eingeführt wurden.

Der zweite Bereich, mit dem sich das Buch auseinandersetzt, handelt von Arbeit, Wirtschaft und Technik. Es werden die globalen Störungen ökonomischer Netze angesprochen. Wie es mit diesen globalen Verflechtungen weiter geht und wie man die nun offensichtlich gewordenen Schwachpunkte verbessert, das werden wir in Zukunft sehen. Die Pandemie wirkt sich in vielfacher Sicht auf Organisationen aus, in denen die Mitarbeitenden zu Hause bleiben sollen, sofern möglich. Das Home Office wurde zum denglischen Begriff für das, was folgte und scheinbar weniger schlecht funktioniert als gedacht. Wenn nun Unternehmen glauben, dass sie teure Bürokosten einsparen können, weil ihre Angestellten aus dem Wohnzimmer oft sogar mehr arbeiten als zuvor, dann könnte diese Einschätzung täuschen. Es geht ja nicht nur darum, dass die Mietkosten dauerhaft auf die Mitarbeitenden abgewälzt werden könnten, Vertreter einer solchen Sparstrategie verkennen, wie Organisationen funktionieren. Soziale Netzwerke, die einen flüssigen Ablauf von Arbeitsvorgängen ermöglichen, bedürfen eines gewissen Grades an Transparenz und Gelegenheitsstrukturen durch gemeinsame Anwesenheit, die sich wohl nicht (mindestens nicht vollständig) durch die digitalen Begegnungen ersetzen lassen. Organisationen machen die eine Seite der Wirtschaft aus, die andere sind die Technologien, auf denen ja längst nicht nur die Produktion und Infrastruktur der Gesellschaft beruht. Technik wird auch in der Bekämpfung der Pandemie etwa in Form einer Coronawarnapp eingesetzt, allerdings erst nachdem man die Gesellschaft ›heruntergefahren‹ hatte. Die Technologien einer Gesellschaft sind aber noch mehr als das Produkt von Aushandlungen zwischen Menschen, sie werden sogar zu einer Art von Playern im Netzwerk. Wir wissen, dass der Arbeitsmarkt in großen Teilen nicht einfach ein Markt ist, auf dem Arbeitskraft nach marktökonomischen Gesetzen funktioniert, sondern auch dieser ist durch unterliegende Beziehungsmuster geprägt. Das gilt nicht nur für die Stellenvergabe und Beförderungen, es betrifft auch den Umgang mit verschiedenen Interessen und Stakeholdern. Wenn wir davon sprechen, dass die Krise den Arbeitsmarkt beeinflusst, findet das seinen Ausdruck auch darin, dass Netzwerkverbindungen gelockert und gelöst werden. Auf diese Weise könnte man Kurzarbeit und Entlassungen beschreiben. Wie in anderen Bereichen auch scheint die Krise Veränderungen hin zu digitalen Lösungen zu beschleunigen.

Auf solche Lösungen wird auch im Bereich der Bildung gesetzt. Computerprogramme und gelegentlicher Kontakt zwischen Lehrenden und Schülerinnen und Schülern sollen den Verlust der Präsenz in der Schule ersetzen. Die Unterbrechung von Beziehungsstrukturen zeigt auch hier Auswirkungen: Die Eltern werden noch mehr als sonst für Homeschooling in Anspruch genommen, was Bildungsungleichheiten weiter verschärft. Das gilt besonders für ein Land, in dem der Zusammenhang zwischen Bildungsgrad der Eltern und der schulischen Leistung der Kinder schon traditionell sehr groß ist.

Ein dritter Bereich des Buches beschäftigt sich mit Gesundheit und sozialer Arbeit. Beides sind soziale Bereiche, in denen die Professionellen mit völlig neuen Arbeitsbedingungen konfrontiert wurden. Auch hier spielen Beziehungsmuster eine große Rolle. Für Krankenhäuser scheint es beispielsweise so zu sein, dass die Krise zu einem partiellen und temporären Rückzug der in den letzten Jahren übermächtig gewordenen ökonomischen Forderungen führt. Hierdurch ergeben sich Spielräume für neue Kooperationen in den Krankenhäusern, zum Wohle der Lösung medizinischer Probleme. Ganz unterschiedlich reagieren Patienten in der Psychotherapie, die manchmal von der Unterbrechung ihrer Beziehungen sogar profitieren. Familien richten sich in Nischen ein, dies nicht immer zu ihrem Vorteil. Besonders von den Auswirkungen der Corona-Krise betroffen sind aber die Geflüchteten. Für diese Gruppe sind die Einschränkungen der Kontakte fatal, weil sie beispielsweise andere Maßnahmen zur Eingliederung behindern.

Die Frage danach, wie sich die Pandemie auf die Kultur auswirkt, ist das Thema eines weiteren Buchabschnitts. So verändert sich die Alltagskultur dahingehend, dass wir uns nicht mehr die Hände schütteln und auch Umarmungen aus dem Weg gehen. Gleichwohl sind Begrüßungsrituale kulturell notwendig. Welche Art von Ersatz gefunden wird und welche Netzwerk-Probleme hinsichtlich der Einführung einer für alle gültigen Regeln bestehen, klärt ein Beitrag in diesem Buchsegment. Ein weiterer Beitrag geht auf Theater- und Opernaufführungen ein, die eines Publikums bedürfen, um wirken zu können. Wenn man sich nicht persönlich begegnen kann, tut man dies im Spiel. Eine Beteiligung an Onlinespielen ist ebenfalls etwas, was das Netzwerk zwischen den Spielenden fördert und sich auch auf die Beziehungen außerhalb der virtuellen Welt auswirkt.

Ein weiteres gesellschaftliches Feld, in dem die Krise eine bedeutende Rolle spielt, ist die Politik. Deswegen räumen wir diesem Gebiet den letzten Abschnitt in unserem Buch ein. Eingeleitet wird dieser Teil durch einen Beitrag, der die Bedeutung der Zivilgesellschaft in politischen Prozessen beleuchtet. An vielen Stellen wurde die Beteiligung von zivilgesellschaftlichen Interessensgruppen in der Krise stark heruntergefahren, während sie sich an anderen Stellen als eine seltene Chance erweist, lange erhobene Forderungen durchzusetzen. Wo zivilgesellschaftliches Engagement zum Zuge kommt, ist auch die politische Ebene betroffen. Sie hat die Gelegenheit, Forderungen von außerhalb des institutionalisierten Politikbereich aufzugreifen und umzusetzen – im kommunalen Bereich gelingt das offenbar leichter als in Krisenstäben des Bundes und der Länder. Ein Zeichen dafür, wie mit einer solchen Krise in der Gesellschaft umgegangen wird, spiegelt sich in Presseartikeln. Besonders zu Beginn der Pandemie fand eigentlich kaum Opposition statt – zu sehr war man sich über die Maßnahmen einig. Das gilt nicht unbedingt für die *networking sites* im Internet und die dort entstehenden Netzwerke mit ihren Kontroversen, wie sie am Beispiel von Twitter in einem weiteren Beitrag aufgezeigt werden. Der letzte Beitrag des Buches beschäftigt sich mit der Öffentlichkeit, in der die Auseinandersetzungen zwischen Politik, Wissenschaft und Wirtschaft für die Bevölkerung sichtbar ausgetragen werden: den politischen Talkshows. Hier zeigt sich mit den Mitteln der Netzwerkforschung, wer aus Sicht der Medien etwas zu sagen hat.

SCHLUSS

Das Buch zeigt, welche Bedeutung sozialen Netzwerken in der Krise zukommt. Es ändern sich Strukturen, zum Teil unter Zwang, zum Teil als Kollateralschaden bei der Bekämpfung der Pandemie. Die Veränderungen haben bedeutende Auswirkungen in vielen unterschiedlichen Feldern der Gesellschaft. Der Schluss einer Einleitung ist aber auch der Platz, an dem wir Dank aussprechen können an alle, die dabei geholfen haben, dass dieses Werk zustande kommen konnte. Ohne unser interdisziplinäres wissenschaftliches Netzwerk wäre dies wiederum unmöglich gewesen. Da sind zuerst einmal die Autorinnen und Autoren der Beiträge zu nennen. Sie mussten in relativ kurzer Zeit Texte liefern, die aus der jeweiligen wissenschaftlichen oder aus der Praxis stammenden Perspektive die Auswirkungen innerhalb der sozialen Netzwerke schildern sollten. Ferner danken wir Jutta Wörsdörfer sehr herzlich für die Durchsicht des Manuskriptes.

ALLTAG

NETZWERKUNGLEICHHEIT, DIE VERBREITUNG DES VIRUS UND WER IN GEFAHR IST

Christian Stegbauer

VOR DEM VIRUS SIND WIR ALLE GLEICH?

Auch Prominente stecken sich an – diese sind sogar besonders gefährdet, denkt man etwa an die Infektionen von Politikern wie Christian Lindner, Boris Johnson, die Infizierten im Tross des brasilianischen Präsidenten Bolsonaro nach Regierungskonsultationen in Washington und selbst im Weißen Haus kam es zu Viruserkrankungen. Während diese Politiker ganz gut durch die Krankheit kamen, erwischte es andere stärker. Das Rolling Stone Magazin listet prominente Musiker auf,[1] die am Corona-Virus gestorben sind. Infiziert hatten sich ferner eine ganze Reihe weiterer Prominenter wie Prinz Charles, J. K. Rowling oder Fernsehleute wie Johannes B. Kerner oder Oliver Pocher. Kann es also jeden treffen? Eine solche Auflistung legt das nahe. Gefährdet sind vor allem solche Personen, bei denen Kontakte zum Job gehören. Politiker schütteln Hände, Musiker vor dem Lockdown kamen öfters mit anderen in Kontakt, das gilt auch für Comedians und TV-Talker.

Sind wir also vor dem Virus alle gleich? Ganz sicher nicht und das will ich versuchen in diesem Beitrag mit Hilfe unterschiedlicher Perspektiven auf Netzwerkverbindungen und Krankheitsübertragungswegen zu erklären. Bei diesem Versuch zeigen sich auch Lücken der Netzwerkforschung und dadurch ergibt sich die Chance, den Wirkungsbereich dieses Wissenschaftsgebietes zu erweitern.

C. Stegbauer und I. Clemens (Hrsg.), *Corona-Netzwerke – Gesellschaft im Zeichen des Virus*, https://doi.org/10.1007/978-3-658-31394-4_2

WO NETZWERKERHEBUNGEN NORMALERWEISE EINE LÜCKE HABEN

Gelegentlich bitte ich Studierende, ihr eigenes Netzwerk auf einem Stück Papier aufzuzeichnen. Das ist sehr interessant, denn es finden sich in den Zeichnungen Elemente, die etwas darüber aussagen, wie Menschen ihre Beziehungen kognitiv gliedern. Da sind die jeweiligen Partner und die Familie und Geschwister, evtl. auch noch gute Freunde, diese gehören auch immer zum Kern der Beziehungen.[2] Dann, je nachdem, wo die Studierenden engagiert sind, kommen Personen, die einer Institution zuzurechnen sind, ein oder zwei Personen aus dem Club/Chor/etc., danach zeichnen die Studierenden den gesamten Verein ein. Im Nahbereich werden einzelne Personen genannt und dann sind da noch Kontexte, bei denen die Personen zwar auch wichtig sind, die sich aber nicht so einfach auflisten lassen. Im Mittelpunkt steht hier die Eigenschaft des Kontextes. Dieser würde auch noch bestehen bleiben, wenn einzelne Personen diesen verlassen.

Die Netzwerkforschung interessiert sich meist für Beziehungen, die für die Nähe zwischen den Menschen stehen. Das zeigt sich in typischen Erhebungsformen. So fragt man nach denjenigen, mit denen wichtige Dinge besprochen werden. Man fragt vielleicht auch danach, wer einem hilft, wenn man krank ist oder die Blumen bei Abwesenheit gießt. In Organisationen geht es darum, an wen man sich wendet, wenn man mit einem Problem nicht weiterkommt.

Wir haben es also mit verschiedenen Typen von Netzwerken zu tun, dem persönlichen Netzwerk mit den engen Beziehungen und solchen, die über eine Institution oder Organisation hergestellt werden. Eigentlich aber kommt noch ein weiterer Typ von Netzwerk ins Spiel, der in der Netzwerkforschung bisher keine so große Rolle spielte, aber für die Verbreitung des Virus von besonderer Bedeutung war: Begegnungen auf Festen und Feiern. Wenn es hoch her geht und viele Menschen auf engem Raum zusammen sind, gemeinsam tanzen, sich berühren, Schweiß und Alkohol sich verbinden, man sich wegen der Lautstärke gegenseitig anschreien oder sehr nahekommen muss, dann ist die Gefahr einer Ansteckung am größten. Man spricht von Ereignissen, die das Potential haben ›Super-Spreader‹ zu werden. Dort kommen meist kleine Gruppen, Paare, Freunde zusammen mit einer großen Anzahl anderer Menschen. Um welchen Typ von Beziehung handelt es sich da eigentlich? Solche ›zufälligen‹ Kontakte werden bislang in der Netzwerkforschung eigentlich nicht erhoben, denn Einflussnahme und selbst Informationsaustausch benötigen engere Beziehungen.[3] In der Netzwerkforschung wird meist nur zwischen starken und schwachen Beziehungen unterschieden.[4] Starke Beziehungen, so Marc Granovetter, der die Unterscheidung einführte, zeichnen sich durch große Vertrautheit, starke Emotionalität, viel gemeinsam verbrachte Zeit und Gegenseitigkeit aus. Wenn wir von engen Freundschaften, Partnerschaften und engen Verwandtschaftsgraden reden, dann sind die meisten der Bedingungen in irgendeiner Kombination der vier genannten Eigenschaftsbereiche erfüllt. Auf schwache Beziehungen treffen die Eigenschaften in geringerem Ausmaß zu. Wir würden solche weniger engen Beziehungen eher mit dem Begriff ›Bekannte‹ belegen. Ein Merkmal solcher Beziehungen ist, dass man Bekannten eher selten und mehr zufällig über den Weg läuft. Wichtig sind solche zufälligen Begegnungen aber auch, da es dabei zu einem Austausch von Informationen kommt, zu denen man ansonsten keinen Zugriff hätte.[5]

SUPER SCHWACHE BEZIEHUNGEN: EIN ›NEUER‹ TYP VON NETZWERK

Feiern sind ein spezieller Typ von Begegnung mit sehr flüchtigen Beziehungen. Ich habe das einmal auf einer Weinprobe in Rheinhessen erlebt, die anlässlich eines Weinfestes organisiert wurde. Ich wunderte mich, dass sich meine Sitznachbarin bei mir zu Beginn der Weinprobe vorstellte. Warum sie das tat, wurde mir erst später klar, als ich merkte, dass es sich nicht um eine Verkostung handelte, wie ich sie bis dahin gewohnt war. ›Normale‹ Weinproben dienen dazu, die Weine genauer zu beurteilen. Hierzu sind ein klarer Kopf und unverstellte Sinne notwendig. Zur Probe hier spielte jedoch eine Stimmungsband (was zur Möglichkeit unbeeinflusster Wahrnehmung von Geruch und Geschmack nicht gerade beiträgt) und mit jedem Wein, der im Vergleich zu einer normalen Verkostung ziemlich großzügig ausgeschenkt wurde, stieg die Heiterkeit. Nach dem fünften oder sechsten Wein fingen alle Anwesenden an zu schunkeln und als die letzte Probe ausgeschenkt wurde, standen die Teilnehmenden alle untergehakt und schwankend auf den Bänken. Zum Event gehörte, dass sich die Leute anfassten, etwas, was bei uns auf der anderen Rheinseite in Frankfurt keineswegs so gewöhnlich ist: hier gehen die Menschen etwas distanzierter miteinander um. So ähnlich stelle ich mir auch die Starkbierfeste in Ostbayern vor. Allerdings wird dort beim Einläuten der Fastenzeit noch nicht einmal das Alibi einer Verkostung benötigt, um unter Alkoholeinfluss in Stimmung zu kommen. Auf Fotos, etwa von den Festen in Mitterteich oder Tirschenreuth in Ostbayern sind ebenfalls Menschen zu sehen, die auf

Sitzbänken stehen. Wahrscheinlich fassen die Besucher zu solchen Gelegenheiten nicht nur ihre Sitznachbarn an. Solche Feste leben von der Nähe und einer gewissen Intimität auch zwischen Menschen, die sich nur flüchtig oder vielleicht gar nicht kennen. Zum beschriebenen Anfassen kommt, dass die Teilnehmenden auch gemeinsam singen, einer Situation in der besonders viele Aerosole mit Viren freigesetzt werden, die sich dann über die Atemluft übertragen.[6] Die Besucher freuen sich darüber, alte Bekannte wiederzutreffen oder begegnen Menschen, die sie zuvor noch gar nicht kannten und die sie hinterher meist auch schnell wieder vergessen. Gleiches dürfte auch im Karneval der Fall sein. Ich habe das einmal vor vielen Jahren vor einem Rosenmontagszug in Mainz erlebt, wo die Weinflaschen zwischen auf der Straße Tanzenden, einander zuvor unbekannten Menschen kreisten. Bei Gottesdiensten gibt es solche Begegnungen ebenfalls. Zwar kenne ich das nicht aus Deutschland, aber ich war einmal in Brooklyn in einem Gottesdienst in einer Gemeinde, um ihren Gospelchor zu hören. Abgesehen von der beeindruckenden Show des Predigers, wurden die Besucher am Ende dazu aufgerufen, ihre Nachbarn zu umarmen und gerade auch dann, wenn es sich um Fremde handelte. Solche Events sind Gemeinschaftserlebnisse, deren Attraktivität sich zumindest zum Teil aus genau dieser Möglichkeit der Nähe zwischen Fremden speist.

In der Netzwerkforschung werden solche Begegnungen nur selten thematisiert. Es handelt sich allenfalls um superschwache Beziehungen, die normalerweise nicht durch die Strukturation abgesichert ist. Der Begriff ›Strukturation‹[7] meint hier eine Art Grundgerüst der Möglichkeit der Wiederholung von Begegnungen im Alltag. Das beginnt beispielweise damit, dass Personen zur selben Zeit fast jeden Tag mit derselben Bahn fahren, dass wir unsere KollegInnen regelmäßig im selben Kontext sehen und an bestimmten Treffpunkten auch immer dieselben Leute miteinander ›abhängen‹.

Im Falle der genannten Feste dauert die Begegnung nur kurz, ist dafür aber für Alltagsverhältnisse sehr intensiv. Superschwache Beziehungen werden in der Netzwerkforschung allenfalls bei der Modellierung mittels sogenannter bimodaler Netzwerke (oder Affiliationsnetzwerke) thematisiert.[8] Hierbei geht es meist darum, Beziehungen zwischen Personen zu konstruieren, ohne dass Informationen darüber vorhanden sind, ob sie tatsächlich befreundet oder bekannt sind. Das geht dadurch, dass man über Teilnahmelisten an Events verfügt. Wenn nun zwei Personen öfters an denselben Ereignissen teilgenommen haben, dann geht man davon aus, dass eine Beziehung zwischen beiden besteht. Das klappt allerdings nur für ziemlich kleine Feste. Während der bereits beschriebenen Weinprobe bin ich fast nur mit denjenigen näher zusammengekommen, mit denen ich die Veranstaltung besuchte und darüber hinaus mit den direkten Sitznachbarn. Allerdings kommt es auch dort zu Vermischungen, wenn diejenigen, die sich bereits kennen, die Veranstaltung als Gelegenheit für eine intensive Begrüßung und einen kleinen Small Talk nutzen. Die Weinprobe mit vielleicht 250 Personen in einer Turnhalle ist aber noch klein. Auf dem Starkbierfest in Mitterteich waren angeblich 1500 Personen, auf großen Open-Air-Festivals sind es manchmal fünfzigtausend oder mehr Menschen, die dort zusammenkommen. Klar ist nun, dass sich nicht alle kennen können, selbst wenn einige an der Festivität seit Jahren regelmäßig teilnehmen. Auch ist es sehr unwahrscheinlich, dass eine infizierte Person fünfzigtausend andere ansteckt. Dennoch ist die Verbreitungsmöglichkeit auf solchen Veranstaltungen besonders hoch, denn dort begegnen sich Menschen, die sonst nicht aufeinandertreffen würden, und zwar unter besonderen Bedingungen. Von solchen Events geht genau deswegen eine Verbreitungsgefahr aus, weil sich hier unterschiedliche Sphären vermischen und bestimmte Alltagsnormen mindestens partiell aufgehoben sind. Während wir im Alltag mehr oder weniger immer denselben Menschen begegnen, sind solche Festevents Gelegenheiten der Durchmischung unter der Bedingung ungewöhnlicher Nähe.

LOKALE UND KOSMOPOLITISCHE NETZWERKE UND DEREN EINFLUSS AUF DIE VIRUSVERBREITUNG

In diesem Beitrag soll es aber neben den alltäglichen Begegnungen um Netzwerkungleichheit gehen, ebenfalls ein Thema, welches selten in der Netzwerkforschung behandelt wird. Wenn Netzwerkungleichheit aufgegriffen wird, dann meist unter dem Stichwort des Sozialen Kapitals, dass manchmal fälschlicherweise einzelnen Personen zugeschrieben wird. Auch bei der Wirkung der Events, an denen sich viele ansteckten, spielt Ungleichheit eine Rolle. Im Grunde sind sich die Feste ähnlich. Es wird Alkohol getrunken, es gibt Musik und irgendwann geht es hoch her, oft wird auch zusammen gesungen und es kommt zu solchen Kontakten, wie ich sie beschrieben habe. Allerdings unterscheiden sich die Netzwerke der Besucher und das ist mitentscheidend für die Verbreitung des Virus. Starkbierfeste sind wirkliche Volksfeste. Sie fanden vor allem in Ostbayern statt, einer Region mit zahlreichen Brauereien und solche Feste sind dort Tradition. Allerdings handelt es sich auch um eine relativ arme Region. Das dürfte auch die Zusammensetzung der Besucherschaft betreffen. Diese verfügen im Durchschnitt wohl nicht über allzu hohe Einkommen. Ganz anders der Après-Ski Zirkus in Tirol. Skifahren ist eine ziemlich teure Sportart, die sich nicht alle leisten können. Neben der Anschaffung der Ausrüstung ist die Skisaison in den Wintersportorten immer Hochsaison mit entsprechend hohen Preisen für Hotels und den notwendigen Skipass. Die ursprüngliche Infektion über superschwache Beziehungen in Tirol betrifft also nicht den ärmsten Teil der Bevölkerung. Traditionelle Sozialstrukturforscher machen solche Unterschiede an sozialökonomischen Faktoren wie dem Einkommen fest.

Als Netzwerkforscher schauen wir aber auf etwas anderes, was zwar ebenfalls mit Einkommen assoziiert ist, aber anders erklärt werden muss. Tatsächlich haben wir es nämlich mit einem Netzwerkphänomen zu tun. Die meisten Teilnehmenden am Karneval und den Starkbierfesten in Kleinstädten in der Peripherie des Landes verfügen wohl eher über lokale Netzwerke. Es dürfte sich im Durchschnitt also um ›Locals‹ im Sinne von Mertons Analyse in einer Kleinstadt[9] handeln. Die Merton'sche Studie unterscheidet von den Locals die ›Cosmopolitans‹, die weiter herumkommen. Sie verfügen über diversere Netzwerke, welche räumlich viel weiter greifen. Entsprechend ist diese Gruppe auch in einem größeren Radius unterwegs als die stärker lokal eingebundenen Personen. Es handelt sich also nicht unbedingt nur um Einkommensunterschiede,[10] sondern das Muster der Beziehungen der einzelnen Teilnehmenden ist unterschiedlich.

BRANDBESCHLEUNIGER NETZWERKSTRUKTUR AM BERG: WER KOMMT MIT WEM BEIM APRÈS-SKI ZIRKUS ZUSAMMEN?

Nicht nur die persönlichen Netzwerke der skifahrenden Partygäste spielen eine Rolle. Es ist auch der touristische Ort, der für einen Mix solcher Netzwerke sorgt. Hierdurch potenzieren sich die Kontakte, die bereits auf der Ebene der Einzelpersonen weiter reichen, als diejenigen in Ostbayern oder Nordrhein-Westfalen. Die Touristen am Berg kommen mindestens aus den Nachbarregionen und -ländern und vielleicht auch sogar aus noch weiter entfernten Regionen. Hierbei haben wir es nicht mit einer persönlichen Eigenschaft zu tun, dieses Feierevent ist gekennzeichnet durch das Zusammenkommen von vielen diversen Netzwerken. Um mit einer Metapher von Georg Simmel[11] zu sprechen: Diejenigen, welche sich am Berg treffen, stehen im Schnittpunkt vieler unterschiedlicher sozialer Kreise, in die sie das Virus einschleppen können. Ein Merkmal davon ist, dass die Feiernden mit der Teilnahme am Après-Ski Zirkus ihr Beziehungsnetzwerk (inklusive superschwacher Beziehungen) bis in die Bergregion ausdehnen.

Auch wenn Ausdehnung und Diversität persönlicher Netzwerke eine Rolle spielen, wichtiger ist die Zusammensetzung der vielen persönlichen Netzwerke, die während des Events in Kontakt kommen. Der Grund dafür liegt darin, dass die Feiernden nach dem gemeinsamen Rausch irgendwann wieder nach Hause fahren und dann die Infektion in die verschiedensten Regionen und Länder mitnehmen. Dagegen handelt es sich beim Starkbierfest, selbst wenn Nachtbusse für die Besucher in die umliegenden Orte organisiert wurden, um eine regional begrenzte Angelegenheit. Selbst wenn einige von den Weggezogenen das Fest für einen Besuch der alten Heimat nutzen, kommen solche lokalen Ereignisse nicht auf dieselbe Reichweite wie der Skizirkus.

Am Berg ergibt sich aus der Reichweite von individuellen Netzwerken und der Zusammensetzung der Partygemeinschaft eine viel höhere Mobilität für das Virus. Daneben dürften Einkommensunterschiede eine Bedingung der Möglichkeit sein, in Winterurlaub fahren zu können. Eine solche ökonomische Ungleichheit ist auch ein Trigger dafür, wie weit Netzwerke ausgedehnt sind. Mobilität kostet nicht nur Geld; sie ist bei jenen, die überdurchschnittlich verdienen, oft Teil des Berufs. Das liegt darin begründet, dass sie eher in funktional differenzierten Bereichen des wirtschaftlichen Lebens arbeiten als die stärker lokal gebundenen, die öfters in segmentären Bereichen der Gesellschaft tätig sind.[12] Lokal Tätige üben eher Berufe aus, die sich an Orten und in Regionen immer wieder finden, etwa Handwerker, die überall benötigt werden. Funktional differenzierte Berufe kommen in der Peripherie nicht so oft vor, sondern sie häufen sich in urbanen Zentren – hier sind eher Reisen notwendig, um KollegInnen zu treffen. Die hinsichtlich ihrer Netzwerke und Einkommen Reicheren sorgen hier für eine Diffusion des Virus in weitere Regionen über ihr eigenes Wohnumfeld hinaus. Meist sind die Regionen, aus denen die Touristen stammen, ebenfalls reicher im Sinne der dort durchschnittlich verfügbaren Einkommen und der Kontakte über die Herkunftsregion hinaus. Die Verbreitung des Virus hat also, obgleich sich die Events und das damit verbundene Erlebnis gleichen, auch etwas mit Ungleichheit zu tun.

UNGLEICHHEIT IN DER ANSTECKUNGSGEFAHR

Wenn wir auf die Gesellschaft schauen, dann könnten wir sagen, dass die Après-Ski-Partygäste für einen großen Teil der Verbreitung des Virus verantwortlich sind, sich dann aber selbst meist in eine Home Office Umgebung flüchten können. Andere haben die Konsequenzen der Verbreitung zu tragen; womit wir bei einer anderen Netzwerkungleichheitsdimension wären. Allerdings möchte ich betonen, dass ›verantwortlich‹ hier in einem formalen Sinne gebraucht wird und nicht als Schuld interpretiert werden sollte, denn diejenigen, die sich infizierten, konnten nichts vom Virus ahnen. Ziemlich viele litten außerdem unter der Krankheit und manche tragen sogar Folgeschäden davon.

Nichtsdestotrotz, ist das Virus erst einmal an einer bestimmten Stelle gelandet, ergeben sich ganz unterschiedliche Bedingungen der Ausbreitung: Je nach Beschaffenheit der *types of tie,* der Beziehungstypen, mit denen die Menschen in Verbindung treten und der Möglichkeiten, sich vom Virus zu separieren. Infizierten nicht aus dem Weg gehen können Ärzte und Pfleger, welche die schwer Erkrankten betreuen müssen. Leider mangelte es an manchen Stellen an Vorbereitung. Anders als lange behauptet, fehlte es zunächst an geeigneten Masken und Schutzkleidung. Das war sicherlich ein, aber nicht der einzige Grund dafür, dass unter den Professionellen eine sehr hohe Ansteckungsrate zu verzeichnen war.[13]

Die einen befinden sich im Home Office, die anderen an der ›Virusfront‹ und versuchen, Leben zu retten. Pflegende haben kaum eine Chance, dem Kontakt zu entgehen – sie sind aufgrund ihres Berufes gezwungen, ihr persönliches Netzwerk mit den Netzwerken der Kranken in Verbindung zu bringen. Auch dies kann man wiederum als strukturelles Merkmal begreifen. Wären die Krankheiten nicht aufgetreten, hätten die Pflegenden auch nicht mit dem Virus in Kontakt kommen können. So verbindet das Virus die Netzwerke von Menschen. Das kann zu engen Verbindungen führen, etwa wenn Boris Johnson sein kurz nach seiner Genesung entbundenes Kind nach Vornamen seiner beiden behandelnden Ärzte während seiner Krankheit nennt.[14]

Die Ungleichheitsdimension, von der hier die Rede ist, besteht in den Unterschieden der Infektionsgefahr für sich selbst und den eigenen Netzwerken. Besonders krass stellt sich das Problem in Pflegeheimen dar. Erkrankungen verbreiten sich hier sehr schnell, so ähnlich wie in einer Familie, in der sich ein Mitglied infiziert hat. Da es sich bei den Bewohnern meist um anfällige ältere Personen handelt, ist die Gefahr eines schweren Verlaufs auch sehr hoch. Zudem scheint in solchen Pflegeheimen Schutzausrüstung noch später als in Krankenhäusern angekommen zu sein. Die Pflege erfordert intensiven Kontakt mit den Menschen. Hier ist das Risiko einer Übertragung besonders hoch.

Ähnliches gilt wohl auch für die Vertragsarbeiter in den Schlachthöfen, die oft in Sammelunterkünften untergebracht sind. Ihre Bedingungen sind so, dass sie die Kontakte, die in ihrem Arbeits- und Lebensnetzwerk zustande kommen, nur zu einem geringen Teil selbst beeinflussen können. Wenn etwa Erntehelfer aus Osteuropa endlich kommen dürfen, dann aber viel zu eng untergebracht, bzw. transportiert werden und Hygienevorschriften nicht eingehalten werden, dann wird daran deutlich, dass es dieser Gruppe auch sonst nicht so gut gehen dürfte. Diese Arbeiter sind hinsichtlich ihrer Beziehungen in Deutschland und ihrer Lebensumstände sehr stark auf ihre anderen Landsleute fixiert. Zu ihren Kontakten gehört nur selten die einheimische Bevölkerung, sodass es sich bei Infektionen in Schlachthöfen zunächst um sehr lokale Ereignisse handelt. Eine der Bedingungen der Netzwerkungleichheit dort ist, dass andere für sie die Arrangements ihres Zusammenlebens und ihrer Arbeitsbedingungen treffen. An dieser Stelle finden wir eine strukturelle Ähnlichkeit mit den Pflegeheimen. Da sowohl die Arbeit in der Landwirtschaft, in den Schlachthöfen und auch die Heimunterbringung mit im Durchschnitt reduzierten Kontakten einhergeht, bleiben Infektionen dort meist relativ eng mit dem Herd des Ausbruchs verbunden. Das Virus verbleibt in einem lokalen Gebiet und streut nicht so weit wie im Fall der Skiurlauber. Falls sich Arbeiter in Deutschland infizieren, kann die Gefahr für deren Heimatregion größer sein, sofern sie ›nach Hause‹ fahren, denn aus der Perspektive von Bulgarien oder Rumänien sind die Vertragsarbeiter eine Art von Kosmopoliten.

Ein höheres Risiko betrifft alle, die nicht die Möglichkeit haben, sich abzuschirmen. Das gilt auch für die Mitarbeitenden von Lebensmittelgeschäften. Zwar sind die Kontakte zu Kunden viel weniger intensiv als die Kontakte zwischen Pflegern und zu Betreuenden, aber ein gewisses Infektionsrisiko bleibt bestehen. Auch andere Infrastruktureinrichtungen müssen weiterarbeiten, wobei die Angestellten keine Möglichkeit besitzen, sich zu isolieren. Ungleichheiten in den Mitteln ihre Kontakte zu reduzieren, finden sich noch in weiteren Branchen.

NEUE UNGLEICHHEITSDIMENSION: DAS PRIVILEG, SEINE KONTAKTE ZU REDUZIEREN

Anders als behauptet, macht das Virus nicht alle gleich, sondern es ist nachgerade ein Indikator für Ungleichheit. Nachdem das Virus eine gewisse Verbreitung erreichte, sind die Schwachen, die Armen und die Ausgebeuteten diejenigen, welche dem höchsten Risiko ausgesetzt sind. So gesehen sprechen wir von einer neuen Ungleichheitsdimension, die ohne die Krise vielleicht gar nicht aufgefallen wäre: Wer in Isolation (z.B. Home Office) gehen kann (etwa diejenigen, die in modernen digitalen Bereichen arbeiten), bzw. derjenige, der selbst über eine Reduktion der Kontakte bestimmt, kann sich besser schützen.

Gerade die Coronaheldinnen und -helden können ihre Kontakte nicht einschränken: Pflegende müssen explizit auch mit Kranken in Kontakt treten. Solche Menschen, die Pakete ausliefern, wenn die Geschäfte geschlossen sind oder VerkäuferInnen, die immer im Laden sind, und dort den Kunden begegnen, die aus Sicherheitsgründen am besten nur alle vierzehn Tage einkaufen gehen sollten.

Systemrelevant bedeutet unterprivilegiert zu sein, den anderen nicht aus dem Weg gehen können. Oft bedeutet das aber auch, dass dies mit geringen Verdiensten einhergeht. Das trifft nicht unbedingt auf Ärzte zu, aber auf Pflegerinnen und Pfleger und auf alle Mithelfenden in dem System des Social Care. Auf die Krankenhäuser wird dabei öffentlich noch relativ viel geschaut. Etwas vergessen scheinen diejenigen, die in Pflegeheimen untergebracht sind. Auch diese Personen, die oft bewegungseingeschränkt sind, sind in der Wahl und der Reduktion ihrer Kontakte nicht frei. Sie können nur begrenzt bestimmen, in welcher Nachbarschaft sie wohnen wollen. Natürlich gibt es hier, genauso wie überall sonst, unterschiedliche Formen der Betreuungsgüte, des Ambientes, in dem diese Personen wohnen. Die Unterschiede werden auch hier über den Preis reguliert. Solche Heime, oft Seniorenstifte genannt, in denen die Wohlhabenderen unterkommen, regulieren über die Kosten, wer die Nachbarn sind. Insofern bestehen hier noch gewisse Spielräume hinsichtlich der Gestaltung der Netzwerke. Die Bedingung der Möglichkeit, die eigenen Kontakte beschränken zu können, hängt am Preis der Betreuung. Diejenigen, die in so einem Pflegeheim untergebracht werden, müssen und nicht genug Geld mitbringen, haben viel weniger die Wahl, wenn nicht sogar Angehörige über das Heim für sie entscheiden.

Bei den Heimen kommt aber noch hinzu, dass hier offenbar Schutzausrüstung zuletzt ankam. Warum ist das der Fall? Bösartig wäre es zu behaupten, dass es eine Macht gibt, welche über die Zuteilung entscheidet, ähnlich der Triage. Triage bezeichnet die Einteilung in Fälle wie solche für die sich die Behandlung nicht mehr lohnt und solche, die kaum Hilfe benötigen und jene, denen man am besten helfen kann. Triage kennt man eigentlich aus der Katastrophenmedizin, wenn begrenzte Kapazitäten zugeteilt werden müssen. Die Dreiteilung ist grausam, weil dabei über Leben und Tod entschieden wird. Wenn es keine Macht gibt, dann könnte es sein, dass die finanziellen Mittel nicht ausreichen, um für Schutz in den Pflegeheimen zu sorgen. Allerdings findet sich bei manchen ein gewisser Zynismus,[15] wenn über solche Probleme gesprochen wird. Das Dilemma der Krise wird besonders deutlich, wenn Lebensschutz mit den in der Wirtschaft verursachten Kosten gegengerechnet wird oder die individuelle Freiheit den Beschränkungen entgegengestellt wird, obgleich sich dies aus ethischen Gründen verbieten müsste.

Wenn wir noch einen Moment bei der Pflege bleiben: Diejenigen, welche am wenigsten verdienen, kommen aus Polen oder der Ukraine oder ähnlichen Ländern. Sie sind im Verhältnis zur Heimunterbringung (niedrigste Netzwerkautonomie) sehr viel billiger und sorgen dafür, dass die älteren Menschen nicht ihre vertraute Umgebung und alles was sie ihr Leben lang wertgeschätzt haben, verlassen müssen. Pflegen für diese Preise funktioniert nur über ein Einkommensgefälle zwischen den Ländern. Diese Pflegenden reduzieren einen Teil ihrer Netzwerkbeziehungen, um diese Arbeit verrichten zu können. Damit die Alten und die Schwachen ihr soziales Netzwerk in der alten Umgebung stabil halten können, geben die osteuropäischen Pflegenden ihr eigenes Umfeld (also ihr Beziehungsnetzwerk) zumindest temporär auf. Sie lassen ihre eigenen Familien zu Hause. Oft sind es die eigenen Kinder, die sie dann nur alle paar Wochen sehen können, um im Ausland Geld zu verdienen. Die ausländischen Pflegenden verzichten also auf das Privileg von Netzwerkbeziehungen im sozialen Umfeld, um anderen das zu ermöglichen, was sie selbst aufgeben. Wenn nun im Zuge der Pandemiebekämpfung Grenzen geschlossen werden, so betrifft dies die Netzwerke sowohl der zu betreuenden Personen, als auch die Netzwerke der Pflegekräfte, die hier eingeschränkt werden. Es brechen Einkünfte in osteuropäischen Ländern zusammen und ein meist fragiles Pflegearrangement bei uns.

KRISE OFFENBART UNGLEICHHEITEN

Die Krise offenbart sehr unterschiedliche Dimensionen und Ebenen von Ungleichheiten. Die meisten davon stehen mit sozialen Netzwerken in Verbindung: Da wäre die Unterschiedlichkeit hinsichtlich der Macht, über die eigenen Beziehungen bestimmen zu können, bzw. überhaupt die Möglichkeit zu haben, sich an die Beschränkungen zu halten. Einige Menschen müssen sich höheren Gesundheitsrisiken aussetzen – sie können aufgrund ihrer beruflichen Situation bestimmte Kontakte nicht einschränken. Das gilt zuerst für den Pflegebereich, aber auch besonders für grenzüberschreitende Niedriglöhner, deren Wohnsituation fast gänzlich in der Hand anderer liegt. Natürlich sind davon auch die in diesem Beitrag nicht erwähnten Tagelöhner, die Obdachlosen oder die in ihren Wohnquartieren dicht auf dicht untergebrachten Menschen in aller Welt betroffen. Infektionszahlen legen solche Ungleichheiten schonungslos offen.

Die Ungleichheit der Netzwerke und eine Ebene höher, die Zusammensetzung der Netzwerke bei Virusverbreitungsevents verändern die Bedingungen der Eindämmung der Pandemie. Obwohl sich superschwache Beziehungen und die Art der Weitergabe der Infektion zwischen den verschiedenen Typen von Feiern kaum unterscheiden, so sind doch verschiedene Netzwerke eingebunden. Diese sorgen für unterschiedliche Arten der Verbreitung des Virus zwischen einerseits lokalen Ereignissen, z. B. in Ostbayern und ›internationalen‹ Ereignissen während des Skiurlaubs andererseits.

DIE KLEINE WELT DER PANDEMIE

Boris Holzer

Der Verlauf der Covid-19-Pandemie hat die Nebenfolgen intensiver weltweiter Verflechtung vor Augen geführt. In kurzer Zeit verbreitete sich – nach bisherigem Kenntnisstand – ausgehend von der chinesischen Provinz Hubei das SARS-CoV-2-Virus in der Region und bald darauf in der ganzen Welt. Die Ansteckung erfolgt über Kontakte zwischen Personen und damit (auch) über soziale Netzwerke. Die Maxime des ›Social Distancing‹ soll entsprechende Vorsicht nahelegen, da soziale Kontakte in Zeiten der Pandemie riskant sind. Physische Nähe schafft Gelegenheiten für eine Übertragung. Eine Ansteckung zu verhindern, so wird immer wieder betont, ist nicht nur im Interesse des Einzelnen, sondern aller: Wer als Glied einer immer mehr Personen erfassenden Infektionskette ausfällt, kann dazu beitragen, dass sich die Ausbreitung der Pandemie verlangsamt. Der Beitrag des Einzelnen wird dadurch potenziert, dass die Zahl der von ihm mittelbar Infizierten exponentiell wachsen kann: Wenn an zweiter Stelle sechs Personen angesteckt werden, die wiederum sechs Personen infizieren, so kommt man schnell von 36 auf 216 und bereits im sechsten Schritt auf 46 656 Infizierte.

Die exponentielle Wachstumsdynamik allein erklärt jedoch nicht, wie die Covid-19-Pandemie sich in kurzer Zeit weltweit verbreiten konnte. Nach dem mutmaßlichen Ausbruch in der chinesischen Stadt Wuhan mussten nicht erst Hunderte Millionen Chinesen infiziert werden, bevor Infektionen in Nachbarländern und bald rund um den Globus auftraten. Die Ausbreitung vollzieht sich vielmehr nach dem Muster einer globalen Diffusion mit regionalen ›Hotspots‹, die über Infektionsketten miteinander verknüpft sind. Die Gesundheitsämter sind damit beschäftigt, diese Dynamik nachzuvollziehen. Eine der ersten Infektionsketten, die dokumentiert ist, führte von Wuhan in China nach Stockdorf in Bayern: Eine

C. Stegbauer und I. Clemens (Hrsg.), *Corona-Netzwerke – Gesellschaft im Zeichen des Virus*, https://doi.org/10.1007/978-3-658-31394-4_3

chinesische Mitarbeiterin der Firma Webasto reiste im Januar von Schanghai zum bayerischen Firmensitz – und transportierte dabei, wie sich später herausstellte, auch das Corona-Virus, da sie einige Tage zuvor von ihren Eltern aus Wuhan besucht worden war. Ende Januar staunte man noch über die Unwahrscheinlichkeit einer solchen Verbindung, inzwischen hat man sich daran gewöhnt.

ERREICHBARKEIT IN EINER KLEINEN WELT

Dies entspricht der Struktur jener Form sozialer Netzwerke, die als ›Small world‹-Netzwerke bezeichnet werden: Obwohl nicht jeder mit jedem direkt in Verbindung steht, ist ein beliebiger Knoten im Netzwerk in wenigen Schritten erreichbar. Für Bekanntschaften und Freundschaften konnten verschiedene Studien zeigen, dass die Annahme von ›six degrees of separation‹, also einer durchschnittlichen Distanz von sechs Zwischenschritten, eine gute Orientierung bietet: Demnach lässt sich zwischen zwei beliebigen Menschen eine Verbindung über persönliche Bekanntschaften konstruieren, die im Durchschnitt nicht mehr als sechs Zwischenschritte benötigt. In den 1960er Jahren versuchte der Sozialpsychologe Milgram, diese Hypothese empirisch zu überprüfen. Durch ein Experiment sollte die Länge der Kontaktwege von mehreren Gruppen zufällig ausgewählter Amerikaner zu einem festgelegten Endpunkt ermittelt werden.[1] Einwohner des Mittleren Westens wurden zum Beispiel aufgefordert, einen Brief auf den Weg zu einem Broker in Boston zu bringen, ihn dazu aber an jemanden weiterzuleiten, der ihnen selbst *persönlich* bekannt war und von dem sie vermuteten, dass er näher am Gesuchten sei als sie selbst. Dieser nächste Bekannte wurde wiederum darum gebeten, analog vorzugehen, bis das Ziel erreicht wäre. Es stellte sich heraus, dass die Zahl der Stationen im Durchschnitt bei unter sechs lag – die These einer ›kleinen Welt‹ konnte also bestätigt werden.[2] Eine spätere Wiederholung der Versuchsanordnung mit Mitteln elektronischer Kommunikation ergab für Email-Ketten innerhalb desselben Landes einen Median von 5 Stationen, über Landesgrenzen hinweg lag er bei 7 Stationen.[3]

Ist dies überhaupt ein überraschendes Ergebnis? Schließlich sind über einige Zwischenschritte, wie wir weiter oben festgestellt haben, im Prinzip sehr viele Personen erreichbar: Mit durchschnittlich hundert Bekannten pro Person käme man bereits im zweiten Schritt auf zehntausend Bekannte von Bekannten; spätestens nach fünf Stationen hätte man einen Kontaktpool, der größer wäre als die Erdbevölkerung.[4] Diese simple Rechnung geht aber nicht auf. Sie übersieht eine wesentliche Eigenschaft sozialer Netzwerke: Die Verdichtung von Kontakten durch überlappende Bekanntenkreise, das sogenannte ›Clustering‹. Da sich viele Bekannte von Bekannten gegenseitig kennen, ist es praktisch unmöglich, in jedem Schritt hundert *neue* Kontakte zu erreichen. Es ist also in sozialen Netzwerken keineswegs zu erwarten, dass man bereits in wenigen Schritten jeden Knoten erreichen kann. Das Milgram-Experiment weist auf ein ›Paradox sozialer Netzwerke‹ hin: Obwohl sie lokal stark verdichtet sind, ist jeder Kontakt in wenigen Schritten erreichbar.[5]

Durch Computersimulationen unterschiedlicher Netzwerktopologien konnten die Parameter, die hierfür verantwortlich sind, genauer bestimmt werden. Es zeigte sich, dass schon wenige direkte Verbindungen zwischen den Clustern eines Netzwerks ausreichen, um die Länge der jeweils kürzesten Verbindung zwischen zwei beliebigen Knoten – die durchschnittliche ›Pfaddistanz‹ des Netzwerks – deutlich zu verringern.[6] Einige solche ›Shortcuts‹ genügen, um das Netzwerk zu einer ›kleinen Welt‹ zu machen. Dies erklärt den Überraschungseffekt, der sich bei der Entdeckung der Erreichbarkeit häufig einstellt: Das Clustering ist eine lokale Eigenschaft, die in Form der wechselseitigen Bekanntschaft von Bekannten von jedem Punkt des Netzwerks erfasst werden kann. Die Verbindung zu anderen Teilen des Netzwerks beruht auf wenigen und dementsprechend unauffälligen Shortcuts. So entsteht ein großes, nicht besonders dicht geknüpftes, aber dennoch effizient verbundenes Netzwerk. Es gibt zwar ein hohes Maß lokaler Verdichtung, die Nachbarn eines Knotens sind also in Clustern untereinander vernetzt, aber bereits wenige Shortcuts genügen, um die durchschnittliche Pfaddistanz zwischen zwei beliebigen Knoten des Netzwerks drastisch zu reduzieren.

Die experimentelle Bestätigung der ›kleinen Welt‹ wirft jedoch die Frage auf, unter welchen Umständen man überhaupt in die Verlegenheit kommen wird, einen Brief über fünf Zwischenstationen zu leiten. In den meisten Fällen ermöglichen Adressverzeichnisse – oder auch eine Internetrecherche – eine direktere und effizientere Adressierung. Aus diesem Blickwinkel scheinen Milgrams und Watts' ›Small world‹-Experimente eher ›Krisenexperimente‹ darzustellen:[7] Sie demonstrieren gewissermaßen, wie Kommunikation ohne die Möglichkeit direkter Adressierung (und ohne moderne Massenmedien) noch möglich wäre. Im Normalfall wäre es allerdings wenig effektiv, wollte man Nachrichten über eine derartige ›Flüsterpost‹ an den Empfänger bringen. Es stellt sich deshalb die Frage, wann Zwischenstationen im Netzwerk überhaupt aktiviert werden, um entfernte Kontakte zu erreichen. Es gibt Fälle, in denen dies wahrscheinlich ist. Zum Beispiel könnte man einen Vermittler in die Kontaktaufnahme mit einer wichtigen Person einschalten wollen, um so die Wahrscheinlichkeit zu erhöhen, dass das eigene Anliegen überhaupt gehört wird. Allerdings ist wenig wahrscheinlich, dass eine aktive Suche nach Kontakten sich weiter erstrecken würde als auf die ›friends of friends‹, also die Kontakte zweiten oder vielleicht noch dritten Grades.

Unter alltagspraktischen Gesichtspunkten dürfte die Navigierbarkeit von Kontaktnetzwerken über ein bis zwei Kontakte hinaus deshalb nur von begrenztem Interesse sein. Doch sollte man sich vom Forschungsdesign der Studien nicht dazu verleiten lassen, die Relevanz von Netzwerken auf die Perspektive des potentiellen *Senders* einer Nachricht zu reduzieren. Wichtig ist vielmehr, wie die Corona-Pandemie deutlich zeigt, dass globale Erreichbarkeit es wahrscheinlich macht, dass jeder Kontakt über relativ wenige Zwischenschritte – mitunter unvorhergesehen und ungewollt – zum *Empfänger* werden kann. Dies ist eine wichtige Voraussetzung für Diffusionsprozesse, die ein klassischer Gegenstand der Netzwerkforschung sind. Erreichbarkeit bedeutet, dass nicht nur erwünschte Übermittlungen stattfinden, sondern zum Beispiel auch die Verbreitung von Infektionskrankheiten.

SOZIALE NETZWERKE UND RISKANTE KONTAKTE

Die Ausbreitung der Corona-Pandemie weist Merkmale auf, die zur Struktur von ›Small world‹-Netzwerken passen. Sie ist gekennzeichnet durch regionale Hotspots auf der einen und die relativ zügige Diffusion über große Distanzen auf der anderen Seite. Es liegt also die Vermutung nahe, dass das globale, aber selektive Infektionsgeschehen mit teilweise weit voneinander entfernten Hotspots mit bestehenden persönlichen Netzwerken zusammenhängt. Ein Team der *Stern School of Business* an der *New York University* hat diesen Zusammenhang anhand seit kurzem verfügbarer Daten zur geographischen Verteilung der Freundschaftsbeziehungen auf Facebook genauer untersucht.[8] Im Rahmen des Projekts ›Data for Good‹ stellt das Unternehmen einen ›Social Connectedness Index‹ (SCI) zur Verfügung, der die Stärke der sozialen Verbindung zwischen zwei Orten auf der Basis von Facebook-Freundschaften ermittelt.[9] So lässt sich feststellen, mit welchen anderen Orten Facebook-Mitglieder einer Stadt in Kontakt stehen.

Bilden die über Facebook feststellbaren Verbindungen das Infektionsgeschehen ab – und könnten Sie umgekehrt auch genutzt werden, es vorherzusagen? Um diese Frage zu beantworten, verglichen die Forscher die Daten des SCI zu zwei Hotspots in den Vereinigten Staaten und Italien mit der geographischen Ausbreitung der Corona-Pandemie. Der amerikanische Landkreis Westchester County und die italienische Provinz Lodi gehörten in beiden Ländern zu den Orten, an denen die Infektionszahlen im März 2020 besonders schnell anstiegen. Die sozialen Kontakte der Bewohner, die auf Facebook registriert sind, konzentrieren sich auf die jeweilige Region und liegen damit in den stark betroffenen Gebieten im Bundesstaat New York beziehungsweise in der Lombardei. Daneben zeigen die Daten des SCI für Westchester County einen hohen Anteil an Beziehungen mit entfernteren Regionen, die hohe Infektionszahlen verzeichneten: nach Florida (zu den Urlaubsgebieten in der Nähe Miamis) und nach Colorado (zu den dortigen Skigebieten). In Lodi zeigt sich ein ähnliches Muster: Hier fallen außer Kontakten innerhalb der Region jene nach Rimini an der Adriaküste und in den Süden Italiens auf, wo die Infektionszahlen ebenfalls relativ hoch waren.

Diese Zusammenhänge sagen natürlich nichts darüber aus, ob und wie Infektionen tatsächlich stattgefunden haben. Sie weisen aber darauf hin, dass die zum Teil sprunghafte Ausbreitung von einem Hotspot zu einem anderen nicht zufällig erfolgt, sondern entlang bestehender persönlicher Netzwerke und in Abhängigkeit von den mit ihnen verknüpften Mobilitätsmustern. Ein direkter Kausalzusammenhang ist schon deshalb nicht gegeben, weil die Infektion mit SARS-CoV-2 eine Begegnung voraussetzt, die durch Online-Kontakte allenfalls wahrscheinlicher wird. Soziale Beziehungen auf Netzwerkplattformen sind kein Abbild der persönlichen Netzwerke der Nutzerinnen und Nutzer.[10] Aber sie geben Hinweise darauf, zwischen welchen Personen und Orten physische Kontakte wahrscheinlich sind. Realisiert werden diese Kontakte dann mithilfe von Transporttechnologien, die physische Kontakte zwischen ansonsten getrennten Gruppen auf unkomplizierte Weise ermöglichen: Aus epidemiologischer Sicht stehen Flugverbindungen deshalb ganz oben auf der Prioritätenliste, wenn es um die Eindämmung von Pandemien geht.

Die Ausbreitungsdynamik von SARS-CoV-2 entspricht mithin ziemlich genau dem, was man in ›Small world‹- Netzwerken erwarten würde.[11] Auch wenn das Virus nicht hochansteckend ist, genügen bereits wenige Shortcuts in einem Netzwerk, um eine weiträumige Ausbreitung sehr wahrscheinlich zu machen. Kleine Veränderungen der Netzwerkstruktur spielen vor allem in einem Bereich mittlerer Infektiosität eine Rolle: Während eine hohe Reproduktionszahl eine weitreichende Verbreitung auch unabhängig von der Netzwerkstruktur wahrscheinlich macht, ist diese bei einer niedrigen Reproduktionszahl ohnehin unwahrscheinlich. Im Bereich zwischen diesen Extremen führen kleine Änderungen der Netzwerkstruktur, insbesondere der Zahl der Shortcuts dazu, dass die Ausbreitungsdynamik schnell zunimmt. Gleichzeitig bleibt das Merkmal einer lokal erhöhten Kontaktdichte erhalten, sodass die Anfälligkeit für eine Diffusion über große Distanzen aus lokaler Perspektive häufig unterschätzt wird.

Im Zuge der Rekonstruktion von Infektionsketten der Covid-19-Pandemie ist ein weiterer Mechanismus in den Fokus gerückt: ›super-spreading events‹, wie zum Beispiel eine Karnevalssitzung in Heinsberg (Deutschland), Après-Ski in Ischgl (Österreich) oder auch eine Chorprobe in Washington (USA).[12] Solche Ereignisse multiplizieren in gewisser Weise den Effekt von Shortcuts, indem sie viele Personen in Kontakt miteinander bringen, die eine Infektion anschließend (oft unwissentlich) weitertragen. Indem sie die Kontakte aus unterschiedlichen Gruppen bündeln, werden solche Ereignisse zu Schnittstellen der Ausbreitung. Doch nicht nur Ereignisse, sondern auch Personen fungieren offensichtlich als ›Hubs‹, d.h. als Knoten mit besonders vielen Kontakten. Eine britische Studie kommt beispielsweise zu dem Ergebnis, dass 80 Prozent der sekundären Infektionen auf nur 10 Prozent der Infizierten zurückgehen.[13] Wenn dies zutrifft, ist für die Rekonstruktion der Pandemie – und natürlich für mögliche Eindämmungsstrategien – nicht nur die Reichweite von Beziehungen von hohem Interesse, sondern auch die Verteilung und Struktur von Kontaktchancen.

Eine Möglichkeit, die Kontaktstruktur im Kontext einer Organisation zu untersuchen, zeigt eine Studie der *Cornell University* auf.[14] Wer mit wem in Kontakt kommt, hängt in Universitäten ab von der Teilnahme an Vorlesungen und Seminaren, aber auch von gemeinsamen Mahlzeiten in der Mensa, Partys in den Wohnheimen und zufälligen Begegnungen. Nur ein Teil davon wird in der Studie erfasst, nämlich die Kontaktchancen der mehr als 20 000 Studentinnen und Studenten anhand ihrer Kursbelegungen. In einer Woche nimmt ein Student mit durchschnittlich 500 unterschiedlichen Kommilitonen an Präsenzveranstaltungen teil. Man kann dies als ein ›bimodales Netzwerk‹ betrachten, das aus zwei Arten von Knoten besteht: Veranstaltungen und Studenten. Beziehungen entstehen in diesem Netzwerk durch die gemeinsame Teilnahme an Veranstaltungen. Insbesondere große Vorlesungen werden dadurch zu ›Hubs‹ im Netzwerk, über die zahlreiche Verknüpfungen laufen. In der Summe führt dies dazu, dass die durchschnittliche Distanz zwischen zwei Studierenden in diesem Netzwerk sehr gering ist: Sie liegt bei 2,5 – und somit ist jede Studentin von jedem Studenten im Durchschnitt nur 1,5 Kurse entfernt. Das bedeutet: Auch wenn zwei beliebige Studenten nicht denselben Kurs besuchen, ist die Wahrscheinlichkeit hoch, dass sie Seminare und Vorlesungen mit einem dritten Studenten teilen.

Es handelt sich beim studentischen Netzwerk folglich um ein ›Small world‹-Netzwerk, in dem ein hochansteckendes Virus von einem beliebigen Knoten aus jeden anderen Knoten auf kurzem Wege erreichen kann: Über 90 Prozent der Studenten sind nur drei Schritte voneinander entfernt, und im Bereich der Undergraduates, die besondere viele große Veranstaltungen besuchen, liegt dieser Wert sogar bei fast 100 Prozent. Natürlich bedeutet nicht jede gemeinsame Kursbelegung eine Ansteckung: In einem großen Raum kann der Abstand zu anderen Teilnehmern ausreichend groß sein, um diese zu verhindern. Mit anderen in einem Seminar oder in einer Vorlesung zu sitzen, erhöht zwar die Chance, mit ihnen Kontakt zu haben – doch dieser kann sich auf Kommunikation beschränken. Und selbst diese setzt voraus, dass die anderen überhaupt anwesend sind. Doch auch wenn man diese Einschränkungen berücksichtigt, bietet die ›kleine Welt‹ der Universität nicht nur günstige Bedingungen für neue Kontakte, sondern auch für die Ausbreitung von Infektionen.

ANALYSE, PROGNOSE UND PRÄVENTION

In empirischen Studien und in Computersimulationen gewonnene Erkenntnisse über die Topologien sozialer Netzwerke können helfen, den Verlauf der Covid-19-Pandemie besser zu verstehen. Durch die Identifizierung von Strukturen und Mechanismen leisten diese Modelle einen Beitrag dazu, das Infektionsgeschehen zu erklären. Die Anwendung der Netzwerkanalyse in epidemiologischen Modellen hat mit dazu beigetragen, dass eine Pandemie dieses Ausmaßes im Grunde erwartet werden konnte. Das geht allerdings nicht so weit, dass sie konkret hätte vorhergesagt werden können: Bereits kleinste Veränderungen gegenüber den Ausgangsparametern führen zu deutlich von den Prognosen abweichenden Verläufen.[15] Die Genauigkeit der Prognose wird auch dadurch eingeschränkt, dass die Modelle üblicherweise mit allgemeinen Annahmen über die Struktur sozialer Netzwerke arbeiten, aber nicht mit empirischen Netzwerkdaten, die für ganze Populationen kaum verfügbar sind.

Für Netzwerke, deren Struktur bekannt ist, lassen sich die Interventionen zur Infektionsbekämpfung besser beurteilen. In Universitäten ist es zum Beispiel naheliegend, auf große Vorlesungen zu verzichten und diese online durchzuführen. Sie haben nicht nur viele Teilnehmer, sondern versammeln auch heterogene Gruppen, zum Beispiel aus unterschiedlichen Disziplinen. Was verändert sich, wenn man alle Veranstaltungen mit mehr als 100 Teilnehmern aus dem Netzwerk entfernt? Laut der Studie der *Cornell University* nicht sehr viel: Die durchschnittliche Distanz im Netzwerk erhöht sich zum Beispiel auf knapp unter drei Zwischenschritte. Nimmt man 30 Teilnehmer als Schellenwert, steigt sie bereits auf 3,75. Aber damit sind immer noch mehr als die Hälfte der Studierenden über vier Schritte oder weniger miteinander verbunden. Um die Diffusion entscheidend zu reduzieren, müssten nicht nur *kleinere,* sondern vor allem *mehr* Kurse angeboten werden. Erst wenn ihre Zahl etwa gleich hoch ist wie die Zahl der Kurse, die im Durchschnitt belegt werden, sinkt die Kontaktwahrscheinlichkeit deutlich.

Für die Entscheidung über Präventionsmaßnahmen sind Analysen der Netzwerkstruktur anhand aussagekräftiger Daten von großer Bedeutung: Sie geben Hinweise auf wichtige Glieder der Infektionsketten, zum Beispiel auf Beziehungen und Bewegungen, die verschiedene Cluster miteinander verbinden, sowie auf zentrale Knoten und Ereignisse, die sich durch eine starke Bündelung von Kontakten auszeichnen. Diese Erkenntnisse machen zugleich verständlich, warum es nur selten gelang, die Ausbreitung von SARS-CoV-2 durch frühzeitige Intervention aufzuhalten: Wenige Beziehungen – und damit auch mehr oder weniger zufällige Kontakte – reichen aus, um den Pandemieverlauf entscheidend zu beeinflussen und zu beschleunigen. Deshalb ist die Mikrodynamik der Kontakte, die üblicherweise nicht im Fokus der Netzwerkforschung steht, von höchster Bedeutung: Das letzte Glied der Infektionskette ist stets die Übertragung, deren Chance durch physische Barrieren und Distanz minimiert werden kann. Die Struktur sozialer Netzwerke lässt sich nicht einfach verändern. Aber von der Gestaltung des Kontaktes hängt ab, ob man nur für Kommunikationen oder auch für Infektionen erreichbar ist.

INFEKTIONSNETZWERKE UND INFEKTIONSORTE – SUPER-SPREADING-EREIGNISSE IN DER EPIDEMIE

Andreas Kuebart und Martin Stabler

Für die Analyse von Ausbrüchen von Infektionskrankheiten wie der neuartigen Coronaviruskrankheit COVID-19, die sich über Tröpfchen, Aerosole oder Kontaktinfektion ausbreiten, bietet ein netzwerktheoretischer Ansatz einen besonderen Mehrwert, da eine Ansteckung von einer Person auf die andere notwendigerweise einen direkten Kontakt unter Kopräsenz impliziert und der Ausbruch im größeren Maßstab somit ein Netzwerkmuster aufweist. Neben dem für ein Infektionsgeschehen notwendigen Kontakt zwischen einem infektiösen und einem infizierbaren Individuum gibt es mit dem Ort des Infektionsprozesses allerdings noch eine weitere Variable, die die Rahmenbedingungen bestimmt und von erheblicher Bedeutung sein kann.

Das Ziel des vorliegenden Beitrags ist es, Rückschlüsse über die Ausbreitung des neuen Coronavirus SARS-CoV-2 zu ziehen, welches für die COVID-19 Epidemie 2020 verantwortlich ist, indem der Zusammenhang zwischen Infektionsnetzwerken und Orten für sogenannte ›Super-spreading-Ereignisse‹ aufgezeigt wird. Dabei handelt es sich um Situationen, in denen ein einzelner, hochansteckender Träger eines Pathogens dieses auf eine große Zahl anderer Personen überträgt. Somit gilt, dass die Netzwerkdynamik eines Ausbruchs nicht lediglich aus 1:1 Kontakten besteht, sondern das auch gerade 1:n Kontakte das Infektionsgeschehen bestimmen. Super-spreading-Ereignissen in alltäglichen Situationen kommt sogar eine besondere Bedeutung zu, da sie zum Einen eine außergewöhnlich hohe Zahl an neuen Infektionen auslösen können, zum Anderen die Übertragung des Erregers in neue soziale Netzwerke einbringen können, innerhalb derer die Krankheit sich dann weiter ausbreitet. Weder das Auftreten noch der Impact von Super-spreading-Ereignissen lässt sich bloß durch Netzwerkcharakteristiken erklären, sondern hängt auch mit der Beschaffenheit so-

C. Stegbauer und I. Clemens (Hrsg.), *Corona-Netzwerke – Gesellschaft im Zeichen des Virus*, https://doi.org/10.1007/978-3-658-31394-4_4

wie der Reichweite des betreffenden Ortes zusammen. Um sich diesem Nexus zu nähern, werden im Folgenden die grundlegenden Charakteristiken von Infektionsnetzwerken sowie die relevanten Eigenschaften von Orten für das Zustandekommen von Super-spreading-Ereignissen skizziert und in einem zweiten Schritt mit empirischen Erkenntnissen über die frühe Phase des Infektionsgeschehens in Deutschland untermauert.

INFEKTIONSNETZWERKE

Während in der öffentlichen Wahrnehmung oft von Infektionsketten die Rede ist, erscheint der Begriff ›Infektionsnetzwerke‹ zweckdienlicher, da der Begriff ›Kette‹ eine stetige und durch 1:1 Beziehungen gekennzeichnete Struktur impliziert. Dies trifft aber auf Ausbrüche von Infektionskrankheiten nicht zu, sondern sogar das Gegenteil ist der Fall, da es sich bei der Ausbreitung von Infektionskrankheiten um non-lineare, zumeist exponentiell anwachsende Prozesse handelt, die sich entsprechend nicht gleichmäßig ausbreiten. Super-spreading-Ereignisse sind in diesem Fall keine Besonderheiten oder Ausnahmefälle, sondern ein Teil der normalen Verbreitungsdynamik von hochansteckenden Infektionskrankheiten.[1] Dies zeigt sich auch in den Erfahrungen aus vorangegangenen Epidemien: Die rapide, non-lineare Ausbreitung einer hochansteckenden Infektionskrankheit zeigt sich beispielhaft an der Rekonstruktion eines SARS Ausbruches im Frühjahr 2003 in Singapur:[2] Weit über die Hälfte eines zusammenhängenden Ausbruchs mit 172 registrierten Infektionen mit der damals neuartigen Krankheit konnten auf lediglich fünf hochansteckende Individuen zurückgeführt werden. Während auf einen dieser Fälle sogar 40 weitere Infektionen über einen Zeitraum von etwa zwei Wochen zurückgeführt werden konnten, löste die Mehrheit der von dem Ausbruch betroffenen Personen soweit bekannt keine weiteren Infektionen aus. Dies impliziert ein skalenfreies Infektionsnetzwerk, also ein Netzwerk, in dem sich die Anzahl der Verbindungen pro Knoten stark unterscheiden. Für Infektionsnetzwerke bedeutet das, dass einzelne Überträger des Pathogens einen hohen Zentralitätsgrad aufweisen, während viele andere Infizierte wenige oder keine weiteren Ansteckungen auslösen. In der Epidemiologie ist in Hinblick auf die so beschriebene Überdispersion entsprechend von einer 20/80 Regel in Bezug auf die Infektionsnetzwerke verschiedener Infektionskrankheiten die Rede, nach der 20 % der infizierten Personen 80 % der Folgeinfektionen verursachen.[3]

Neben diesen netzwerktopologischen Aspekten sind zwei weitere Besonderheiten von Infektionsnetzwerken relevant um die Bedeutung von Super-spreading Events zu verstehen: Erstens können Ausbrüche von hochansteckenden Infektionskrankheiten Dynamiken aufweisen, die über einen stetigen Verlauf über 1:1 Ansteckungen innerhalb bestehender sozialer Kontexte hinausgehen. Die sozialen Kontakte, über die sich Infektionskrankheiten verbreiten, können entweder bestehende Verbindungen sein, wenn etwa eine Infektion im Familienumfeld weitergegeben wird, oder auch auf weniger etablierten Wegen verlaufen, etwa zwischen Teilnehmern der gleichen Großveranstaltung. Da Personen in kontemporären Gesellschaften Teil verschieden strukturierter Netzwerke sind, können sie im Krankheitsfall die Krankheit auch zwischen den einzelnen Netzwerken verbreiten, zum Beispiel wenn sich eine Person bei einem Kollegen ansteckt und das Pathogen auf ein Familienmitglied überträgt. In diesem Fall liegt ein offenes Infektionsnetzwerk vor, da sich die Krankheit zwischen verschiedenen sozialen Kontexten bewegt. Dagegen liegt ein geschlossenes Infektionsnetzwerk vor, wenn sich ein Pathogen lediglich in einem bestehenden Netzwerk ausbreitet.[4] Offene Infektionsnetzwerke werden neben der Zugehörigkeit einer Person zu verschiedenen Netzwerken auch durch Mobilität ermöglicht, da ein Wechsel des räumlichen Umfelds in der Regel natürlich auch mit neuen sozialen Interaktionen einhergeht.

Sowohl die Topologie als auch die Dynamik sind relevante Kategorien um die Auswirkungen von Super-spreading-Ereignissen auf den Ausbruch von Infektionskrankheiten einzuordnen: Aus einer topologischen Sicht sind es insbesondere Super-spreading-Ereignisse, die zur ungleichen Verteilung der durch erkrankte Personen ausgelösten Infektionen beitragen. Außerdem ermöglichen Super-spreading-Ereignisse die Öffnung von Infektionsnetzwerken, wenn Personen infiziert werden, die keine enge Verbindung zum Inititialträger des Pathogens haben und die Verbreitung eines Pathogens so über die Grenzen bestehender sozialer Kontexte hinaus erfolgt.

Durch ein relationales Verständnis von Infektionskrankheiten lässt sich die Bedeutung von Super-spreading-Ereignissen also eindrucksvoll verdeutlichen. Allerdings genügt der Verweis auf unterschiedliche Infektiosität und eine bestimmte relationale Konstellation nicht um das Zustandekommen solcher folgenreicher Infektionsereignisse zu erklären, da auch die örtlichen Gegebenheiten wichtige Faktoren darstellen können, wie der folgende Abschnitt skizziert.

INFEKTIONSORTE

Orte, verstanden als räumlich begrenzte Einheiten, sind mehr als bloße Plattformen des Infektionsgeschehens. Eine Perspektive, bei der Mensch und Ort als wechselseitig konstituierende Elemente verstanden werden, lässt eine Betrachtung des Ortes als Vermittler und vor allem auch als Unterstützer des Infektionsgeschehens zu. Spezifische Ortscharakteristiken wie Größe, Beschaffenheit und Art der Nutzung bestimmen die soziodemographische Konstellation der Menschen, die sich dort aufhalten, sowie insbesondere auch die Art und Weise ihrer Interaktionen beziehungsweise der dort vorherrschenden Praktiken. Die Beziehung zwischen Menschen und Orten ist daher hochgradig relevant, um die Verbreitung von Infektionskrankheiten zu verstehen.[5]

Die Beziehung zwischen Orten und Infektionsgeschehen ist dabei nicht unbedingt konstant, wie das Beispiel der Gattung Betacoronaviren zeigt: Für die Krankheitsausbrüche, die durch Mitglieder der Unterfamilie ausgelöst wurden, ist es so dass alle Erstinfektionen von Menschen nach engem Kontakt mit tierischen Zwischenwirten aufgetreten sind, wie beispielsweise Zibetkatzen (SARS-CoV) oder Dromedaren (MERS-CoV). Ein ähnlicher Ursprung ist auch für das neue SARS-CoV-2 sehr wahrscheinlich. Für die Erstübertragung des Virus auf den Menschen war daher ein Ort notwendig, der nahen Kontakt zwischen Mensch und Tier ermöglicht. Anschließend mutierte das Virus zu einem Typus, der via Tröpfcheninfektion von Mensch zu Mensch übertragen werden konnte. Mit der Veränderung des Pathogens haben sich also auch die Charakteristika für Orte, an denen die Verbreitung der Krankheit begünstigt wird, verändert, da ein Kontakt mit dem tierischen Zwischenwirt nun nicht mehr notwendig ist.

Durch die hohe Infektiosität von COVID-19 ist eine Übertragung nicht zwingend an spezifische Gegebenheiten eines Ortes gebunden, diese können die Verbreitung von Erregern dennoch stark beeinflussen. Bauliche Gegebenheiten wie Lüftungsschächte und Sanitärsysteme, aber auch das Mikroklima eines Ortes können etwa die Verbreitung von Aerosolen innerhalb eines Bauwerkes begünstigen. Auch wenn eine potentielle Ansteckung nach wie vor einer physischen Co-Präsenz von Individuen bedarf, kann ein Ort Auswirkungen auf den Grad der Ansteckungswahrscheinlichkeit haben. Spezielle Orte können daher als Hochrisikoumgebung zur Übertragung von Infektionskrankheiten betrachtet werden.[6] In Ermangelung aktueller Erkenntnisse empfiehlt sich an dieser Stelle ein erneuter Rückgriff auf die Erfahrungen der ›Vorgänger‹ der COVID-19 Pandemie.

Der Fall von Amoy Gardens etwa, einem Wohnkomplex in Hong Kong, zeigt, wie Gebäude durch ihre Architektur als Verbreiter von Viren wirken können. Der Apartmentkomplex bietet Wohnraum für 20 000 Menschen und teilt sich in 19 Wohnblöcke auf. Im Frühjahr 2003 infizierten sich mehr als 320 Menschen mit dem SARS-Virus in Amoy Gardens. Die Infektionsfälle traten in bestimmten Gebäudeabschnitten in Clustern auf und zeichneten ein Muster, für welches eine reine Mensch-zu-Mensch-Übertragung nicht plausibel erschien. Eine gemeinsame Expositionsquelle der Ansteckung für alle infizierten Individuen schien daher eine mögliche Erklärung. Während ungefähr 60 % der Infektionen in der unmittelbaren Umgebung der Wohnung auftraten, die der Indexpatient besucht hatte, konnten 40 % der Fälle in dem Wohnblock nachgewiesen werden. Hier wurde der Übertragungsmechanismus in einem defekten Abwassersystem in Kombination mit selbstinstallierten Ventilatoren an Badezimmerfenstern identifiziert. Trotz fehlendem persönlichen Kontakt wurden Infektionen durch diese baulichen Gegebenheiten ausgelöst, da sich Aerosole mit hoher Viruslast über Belüftungs- und Abwassersysteme sowie spezielle Luftströme in den sanitären Anlagen der einzelnen Wohnungen verbreiteten.[7]

Neben physischen Faktoren wie der Belüftung können auch die an einem Ort vorherrschenden Praktiken Infektionen begünstigen. Beispielsweise spielen Krankenhäuser als spezifische Orte mit spezieller Nutzung eine besondere Rolle während der Ausbreitung von Infektionskrankheiten. In ihrer Doppelrolle als Orte der Krankheitsbekämpfung und damit auch als Anziehungspunkt für Menschen mit Infektionen sind sie in vergangenen Pandemien immer wieder als ›hotspots‹ und Verteiler von Infektionskrankheiten aufgetreten. Krankenhausinfektionen sind daher häufig auftretende Phänomene während Epidemien. Dabei kommt es meist zu unbemerkten Infektionen von medizinischem Personal durch den engen Kontakt mit Patienten. Beispielsweise kam es während der MERS Epidemie zu einem Ausbruch in einem Krankenhaus in Seoul, Südkorea mit 82 Ansteckungen innerhalb weniger Tage. Als Grund wurde hier neben der späten Diagnose der Krankheit insbesondere der enge Kontakt auf zwei überfüllten Krankenhausstationen gesehen.[8]

Die SARS Pandemie aus dem Jahr 2003 hat mit Studien aus Singapur gezeigt, dass es durch die Neuartigkeit des Virus häufig zu Fehldiagnosen kommt in dessen Folge eine falsche Therapie zu weiteren Infektionen unter Patienten und Personal führt. Krankenhaustransfers von hochinfektiösen Patienten haben darüber hinaus ebenfalls für eine rasche Verbreitung des Virus gesorgt. Der Ausbruch des neuartigen SARS-CoV-2 Virus in einem Call Center in Süd-Korea veranschaulicht erneut wie Orte und an sie gekoppelte Praktiken die Übertragung von Infektionskrankheiten begünstigen können. Das in Seoul gelegene Call Center hat 811 Mitarbeiter von denen 97 positiv auf das Virus getestet wurden, innerhalb der positiv getesteten Gruppe befanden sich 94 Mitarbeiter auf der gleichen Etage und 79 im gleichen Sektor. Vor allem die besondere Nähe und hohe Dauer des Kontakts der Mitarbeiter untereinander wird für die Verbreitung des Virus verantwortlich gemacht.[9]

Die sich wechselseitig bedingende Kombination aus Ort und sozialer Praktik exponieren spezifische Orte für die Übertragung von Infektionskrankheiten. Für Viruserkrankungen, die per Tröpfcheninfektion über die Atemluft übertragen werden, spielt die dabei vor allem die Luftzirkulation, das Mikroklima sowie die Größe des Raums eine besondere Rolle, da sie den Transport von Aerosolen begünstigen können. Die meist vom Ort abhängige Art, Intensivität und auch Dauer des menschlichen Kontakts ist ein ebenso wichtiger Faktor für eine Infektionsübertragung.

SUPER-SPREADING EVENTS WÄHREND DER AUSBREITUNG VON COVID-19 IN DEUTSCHLAND

Der folgende Abschnitt soll mit Hilfe von zwei Fallvignetten die Relevanz von Super-spreading-Ereignissen für den COVID-19 Ausbruch in Deutschland im Frühjahr 2020 erörtern. Dafür wird ein kurzer Überblick über den Verlauf des Ausbruchs gegeben, bevor zwei besonders prominente Beispiele von Super-spreading-Ereignissen beschrieben und diskutiert werden.

In Bezug auf das Infektionsgeschehen lässt sich der COVID-19 Ausbruch in Deutschland in drei Phasen unterteilen: Erstens eine Phase ab etwa Mitte Januar bis Mitte Februar 2020, in dem Infektionen in Deutschland in direktem Zusammenhang mit dem Ausbruch in Zentralchina auftreten, wo der Erreger SARS-CoV-2 Ende 2019 zuerst nachgewiesen wurde. Die ersten bestätigten Fälle von COVID-19 in Deutschland wurden in einem Infektionscluster in der Metropolregion München dokumentiert, nachdem eine chinesische Mitarbeiterin eines deutschen Unternehmens während einer Dienstreise drei Mitarbeiter angesteckt hatte, die in Folge mindestens fünfzehn weitere ansteckten.[10] Darüber hinaus wurden einige Fälle in Rückkehrern aus betroffenen Gebieten in China registriert und phylogenetische Untersuchungen deuten auf verdeckte Infektionsnetzwerke in Europa bereits während dieser Zeit hin.[11] Die zweite Phase des COVID-19 Ausbruchs in Deutschland beginnt mit dem Super-spreading-Ereignis im nordrhein-westfälischen Kreis Heinsberg (siehe unten) am 15. Februar 2020. Die daraus resultierenden Infektionen sowie weitere Infektionsnetzwerke werden ab dem 23. Februar bestätigt und führen zu ersten groß angelegten Gegenmaßnahmen, etwa im Kreis Heinsberg. In den folgenden Wochen kommt es zu einem exponentiellen Anstieg der Infektionszahlen und insbesondere auch zu einer sehr schnellen räumlichen Ausbreitung der Krankheit in nahezu allen europäischen Staaten. In Deutschland ist Ende März bereits jede Region betroffen, wobei die räumliche Ausbreitung weniger von lokalen oder regionalen Ausbrüchen ausgeht, sondern hauptsächlich durch Reiserückkehrer aus italienischen und österreichischen Skigebieten befördert wird.[12] Ab Mitte März traten kurz nacheinander massive Gegenmaßnahmen in Kraft, kulminierend in weitgehenden Ausgangsbeschränkungen ab dem 22. März 2020. Nachdem die dokumentierten Neuinfektionen in der ersten Aprilwoche ihren Höhepunkt erreicht hatten, begann eine dritte Phase, in der die dokumentierten Neuinfektionen über die folgenden Wochen stetig abnahmen und die Gegenmaßnahmen ab etwa Mitte April gelockert wurden.[13]

Super-spreading-Ereignisse traten insbesondere in der zweiten Phase der COVID-19 Epidemie in Deutschland auf. Dabei kam es zu mehreren Super-spreading-Ereignissen von unterschiedlichem Umfang. Drei dieser Ereignisse wurden medial umfassend dokumentiert und erlauben interessante Rückschlüsse auf den die Dynamik des COVID-19 Ausbruchs. Im Folgenden sind beide Ereignisse als kurze Fallvignetten dargestellt, die auf einer systematischen Analyse der Dokumentation dieser Super-spreading-Ereignisse in öffentlichen Pressemitteilungen und Berichten sowie medialer Berichterstattung beruht.[14]

Der, dem Anschein nach, plötzliche Ausbruch von COVID-19 im nordrhein-westfälischen Landkreis Heinsberg Ende Februar wird auf ein Super-spreading-Ereignis zurückgeführt. Am Abend des 15. Februars 2020 hatte ein später als Initialüberträger identifizierter Einwohner der Gemeinde Gangelt an einer Karnevalsveranstaltung teilgenommen. An der Karnevalsfeier nahmen etwa 300 weitere Personen teil. Neben landesüblichen Musik- und Tanzeinlagen ist eine ausgelassene und durch gemeinsamen Alkoholkonsum geprägte Atmosphäre anzunehmen, wie bei vergleichbaren Veranstaltungen des rheinischen Karnevals üblich. Durch die Teilnahme von mindestens einem Überträger von SARS-CoV-2 kam es zu einer großen Zahl an Neuinfektionen. Zwar ist die genaue Zahl schwer abzuschätzen, da der Initialpatient erst am 24. Februar 2020 und damit über eine Woche später positiv auf COVID-19 getestet wurde und so nicht mehr alle Infektionswege sicher nachzuvollziehen sind. Zudem ist es denkbar, dass es im Verlauf der rheinischen Karnevalstage noch zu weiteren Ansteckungsereignissen kam.

Für das initiale Super-spreading-Ereignis ist dennoch von einem beträchtlichen Infektionsgeschehen auszugehen, da bereits Anfang März mehrere Hundert Infektionen vorlagen. In der Folge avancierte der Landkreis Heinsberg zum ersten COVID-19 Hotspot in Deutschland. Darüber hinaus erfolgten Infektionen ausgehend von diesem Ausbruch noch in etwa zwanzig weiteren Landkreisen und kreisfreien Städten, größtenteils in der näheren Umgebung. Damit strahlte dieser Ausbruch zwar auch überörtlich in weitere Bundesländer aus, ein heftiger regionaler Ausbruch in der eng verflochtenen Metropolregion Rheinland konnte aber durch schnelle Gegenmaßnahmen auf lokaler Ebene verhindert werden.

Ein weiteres Beispiel für ein Super-spreading-Ereignis in Zusammenhang mit einer Abendveranstaltung ereignete sich am 29. Februar 2020 in Berlin-Mitte. Unter den wenigen hundert Besuchern des Samstagabendprogramms eines Jazzclubs befand sich mindestens ein hochansteckender Überträger von COVID-19. In der Folge kam es zu 53 Infektionen, die sich direkt auf dieses Ereignis zurückführen lassen.[15] Sowohl beim Initialpatienten als auch bei den meisten Sekundärfällen handelte es sich um Einwohner verschiedenen Berliner Bezirken. Der betreffende Nachtclub gehört zu den kleineren und vergleichsweise weniger überregional frequentierten der Stadt. Dennoch wurde mit einem Fall in Hamburg aber auch mindestens ein Fall außerhalb der Region dokumentiert. Analog zum Beispiel aus Nordrhein-Westfalen trat das Infektionsereignis vor den ersten offiziell bestätigten COVID-19 Fällen in der Region auf, die erst am 03. März folgten. Allerdings wurde der Berliner Ausbruch vergleichsweise früh bemerkt und fand zu einer Zeit statt, in der bereits eine erhöhte Wachsamkeit bestand, so dass die Konsequenzen weniger drastisch ausfielen als in den stark betroffenen Gemeinden im Kreis Heinsberg. Zu ähnlichen, aber zahlenmäßig deutlich weniger relevanten Ereignissen kam es in den folgenden Tagen in mindestens zwei weiteren Berliner Nachtclubs, bevor alle vergleichbaren Orte in Berlin ab dem 14. März vorläufig geschlossen wurden.

Im Vergleich der beiden Fallvignetten springen diverse Gemeinsamkeiten ins Auge: Erstens handelt es sich bei beiden Fällen um gesellige Abendveranstaltungen mit vielen Teilnehmern in engen Räumlichkeiten. Darüber hinaus lässt sich jeweils auch ein von vielen sozialen Kontakten geprägtes Gruppenverhalten sowie eine ausgelassene und durch gemeinsamen Alkoholkonsum geprägte Stimmung annehmen. Damit lassen sich verschiedene Umweltbedingungen der Orte als Faktoren identifizieren, die das Super-spreading-Ereignis begünstigen. Dies gilt einerseits für rein physische Bedingungen wie insbesondere die hohe Personendichte in den Räumlichkeiten und die daraus resultierenden geringen Abstände zwischen den einzelnen Personen. Weiterhin lässt sich in der Folge eine schlechte Belüftungssituation annehmen. Andererseits sind die an den Orten vorherrschenden Praktiken weitere Risikofaktoren, hier insbesondere der durch solche Praktiken wie gemeinsamen Tänzen oder Unterhaltungen in lauten Umgebungen implizierte enge soziale Kontakt. Aus einer Netzwerkperspektive betrachtet begünstigen sowohl die jeweils beträchtliche Teilnehmerzahl als auch der öffentliche Zugang zu den Veranstaltungen Kontakte zwischen vorher nicht bekannten Personen, so dass ebenfalls das Entstehen von offenen Infektionsnetzwerken begünstigt wird.

FAZIT

Neben den beschriebenen Fällen wurde eine Vielzahl anderer Super-spreading-Ereignisse beschrieben, etwa im Rahmen von Konzerten und Volksfesten.[16] Daneben wurden eine Reihe von Infektionsclustern mit ähnlicher Dynamik aber größerem Zeithorizont in Altenpflegeeinrichtungen und in Krankenhäusern dokumentiert. Das vielfältige Auftreten von Super-spreading-Ereignissen während des COVID-19 Ausbruchs in Deutschland bestätigt den Eindruck, dass diese zur ›normalen‹ Verbreitungsdynamik dieser Infektionskrankheit gehören. Damit zeigt sich aber auch die hohe Relevanz dieser Ereignisse für das Verständnis der Ausbreitung von Epidemien. Andersherum betrachtet verzögert aber auch das Ausbleiben von Super-spreading-Ereignissen die Ausbreitung des Pathogens. Maßnahmen zur Eindämmung zielen entsprechend richtigerweise zuallererst auf die Vermeidung von Menschenansammlungen auf dichtem Raum unter schlechten Belüftungsverhältnissen.

Aus den Fallvignetten im vorigen Abschnitt lässt sich ableiten, dass eine Kombination aus den Gegebenheiten von Orten und denen an diese Orte gebundenen Praktiken maßgebliche Faktoren für die Entstehung von Super-spreading-Ereignissen darstellen. Andererseits lässt sich die Bedeutung von Super-spreading-Ereignissen besser aus einer Netzwerkperspektive heraus analysieren, da so sichtbar wird, dass diese nicht bloß massive Multiplikatoren darstellen, sondern auch besondere Schnittstellen, durch die sich ein Pathogen zwischen ansonsten getrennten Subnetzwerken bewegen kann.

ANSTECKUNG, RÄUME UND NETZWERKE

Wahrnehmungen und Wirkungsweisen von Räumen in der Corona-Krise

Iris Clemens

NETZWERKE UND RÄUME

Im Folgenden soll es nach einführenden kurzen Erläuterungen zum allgemeinen Zusammenhang von Raum und Netzwerken darum gehen, wie die Corona-Pandemie unsere Wahrnehmung von Raum betrifft und vielleicht verändert, und einige Konsequenzen daraus werden diskutiert. Seit dem *spatial turn,* der Wende hin zum Raum, wird dem lange vernachlässigten Raum in Theorien des Sozialen größere Bedeutung zugemessen. Er ist nicht mehr einfach bedeutungsloser Container, in dem das Eigentliche passiert, sondern Räume sind integraler Bestandteil des Sozialen. In ihnen emergieren Atmosphären,[1] beispielsweise erhabene, fröhliche oder auch beängstigende, die wiederum immer im Zusammenspiel mit sozialen Netzwerken stehen: es macht einen Unterschied, ob man in einer Kathedrale mit Gläubigen eine Messe feiert oder mit einer Schulklasse auf Klassenfahrt eine Besichtigungstour macht. Räume sind also an Handlungszusammenhängen beteiligt. In Übereinstimmung mit neueren raumsoziologischen Überlegungen[2] benennt Raum hier eben nicht den sogenannten Raum-Container mit eindeutiger, objektiver und unwandelbarer Gestalt und festen Grenzen, sondern der Begriff wird sehr viel weiter gefasst, und ein *relationales Raumkonzept* kommt zur Anwendung. Dies betont die Konstruktionsleistungen der jeweiligen Akteure, die die Räume, mit denen sie es zu tun haben, überhaupt erst konstituieren. Diese Konstitution von Raum geschieht immer im Zusammenspiel mit den anderen Menschen, Tieren, Gegenständen usw., die situativ je involviert sind sowie mit Zeitzyklen wie Jahres- oder Tageszeiten etc. Das relationale Verständnis von Raum impliziert auch, dass ein und derselbe *Ort* also für unterschiedliche Personen ein sehr unterschiedlicher *Raum* sein kann, oder

C. Stegbauer und I. Clemens (Hrsg.), *Corona-Netzwerke – Gesellschaft im Zeichen des Virus*, https://doi.org/10.1007/978-3-658-31394-4_5

dass er seinen Charakter für eine Person im Laufe der Zeit entscheidend verändern kann, wenn sich die Position der Person in den Netzwerken ändert. Denkt man etwa allgemein an den Raum Schule, wird dies unmittelbar einleuchten: Solange man ein Schüler ist, kann die Schule ein wahrer Schreckensort sein, später als Erwachsener kann man vielleicht noch nicht einmal mehr wirklich nachempfinden, was an diesem Ort eigentlich so schlimm war. Gleichzeitig ist Schule für eine gute Schüler*in sicher ein ganz und gar anderer Raum als für eine, die um ihre Versetzung bangen muss. Räume sind also relational betrachtet kollektiv (re)produzierte, je spezifische Produkte der Syntheseleistung der Beteiligten und unterliegen Veränderungen, obwohl der Ort derselbe bleibt.

Dass Räume nicht einfach Behälter für Menschen und Netzwerke sind, sondern Aktionen und Aktionsschemata beeinflussen, steht in direktem Zusammenhang mit der *Wahrnehmung* von Menschen. Wir sind sogenannte *embodied minds.* Man geht davon aus, dass unsere Körper unsere Wahrnehmung, das Denken, Fühlen und Tun viel stärker beeinflussen als bisher angenommen.[3] Diese Erfahrungen aus dem leiblichen Umgang im Raum mit anderen Akteuren strukturiert demnach nicht nur das konkrete, sondern auch das abstrakte Erleben und formt so unser Denken. Wahrnehmung in dieser Perspektive schließt ausdrücklich Aktivität und Bewegung ein. Wir bestehen keinesfalls nur aus Augen, und selbst um etwas zu sehen, müssen wir uns diesem zuwenden. Das Sehen wurde in Sozialtheorien lange anderen Wahrnehmungsformen gegenüber überbetont. Wir gewinnen grundlegende, generalisierbare Wahrnehmungs- und Aktionsschemata aber aus unserem gesamten *leiblichen* Umgang mit der physischen Umwelt, also insbesondere den Räumen und anderen Akteuren. Wir sind keinesfalls die rationalen Betrachter, als die uns soziale Theorien lange entworfen haben. Dabei sind auch diese leiblichen Erfahrungen und Erlebnisse natürlich kulturell eingebettet. Menschen lernen leiblichen Umgang in spezifischen Weisen und Räumen, mit den dazugehörigen Emotionen. Durch die Erforschung der Spiegelneuronen wissen wir, dass Menschen sogar sozusagen neurologisch untrennbar mit anderen Menschen im Raum relational verbunden sind und sie aufeinander reagieren, auch dies wiederum eingebettet in kulturellen Bezügen.[4] Räume wirken auf Wahrnehmungen ein und strukturieren Handlungs- und Ereignismöglichkeiten. Sie sind weit mehr als die schiere Plattform für etwas, das unabhängig von ihnen geschehen würde. So helfen Menschen in Städten mit allgemein hoher Geschwindigkeit anderen Mitmenschen weniger.[5] Menschen agieren und reagieren sowohl bezogen auf ihre Körperfunktionen wie ihre sozialen Aktionen unterschiedlich je nach den Räumen, in denen sie aktiv sind. Ulrich[6] etwa berichtet von Patienten mit identischen Gallenblasen-Operationen, die je nach den Gegebenheiten der Räume, in denen sie sich befinden, unterschiedlich genesen. Während eine Gruppe dieser Patienten, die von ihrem Zimmer aus auf einen Park sehen konnten, weniger Schmerzmittel benötigten, weniger an Depressionen litten und einen Tag früher nach Hause durften, war dies für die Gruppe der Patienten, die auf eine Betonmauer des Nachbargebäudes sahen, nicht der Fall. Im Falle der Architektur im medizinischen Bereich spricht man deshalb auch von einer *healing architecture.* Solchen Räumen, die das Wohlbefinden von Patienten wie Mitarbeitern unterstützt, unterstellt man ein ›care by design‹.[7]

Räume und soziale Netzwerke kann man deshalb nur analytisch voneinander getrennt betrachten, im tatsächlichen sozialen Vollzug stehen sie in einem relationalen Verhältnis. Dies gilt im Übrigen im gleichen Maße für sogenannte virtuelle Räume,[8] was hier aber aus Platzgründen unbeachtet bleiben muss. Ausgehend von diesen Überlegungen zu Räumen und Netzwerken können nun einige ausgewählte Auswirkungen der Pandemie auf dieses relationale Zusammenspiel beleuchtet werden.

ANGST-RÄUME

Insbesondere der öffentliche Raum hat ausgelöst durch die Pandemie und ihre Folgen in kürzester Zeit beachtliche Metamorphosen durchlaufen. So wurde öffentlicher Raum vielfach umfunktioniert, wenn auf leergefegten Straßen Fußball gespielt wurde oder abgesperrte Spielplätze zur Lektüre genutzt wurden. Genauer gesagt konnte man jedoch eine bemerkenswerte Verschiebung in der Wahrnehmung von Raum beobachten mit weitreichenden Konsequenzen für soziale Netzwerke. Raum, zumal öffentlicher, wurde plötzlich suspekt. Er steht sozusagen über Nacht unter Generalverdacht, ist potentiell gefährlich, und es gilt ihn, wo möglich zu meiden, denn: man kann sich in ihm anstecken. Deshalb wird insbesondere geschlossener oder bebauter öffentlicher Raum gemieden, wo immer möglich, und wenn es doch notwendig ist, ihn zu betreten wie etwa, um in einem Supermarkt einzukaufen, dann wird die Häufigkeit der Besuche und die Verweildauer auf ein Minimum beschränkt. Geschlossene Räume werden in der Pandemie zu einer Bedrohung, man geht davon aus, dass in ihnen Erreger relativ lange in der Luft aktiv sein können. Der Zugang zu Raum wurde allgemein drastisch eingeschränkt, oder er wurde gleich ganz geschlossen und das Betreten untersagt. Insofern man nicht verwandt ist oder eine intime Beziehung glaubhaft machen kann, gilt dies sogar für alle privaten Räume außer dem eigenen: man darf nicht mehr hinein. Personen haben also nicht mehr die Verfügungsgewalt über ihre privaten Räume.

Dabei hat sich die Art der potentiellen Bedrohung von Räumen gewandelt. Der Supermarkt ist nicht deshalb gefährlich, weil es etwa ein physisch anspruchsvoller Ort ist (also dort z. B. erhöhte Unfallgefahr besteht wie an einer Steilwand oder auf einer Autobahn), und auch nicht, weil es ein sozial problematischer Ort ist (und sich dort z. B. vermehrt potentiell kriminelle oder gewaltbereite Personen aufhalten), sondern einfach deshalb, weil sich dort potentiell *überhaupt Menschen* aufhalten, gegebenenfalls auch noch relativ viele gleichzeitig. Was also Räume potentiell gefährlich macht, sind die sozialen Netzwerke, die sie durchziehen und mitkonfigurieren. Das allein ist natürlich an sich nichts außergewöhnliches, auch einschlägige Quartiere oder Gassen mit sogenanntem schlechten Ruf sind ja nicht aufgrund ihrer Schlaglöcher potentiell gefährlich, sondern wegen der spezifischen Personen, denen man dort begegnen kann und der zweifelhaften Beschäftigungen, denen sie dort und nicht an einem anderen Ort (beispielsweise bei sich zu Hause) nachgehen. Dies ist nun jedoch anders, denn die potentielle Gefährlichkeit der Personen, die man im Supermarkt gegebenenfalls antrifft, liegt allein darin, dass sie Menschen sind und damit potentielle Virenwirte. Noch genauer sind Sie Menschen, die man nicht (gut) kennt, Fremde. Raum wird gefährlich durch die rein physische, anonyme Anwesenheit von Menschen mit keinerlei Interesse an einem selbst. Das ist in der Tat neu. Eher klassische sogenannte Angst-Räume[9] insbesondere für Frauen wie Unterführungen, einsame Radwege und verwaiste Parkplätze sind gerade wegen der möglichen Anwesenheit von Personen mit einem schädigendem Interesse an Frauen bei gleichzeitiger *Abwesenheit* unspezifischer Ansammlungen von Mit-Menschen ohne Bedrohungsabsichten potentiell gefährlich, wegen ihrer Einsamkeit. Indem die nicht-bekannten, unbeteiligten und uninteressierten Anderen zu einer potentiellen Bedrohung werden, kehren sich gewohnte Raum-Netzwerkverhältnisse also um. Es stellt sich die Frage, ob dies Auswirkungen auf unser Raumempfinden haben wird. Werden wir längerfristig gar zu ›Raumneurotikern‹?

Dabei ist der Supermarkt tendenziell ein Nicht-Beziehungsort. In netzwerktheoretischen Ansätzen, vor allem solchen, die die kulturelle Wende berücksichtigen und deshalb Sinnzuschreibungen der Akteure mitberücksichtigen, definiert man soziale Netzwerke dadurch, dass eine wenigstens minimale Reziprozität zwischen zwei Akteuren vorliegen muss, damit man von einer Beziehung zwischen ihnen sprechen kann.[10] Zwei

Personen oder Organisationen haben wenigstens in dieser Perspektive also nur dann eine Beziehung, wenn dies auf beiden Seiten auch irgendwie wahrgenommen bzw. interpretiert wird, und dies auf die Beteiligten in irgendeiner Weise zurückwirkt. Dies bezeichnet man als reziprok. Beziehungen wiederum sind die Grundeinheit von sozialen Netzwerken.[11] Unternehmen sehen und beobachten sich in Konkurrenz zueinander mit entsprechenden gegenseitigen Auswirkungen auf das Agieren am Markt, politische Akteure reagieren auf Agitationen anderer politischer Akteure, zwei Kinder auf dem Spielplatz streiten sich um das eine rote Sandförmchen, eine Person ist Kassierer im Supermarkt, eine andere Kundin usw. Durch diese reziproken Beziehungen zwischen Akteuren entstehen Netzwerke, in denen die Aktionen der Akteure immer aus diesem Zusammenspiel der Relationen entstehen und nicht etwa als vollkommen autonome Akte – Handlungen – vereinzelter Akteure. So gesehen ist der Supermarkt eine Grenzsituation zwischen Netzwerk und Nicht-Netzwerk. Die Beziehungen sind meist sehr schwach: Insofern man den Mindestabstand zu allen anderen Personen einzuhalten versucht, steht man zwar auch hier in einer Art reziproken, miteinander gekoppelten Verbindung, da man bei seinem gegenseitigen Ausweichen aufeinander reagiert. Minimale Reziprozität ist also ggf. gegeben. Wenn man sich aber am Wühltisch nicht gerade um das letzte Angebot streitet oder beispielsweise am Spirituosenregal flirtet, sondern unbeachtet von anderen seinen Einkauf tätigt, würde man netzwerktheoretisch normalerweise also eher von einer Nicht-Beziehung unter Kund*innen ausgehen. Vom Standpunkt eines Virologen sieht dies nun völlig anders aus: selbst wenn man keinen Blick und kein Wort miteinander gewechselt hat und sich noch nicht einmal gegenseitig wahrgenommen hat, kann man trotzdem in einer Ansteckungsbeziehung zueinander stehen, allein aus der Tatsache heraus, dass man im selben Raum anwesend war. Das Virus macht den Unterschied zwischen einem sozialen und einem biologischen Netzwerk also deutlich und zeigt, wie zweites die sozialen Netzwerke derzeit massiv prägt. Unterschiedlich ist folglich auch die Ansteckungsform oder der Übertragungsprozess im Raum.

NETZWERKE UND ANSTECKUNG IM RAUM

Das Phänomen der sozialen Ansteckung ist in der Netzwerkforschung prominent. Beliebte Beispiele sozialer Ansteckung sind etwa Rauchen, Selbstmord oder Übergewicht.[12] Sind Sie Teil eines Netzwerkes, in dem

Übergewicht oder Rauchen verbreitet ist, haben Sie eine erhöhte Wahrscheinlichkeit, ebenfalls übergewichtig zu sein oder zu rauchen. Wichtig für diese Studien und deren Begriff von Ansteckung ist, dass man sich nicht einmal persönlich treffen muss, sondern Beziehungen wirken hier transitiv, werden also sozusagen überbrückt durch einen indirekten Kontakt über den Freund eines Freundes usw. Es gibt aber auch frühe Studien zu Phänomenen der sozialen Ansteckung, die den Raum ausdrücklich einbeziehen. Stanley Milgrams Gehsteigexperimente[13] etwa zeigten, dass sich einfaches Verhalten wie stehen bleiben und auf einen bestimmten Punkt schauen auf völlig fremde Menschen übertragen kann. Bleiben mehr als 5 Personen auf einem Gehweg stehen und schauen zu einem bestimmten Fenster hinauf, haben wir die 86 prozentige Wahrscheinlichkeit, ebenfalls stehenzubleiben und dorthin zu sehen. Soziale Ansteckung erfolgt hier also durch die physische Anwesenheit anderer Personen im Raum und deren Beobachtung durch uns, und hat eine physiologische Komponente. Unser *embodied mind* agiert relational mit anderen im Raum anwesenden *embodied minds,* wobei der Prozess nicht bewusst ablaufen muss. Während grundsätzlich also viele dieser sozialen Ansteckungsphänomene für die Akteure unsichtbar sind, ist die biologische Ansteckung oder wenigstens die Gefahr davor in der Corona-Krise quasi überpräsent. Absperrbänder, Schilder, Verbote, die Gefahr der Ansteckung im Raum ist offen und omnipräsent markiert. Die Angst vor dem Raum wird so beständig aufrechterhalten. Der Raum wird unterteilt, gegliedert in Abteile und Wege, die die Bildung von Beziehungen unwahrscheinlich machen und in denen Ansteckung so vermieden werden soll. Räume wie Fahrstühle werden gar zu Nicht-Räumen, Sperrzonen am Rand des Zumutbaren. Die Nicht-Begegnung und Nicht-Beziehung, die Abwesenheit im öffentlichen Raum ist das Primat der Stunde.

Was passiert unter solchen Bedingungen mit Räumen und sozialen Netzwerken? Wird die Pflege bestehender Beziehungen schon stark erschwert durch die allgegenwärtige Distanzierung, so soll der Aufbau *neuer* sozialer Beziehungen im Raum nach Möglichkeit komplett unterbunden werden, um Ansteckungsraten klein zu halten. Wir hatten oben jedoch festgestellt, wie wichtig auch unser *leiblicher* Umgang mit der physischen Umwelt ist. Sofern wir soziale Netzwerke im Raum betrachten, gilt es daher stärker als bisher auch diese physische Dimension sozialer Netzwerke zu beachten. Anwesenheit in Räumen läuft über Körper. Mit dem Körpersinn, der Propriozeption (von *proprius* – eigen – und *recipere* – aufnehmen) erfühlen wir eben nicht nur unseren eigenen Körper, sondern gerade auch andere, nämlich räumliche, energetische und dynamische Aspekte unserer Umwelt.[14] Es ist dabei existentiell für uns, mit anderen Menschen auch in direkten körperlichen Kontakt zu treten. Unsere Haut und Bindegewebe sind mit sogenannten mechanosensiblen Rezeptoren durchsetzt. Erfahren wir Berührungen, verformen sich durch solche Außenreize diese Rezeptoren, was die Elektrochemie in ihnen verändert und sie senden in der Folge Impulse in das Gehirn. Dort bewirkt der Berührungsreiz, dass sich die elektro- und biochemische Aktivität des Gehirns verändert, und es werden Hormone und Neurotransmitter ausgeschüttet. Aufgrund dieser Hirnaktivitäten kommt es zu einer starken psychischen Veränderung. Wir empfinden weniger Angst, entspannen uns und sind weniger besorgt. Bei adäquater Berührungsempfindung stellt sich allgemeines Wohlbefinden ein.[15] Man könnte vielleicht sagen, dass Berührungen emotional-soziale Ansteckung zeitigen können. Berührungsarmut hat umgekehrt unmittelbare Auswirkungen auf unser Wohlbefinden und u. U. unsere Gesundheit. Das Adjektiv ›adäquat‹ verweist auch hier natürlich auf kulturelle Komponenten der Berührungsempfindung. Was ein Individuum als adäquate Berührung erlernt hat, mag sich von erlernten Erfahrungen anderer unterscheiden. Gleichwohl gibt es wie bei den Spiegelneuronen bei der Wahrnehmung von Berührung physiologische Grundlagen, die sich nicht zu unterscheiden scheinen. So gilt etwa bei Menschen in Not universell die Regel, neben der Ansprache leichten Körperkontakt zu suchen und so Beistand zu geben.

NETZWERKE, RÄUME UND WOHLBEFINDEN

Längerfristig, und das ist angesichts der Pandemie und dem damit einhergehenden Berührungsverbot nahezu tragisch, profitiert sogar unser Immunsystem ganz allgemein von adäquaten Berührungsreizen. Wir sind also zutiefst relationale Wesen, ausdrücklich auch auf einer räumlich-physischen Ebene. Dazu sind wir jedoch darauf angewiesen, mit Akteuren auch physisch Räume zu teilen. Da Räume wie eingangs erläutert auf unsere Wahrnehmungen einwirken und Handlungs- und Ereignismöglichkeiten strukturieren, und zudem Anwesenheit von Akteuren, mit denen wir in Beziehungen stehen unser Wohlbefinden auch physiologisch beeinflussen, ist folglich noch gar nicht absehbar, welche Konsequenzen die Entkoppelung von physischem Raum und sozialen Netzwerken haben kann. Nach Holt-Lundstad etwa erhöht schiere Einsamkeit schon in nicht-Corona-Zeiten die Wahrscheinlichkeit eines frühen Todes um 32 Prozent.[16]

Damit müssen wir die Frage nach den Coronaopfern u. U. noch auf bisher vernachlässigten Ebenen stellen. Wenn ohnehin schon vulnerable Teile der Gesellschaft wie Alte und Kranke systematisch von Begegnungen (und damit auch Berührungen) ausgeschlossen, die schwachen und selbst starken Beziehungen ihrer Netzwerke also fast vollständig gekappt werden, und sie noch weiter in Räume der Isolation verbannt werden, hat dieses Corona spezifische Zusammenspiel von sozialen Netzwerken und Raum weitreichende, kaum abzusehende Konsequenzen. Im Gegensatz zu der oben eingeführten *healing architecture* können hier umgekehrt äußerst destruktive Auswirkungen von Räumen und Netzwerken angenommen werden.

Ein letzter hoch problematischer Aspekt der Interrelation von Raum und Netzwerk in Zeiten der Corona-Krise sei hier wenigstens noch angerissen. Er betrifft denjenigen Raum, in den die Menschen insbesondere im *lockdown,* fast könnte man sagen, eingesperrt waren. Denn die Familie und damit die eigene Wohnung, in die alle nach Möglichkeit verbannt waren, ist statistisch gesehen, der nach wie vor mit Abstand gefährlichste Ort für Frauen und Kinder.[17] Nirgends geschehen so viele gewaltvolle Übergriffe auf Frauen und Kinder. So erlebten schon vor Corona in einer repräsentativen Studie in Österreich drei von vier Frauen (rund 74 %) körperlicher Gewalt in der eigenen Wohnung und/oder der Wohnung einer anderen Person, und 65 % hatten dort sexuelle Gewalterfahrungen.[18] Für die Corona bedingten Krisenmonate geht man allgemein von einem Anstieg dieser Zahlen aus. Es wirkt sich hier fatal aus, dass soziale Beziehungen außerhalb der Familie quasi von einem Tag auf den anderen allenfalls auf mediale Kontakte beschränkt wurden, das soziale Netzwerk damit drastisch reduziert wurde. 3 % der Frauen einer repräsentativen Umfrage der TU München wurden in der Zeit der Kontaktbeschränkung Opfer häuslicher Gewalt, in 6,5 % der Familien wurde Gewalt gegen Kinder verübt.[19] Dunkelziffer unbekannt. Die sogenannte dunkle Seite enger oder starker Beziehungen zeigt sich hier erschreckend deutlich, insbesondere, weil durch das Abschneiden der schwächeren Beziehungen mögliche Korrektive wegfallen.

Es scheint, dass Raum auch längerfristig mehr suspekte Aspekte gewonnen hat. In jedem Fall benötigt er zukünftig in der Erforschung von sozialen Netzwerken gebührende Aufmerksamkeit.

WAS BEDEUTET CORONA FÜR STARKE UND SCHWACHE BEZIEHUNGEN?

Christine Avenarius

EIGENSCHAFTEN VON BEZIEHUNGEN AUS DER SICHT DER NETZWERKPERSPEKTIVE

Zu Eigenschaften von Beziehungen können wir vielfältig assoziieren. Wir kennen gute und schlechte Beziehungen, langanhaltende, kurzzeitige, nützliche, nervige, aufbauende, unangenehme, zeitfressende, finanzielle oder auch sexuelle Beziehungen. Die Kombination von Adjektiven mit dem Wort ›Beziehung‹ lässt sich beliebig fortführen. In der sozialen Netzwerkforschung werden seit den 1950er Jahren die Eigenschaften ›stark‹ und ›schwach‹ verwendet, um die unterschiedlichen Funktionen und Wirkungen von Beziehungen in sozialen Netzwerken zu beschreiben.[1] Was können starke Beziehungen, das schwache Beziehungen nicht können und umgekehrt? Die Annahme, dass starke Beziehungen Freunde verbinden und schwache Beziehungen Bekannte miteinander in Kontakt bringen, ist weit verbreitet in der Netzwerkforschung. Diese Unterscheidung ist jedoch nicht sehr aussagekräftig und veranlasst zu Fragen nach der Definition der Begriffe ›Freunde‹ und ›Bekannte‹. Eine weitere Interpretation von beobachteten Beziehungsstärken in Netzwerken ist: starke Beziehungen bewirken die Formation und den Erhalt von sozialen Gruppen; schwache Beziehungen ermöglichen Verbindungen zwischen sozialen Gemeinschaften und damit den Zusammenhalt der Gesamtgesellschaft.[2] Wiederum ergeben sich Fragen nach der Definition von Bedingungen für solche Beobachtungen.

Wie hat die Corona-Krise nun den Zusammenhang von starken und schwachen Beziehungen und ihre jeweiligen Funktionen und Wirkungen verändert? Seit Beginn des Jahres 2020 haben Maßnahmen zum Schutz vor Verbreitung der COVID-19 Krankheit weltweit nach und nach äuße-

C. Stegbauer und I. Clemens (Hrsg.), *Corona-Netzwerke – Gesellschaft im Zeichen des Virus*, https://doi.org/10.1007/978-3-658-31394-4_6

re Umstände geschaffen, die auch in Deutschland ab Mitte März 2020 für große Veränderungen im Umgang der Menschen miteinander gesorgt haben. Die Möglichkeiten zur direkten Begegnung von Menschen im gleichen physischen Raum sind an vielen Orten der Welt abrupt und drastisch verringert worden. Reisen und Migration sind fast vollständig zum Stillstand gekommen, auch wenn der Austausch von Waren und Informationen weiterhin stattgefunden hat. Ab Mitte Mai 2020 wurden in vielen Ländern erste Lockerungen der Ausgangssperren initiiert. Dort, wo es möglich ist, wird aber weiterhin im Home Office gearbeitet, Dienstreisen werden nicht unternommen und die meisten Landesgrenzen bleiben geschlossen.

Dieser Beitrag beschreibt zunächst, wie die soziale Netzwerkforschung starke und schwache Beziehungen unterscheidet und zeigt, wie diese Qualitätsbestimmungen bisher im Forschungsbereich angewendet wurden. Anschließend werden Beispiele zu den Funktionen und Wirkungen von schwachen und starken Beziehungen seit Beginn der Corona-Krise und der dadurch häufigeren Nutzung von digitalen Medien beleuchtet, um die Frage nach ihrem Veränderungspotential beantworten zu können.

WAS MACHT STARKE BEZIEHUNGEN STARK UND SCHWACHE BEZIEHUNGEN SCHWACH?

Wissenschaftler haben im Laufe der Entwicklung der sozialen Netzwerkforschung zahlreiche Eigenschaften von Netzwerkstrukturen identifiziert, um die Wirkung von bestimmten Strukturen erfassen und erklären zu können, wie zum Beispiel die Einflussmöglichkeiten von einzelnen Akteuren auf andere Menschen oder die logistischen Herausforderungen entlang einer Wertschöpfungskette von Fertigungsprodukten. Zu diesen Indikatoren gehören die Größe von Netzwerken, gemessen an der Anzahl der Akteure, bzw. der Knoten, oder der Anzahl der Verbindungen, bzw. Kanten; die Dichte von Netzwerken, ermittelt durch den Vergleich der Anzahl der tatsächlichen Verbindungen innerhalb eines Netzwerks mit der maximalen Anzahl aller möglichen Verbindungen von jedem Mitglied zu jedem anderen Mitglied; die Identifikation von Cliquen in Netzwerken, feststellbar, wenn eine Untergruppe von Akteuren viele Verbindungen untereinander teilt, andere Akteure im Netzwerk aber nur mit einzelnen Akteuren der Gruppe einmalig verbunden sind; und Zentralitätsmaße innerhalb eines Netzwerks, die unter anderem anzeigen, welche Netzwerkmitglieder mit den meisten anderen Mitgliedern verbunden sind oder über sehr wenige Zwischenschritte, fast alle Netzwerkmitglieder erreichen können.[3] Die Adjektive ›schwach‹ und ›stark‹ haben sich in innerhalb dieses Forschungsbereichs als die Bezeichnungen etabliert, die unterschiedliche Qualitäten von Verbindungen und ihre damit verbundene Wirkungskraft oder Funktion beschreiben können, sowohl aus Sicht einzelner Akteure und deren egozentriertem Netzwerk als auch bei Betrachtung eines Gesamtnetzwerks.

Mark Granovetter betitelte im Jahr 1973 den bis heute am häufigsten zitierten wissenschaftlichen Aufsatz zu Netzwerkbeziehungen mit »Die Stärke schwacher Beziehungen.«[4] Er hatte beobachtet, dass Freunde, die sich häufig treffen, viele Interessen und Erfahrungen teilen und ähnliche Meinungen haben, einander selten Zugang zu neuen Informationen verschaffen, weil ihre Lebenswelten im Vergleich zueinander sehr homogen sind. Daraus leitete Granovetter ab, dass zwei Menschen, die sich nicht häufig sehen und wenig gemeinsam erleben oder teilen, einander mit Informationen zu neuen Kontexten außerhalb der eigenen sozialen Welten versorgen. Diese Beziehungen verstand er als schwache Verbindung, deren Vorteil er darin sah, dass gerade die Vielfalt der Unterschiede und die daraus entstehende Heterogenität der Lebenswelten den jeweils anderen Personen Zugang zu bisher unbekannten Arbeitsangeboten, Innovationen und anderen Arten von Gelegenheiten öffnen können.

In den 1980er Jahren bauten Netzwerkforscher auf diesen Beobachtungen auf und entwickelten Verfahren zur Bestimmung der Qualität von Beziehungen anhand der fünf Dimensionen: ›Intimität bzw. Nähe zueinander‹, ›Dauer der Beziehung‹, ›Häufigkeit der Treffen‹, ›Vielfältigkeit der Gesprächsthemen‹, und ›Grad des gegenseitigen Vertrauens‹.[5] Zum damaligen Stand der Forschung wurden starke Beziehungen als Bindungen mit mehrfachen Ausprägungen gesehen. Dieselben Menschen, die sich in mehreren Kontexten begegnen, zum Beispiel als Nachbarn und Arbeitskollegen, die zudem vielleicht einmal in der Woche gemeinsam joggen gehen, sind stark miteinander verbunden. Das gilt auch für Freunde aus der Schulzeit, die beispielsweise Paten unserer Kinder sind. Menschen, die wir nur gelegentlich beim Elternabend, in der Kirche oder auf dem Tennisplatz sehen oder im Gebäude unseres Büros im Aufzug treffen und mit denen wir zwar regelmäßig ein kurzes Gespräch führen, aber in keinem weiteren Kontext zusammentreffen, sind schwach mit uns verbunden. Meistens freuen wir uns über die Abwechslung, die diese Gespräche bieten und die angenehme, kurzzeitige Wertschätzung, die dadurch transportiert wird.

Im Verlauf weiterer Forschungsarbeiten zu den Eigenschaften von Beziehungen stellte sich heraus, dass die Häufigkeit von Kontakten zu anderen Menschen für sich allein betrachtet kein verlässlicher Anzeiger von starken Beziehungen ist.[6] Der Austausch mit Arbeitskollegen, die wir jeden Tag sehen, verbindet uns nicht in starker Weise, wenn wir diese nicht auch ins Vertrauen ziehen und bei Problemen ansprechen. Ehemalige Nachbarn, mit denen wir viele Erlebnisse geteilt haben, bleiben uns hingegen als starke Beziehungen erhalten, auch wenn wir umziehen und uns später nur zweimal im Jahr am Telefon sprechen. Weiterhin wurde die Annahme widerlegt, dass die Verbreitung von Ideen und neuen Informationen ausschließlich über schwache Beziehungen garantiert werden kann. Wichtige Ideen brauchen Fürsprecher innerhalb von engverbundenen Gruppen, um akzeptiert zu werden und bevor sie an andere weitergeleitet werden können.[7] Demnach ist Vertrauen und Emotionalität ein wichtiger Aspekt von starken Beziehungen, ebenso wie die Mehrdimensionalität der ausgetauschten Inhalte. Das Volumen bezieht sich hier nicht auf die Häufigkeit der tatsächlichen Treffen oder Gespräche, sondern auf die Anzahl der Lebenssituationen, die zwei oder mehr Menschen miteinander teilen und deshalb in der Netzwerkforschung als ›multiplex‹ bezeichnet werden.[8]

Auch wenn schwachen Beziehungen nicht mehr exklusiv die Rolle der Verbreitung von Meinungen und Ideen zugesprochen wird, ist der Austausch von Wissen, Informationen und Empfehlungen zwischen heterogenen Akteuren, die jeweils homogenen Gruppen angehören, eine wichtige Funktion dieser Verbindungen. Diese Form der Reziprozität wird zum Beispiel von Zwischenhändlern und Maklern genutzt, um Wissensvorteile zu erhalten. Mittlerweile können wir Informationen zu Warenqualität, Preisvergleichen, Vergnügungsangeboten, und sogar Kontaktangebote für Freundschaften oder Partnerschaften auch über elektronische Medien erhalten. Manche Nutzer begrüßen, dass sie Empfehlungen für Restaurants oder einen Reparaturservice über das Internet beziehen können, statt Bekannte fragen zu müssen.[9] Die dadurch mögliche Reduzierung der Anzahl von schwachen Beziehungen, die zuvor notwendigerweise für den Zugang zu verschiedenen Arten und Quellen von Informationen aufrecht erhalten werden musste, wird deshalb von einigen Menschen als positiv gesehen. Andere nehmen beide Typen von Informationskanälen wahr und nutzen sowohl elektronische Medien als auch Freunde und Bekannte als Zulieferer von Informationen. Schwache Beziehungen werden zudem weiterhin gebraucht, um Vielfalt und Abwechslung in die eigenen Lebenswelten zu bringen und Menschen mit anderen in Kontakt zu bringen, die ihnen nicht in fast allen Bereichen ähnlich sind. Sie geben den meisten Menschen das Gefühl zu einer größeren Gemeinschaft innerhalb ihres Wohngebiets, ihrer Region oder auch ihrer Firma zu gehören und für Inspirationen nicht nur auf die eigene Familie, Freundesclique oder Arbeitsgruppe angewiesen zu sein.

Eine weitere Beobachtung zur Wirkung von starken und schwachen Beziehungen ist, dass sich ihre Qualität verändern kann. Beispielsweise kann Reziprozität im Fall von Kinderbetreuung zu weiteren gemeinsamen Erlebnissen führen, wenn sich über den Austausch zusätzliche Anknüpfpunkte und Gelegenheiten ergeben, die zur Multiplexität der Beziehung führen.[10] Hierin zeigt sich der dynamische Charakter der Gegenüberstellung von starken und schwachen Beziehungen. Aus schwachen Beziehungen können starke Beziehungen werden. Der Umkehrfall tritt jedoch selten ein. Starke Beziehungen, die nicht mehr stark sind, mutieren zu nicht mehr existierenden Beziehungen oder zu Beziehungen, die nur noch in der Erinnerung vorkommen.

Zusammenfassend variieren die genauen Definitionen von ›starken‹ und ›schwachen‹ Beziehungen in Bezug auf Kontext und äußere Einflüsse. Die Gegenüberstellung der beiden Adjektive ist das wesentlichste Merkmal dieser Netzwerkindikatoren.

WIE HAT COVID-19 DIE EIGENSCHAFTEN VON NETZWERKBEZIEHUNGEN VERÄNDERT?

Vier Wochen nach Beginn der Kontakteinschränkungen in Deutschland stellte sich auf Nachfrage bei Bekannten, Verwandten, Freunden und Bekannten von Freunden heraus[11], dass die Mehrheit der Befragten über Telefon und elektronische Medien weiterhin mit Familienmitgliedern und vertrauten Freunden in Kontakt steht. Die Häufigkeit der Interaktionen hat aber trotz zusätzlicher Stunden arbeitsfreier Zeit nicht zugenommen. Viele berichten von den Anpassungsaufgaben vereinnahmt oder sogar überfordert worden zu sein. Für die einen ist das die Herausforderung, die Zeit, die zum Beispiel durch den Wegfall von Anfahrtswegen zur Arbeitsstelle oder Schule entstanden ist, zu gestalten. Für die anderen ist es das Bestreben, den Anforderungen der Umstellung aller Arbeitsaufgaben auf digitale Medien gerecht zu werden. Die wesentlichste Veränderung hat sich durch die Wahl des Mediums für die Kommunikation mit Freunden und Verwandten ergeben. Das Interesse, mit Blickkontakt zu kommunizieren, wächst und die Verwendung von Videokonferenz-Software für das ›Telefonieren mit Bild‹ hat zugenommen.[12] Diese Umstellung betrifft alle Altersgruppen. Eine Umfrage des Vergleichsportals Verivox fand heraus, dass selbst in der Gruppe der 18 bis 29jährigen, mehr als 30 Prozent der Befragten angeben, dass sie aufgrund der Corona-Krise zum ersten Mal ein Video-Telefonat geführt haben, zum ersten Mal Unterricht über digitaler Medien kennengelernt haben und zum ersten Mal ein digitales Sportstudio besucht haben.[13]

So fanden zu Ostern 2020 in vielen Haushalten gemeinsame Mittagessen oder Kaffeekränzchen vor laufender Kamera statt. Mit jeder Woche der Kontaktsperre sind Menschen kreativer in der Gestaltung ihrer Zusammenkünfte mit den Personen geworden, mit denen sie durch starke Beziehungen verbunden sind.

Viele beschreiben die Erfahrung der Entschleunigung und zeitlichen Entzerrung von Terminen und Verpflichtungen, sofern dies nicht mit Angst um die eigene Existenz und finanzielle Situation verbunden ist, als eine Bereicherung. Gespräche mit Freunden und Verwandten, denen sie sich stark verbunden fühlen, sind intensiver geworden und die zusätzlich eingesetzten Medien zeigen eine neue Seite der Freunde und Verwandten. So bekommen auch in einigen Fällen die Beziehungen zu Arbeitskollegen im Home Office eine zusätzliche neue Qualität. Die Videokonferenzen bieten die Möglichkeit, Einblicke in die häusliche Umgebung des anderen zu gewähren. Die gemeinsamen Erfahrungen der getrennten Räumlichkeiten hat den ein oder anderen emotional stärker an die Kollegen gebunden. Hier tritt das Phänomen der dynamischen Veränderung der Beziehungsstärke in Erscheinung. Durch das gemeinsame Meistern von anstrengenden Videokonferenzen kann aus einer schwachen Beziehungen zu einer Kollegin eine mittelstarke, vielleicht sogar starke Beziehung werden, wenn das geteilte Erleben häufig stattfindet und um neue Formate der gegenseitigen Wertschätzung erweitert wird.

Menschen, die einen runden Geburtstag in der Zeit der Kontaktbeschränkungen oder kurz nach den ersten Lockerungen erlebten und mit einzelnen Gästen nacheinander feierten, beschrieben die zeitliche Entzerrung der Kontakte positiv, da sie mehr Zeit hatten, sich auf die Einzelnen einzulassen. Gleichzeitig fehlte ihnen bei der Nutzung der digitalen Alternativen für eine Feier das Gemeinsamkeitsgefühl als Freundesgruppe, die Sichtbarmachung der Dichte des eigenen persönlichen Netzwerks, die durch größere Geburtstagsfeiern ermöglicht wird.

In ähnlichem Sinne berichten einige Menschen, dass sie die Einschränkungen der Kontaktaufnahmen mit Menschen, mit denen sie sich nicht eng verbunden fühlen, als angenehm empfinden. Endlich müssen sie keine Höflichkeiten mehr austauschen, wenn sie lieber schweigen wollen. Das wird von ihnen als Befreiung von Verpflichtungen zum vermeintlichen

Zwang des Kommunizierens wahrgenommen. Sie brauchen nicht mehr die richtige Zeit abzupassen, um auf dem Wochenmarkt oder im Supermarkt Begegnungen zu vermeiden. Wenn sich dennoch Bekannte beim Einkaufen begegnen, sind die Abstandsregeln ein guter Vorwand, ein Gespräch gar nicht erst zu beginnen.

Aber wie empfinden Menschen, für die es ein Bedürfnis ist, andere Menschen in einer großen Bandbreite von Kontexten zu treffen? Wie kreativ begegnen sie der Realität, dass analoge soziale Räume wie Urlaubsorte, Sportverein, Musikclub, Kneipe, politische Demonstration, Kirche oder Selbsthilfegruppe nicht zur Verfügung stehen, um neue Bekannte kennenzulernen oder bestehende schwache Beziehungen zu pflegen? Wie bereits beschrieben, haben manche Menschen, die starke, multiplexe Beziehungen in Chor- oder Sportgemeinschaften unterhalten, andere Formen für die gemeinsame Begegnung gefunden. Wenn wir Vereinskameraden nicht mehr treffen können, fehlt uns auch der Zugang zu interessanten Neuigkeiten aus dem Kreise der Vereinsmitglieder. Ebenso erhalten wir keine Informationen mehr über die Entwicklungen in unserer Firma, wenn wir ausschließlich mit den Mitarbeitenden unseres Projektteams kommunizieren, aber den anderen Angestellten des Betriebs nicht mehr auf dem Flur begegnen. Damit fallen Erfahrungen der gegenseitigen Wertschätzung weg und das Gefühl der Zugehörigkeit zu einer größeren Gemeinschaft, sei es im Verein, im Arbeitskontext oder Unternehmen, in der Kneipe oder in der Nachbarschaft. Es besteht angesichts der drastischen Reduktion schwacher Beziehungen und diverser Informationen die Gefahr eines ›Tunnelblicks‹ oder einer Echokammer.

Andererseits gibt es auch die Möglichkeit, die virtuellen Räume für die Pflege von schwachen Beziehungen zu nutzen, etwa bei internetbasierten Nachbarschaftsaktionen, Elternchats oder Sportangeboten. Chormitglieder können zusammen mithilfe von Videokonferenz-Software singen. Nicht alle Sportarten lassen sich jedoch im virtuellen Raum praktizieren. Rudern im Vierer oder Achter ist nicht möglich, Basketballspielen im Team lässt sich lediglich an der Spielkonsole erleben. Viel bedeutsamer noch als das Ausbleiben der sportlichen Betätigung ist der Verlust der gemeinsamen Aktion – man hat gemeinsam geschwitzt, sich verausgabt, vielleicht den ›inneren Schweinehund‹ überwunden – und von Gelegenheiten, mit anderen ins Gespräch zu kommen, Abwechslung vom Alltag zu erleben, neue Impulse und Einsichten zu erhalten.

Menschen, die in ihren virtuellen Spielgruppen nur mit Freunden gespielt haben, mit denen sie durch starke Beziehungen verbunden sind, erzählen, dass ihre Treffen im Laufe der Corona-Krise weniger wurden und vielfach bereits nicht mehr stattfinden. Die sogenannte ›dunkle Seite der starken Beziehungen‹ hat dazu geführt, dass sich Gespräche im Kreise drehten und keine neuen Verhaltensweisen beim Spielen dazu kamen, die unterhaltsam waren.[14] Sind die Treffen auch offen für neue Spieler, bleiben die Treffen interessanter. Beschränkungen von starken Beziehungen werden durch die Kombination mit schwachen relativiert. Virtuelle Alternativen für Begegnungen mit schwach verbundenen Anderen gibt es zumindest in technischer Hinsicht auch unter den Bedingungen der Kontaktsperren der Corona-Krise, beispielsweise in Form von Dating Plattformen oder etwa Chat Roulettes. Und selbstverständlich kann man weiterhin beruflich ›netzwerken‹. Kommunikationsberater empfehlen, nun das eigene Netzwerk auszubauen, um später davon zu profitieren, also das Profil auf beruflichen Plattformen pflegen und mit Posts auf sich aufmerksam machen.[15]

Außerdem ist die Anzahl und Vielfalt von Webinaren und Informationsveranstaltungen, auf denen wir im virtuellen Raum auf uns zunächst unbekannte Menschen treffen, seit Beginn der Corona-Krise gestiegen. Viele Bildungsfirmen bieten ihre Lehrgänge mittlerweile komplett online an und Beratungsgesellschaften haben ihre sogenannten Networking Events in virtuelle Räume verlegt. Auch wenn die meisten Konferenzen in Reaktion auf die Corona-Krise abgesagt oder um ein Jahr verschoben wurden, gibt es einige Organisatoren, die ihr Konferenzprogram in virtuelle Räume verlegt haben, wie zum Beispiel die Re:publica. Die Schnelligkeit, mit der diese Formate realisiert wurden, ist erstaunlich und zeigt, welche Potentiale zur Verringerung von Fahrkosten, Fahrzeiten und CO_2-Ausstoß auch schon vor der Corona-Krise vorhanden gewesen wären. Andererseits zeigen Absagen von Messen und Konferenzen, dass online Formate offensichtlich nicht als adäquate Alternativen angesehen werden, vermutlich auch deshalb, weil die Möglichkeit des Knüpfens und Pflegens von schwachen Beziehungen wegfällt.

Können diese virtuellen Angebote das menschliche Bedürfnis nach Begegnung, nach Zugehörigkeit zu einer größeren Gemeinschaft von Gleichgesinnten, Erfahrung von Neuem und Sehnsucht nach abwechslungsreichen Gesprächsinhalten stillen? Einige virtuelle Konferenzen bieten Begegnungsstätten an, zu denen sie Teilnehmende mit einem Zufallsgenerator der jeweiligen Videokonferenz-Software einander zuordnen. Diese Räume werden unter anderem ›Kaminraum‹ oder ›virtueller Hof‹ genannt, um nur zwei Beispiele zu nennen.[16] Die wenigsten berichten aber, dass sie sich wie zuvor in der analogen Welt, für weitere Treffen verabredet haben. Noch ist die Erfahrung zu neu, sagen sie. Außerdem gibt es immer noch die

Möglichkeit, sich auf einer der gängigen Vernetzungs-Plattformen erneut zu kontaktieren, wenn man sich die Namen der Gesprächspartner im virtuellen Raum gemerkt hat.

WIE TRAGFÄHIG SIND DIE DIGITALEN MÖGLICHKEITEN DER BEZIEHUNGSPFLEGE?

Bedeutet dieser Überblick zu den aktuellen Funktionen und Wirkungen von starken und schwachen Beziehungen, dass die Corona-Krise – zumindest in Deutschland – für die Nutzer von sozialen Medien und virtuellen Räumen scheinbar nur die äußeren Umstände verändert hat? Sozial aktive Menschen können weiterhin emotional von starken Beziehungen profitieren und neue schwache Beziehungen knüpfen. Doch diese Form der Beziehungspflege mit Hilfe von virtuellen Räumen verlangt nach Innovationsbereitschaft, nach Experimentierwille, Mut und Offenheit. Wie ergeht es den Menschen, die sich nicht virtuell austauschen wollen oder können? Erfüllt die Nutzung virtueller Räume auch die Bedürfnisse nach sozialem Kontakt von Senioren oder Alleinstehenden ohne Familienanschluss? Nicht allen Menschen fällt es leicht, sich in Videokonferenzen einzubringen. Andere brauchen echten Blickkontakt, um Vertrauen aufbauen zu können. Für manche ist die Möglichkeit der Berührung wichtig, damit sie sich öffnen können. Gerade der Mangel an Berührung kann zu physischen und psychischen Problemen führen, die möglichweise aufgrund der Corona-Krise lange unsichtbar bleiben.[17]

Zudem gibt es Menschen, denen aus Kostengründen die technische Ausrüstung zur digitalen Teilhabe fehlt oder die kein Interesse oder keine Kapazitäten haben, sich das nötige Wissen zur Nutzung von Videokonferenzen und Informationsplattformen anzueignen. Menschen ohne Zugang zu Technik, die virtuelle Treffen ermöglichen kann, werden von diesen Angeboten und damit auch den neu entstehenden virtuellen Gemeinschaften ausgeschlossen.[18] Hinzu kommt die Wahrscheinlichkeit, dass sich die Unterschiede in der Nutzung von virtuellen Räumen überlagern mit den Grenzen zwischen den Arbeitswelten der Menschen, die ihre Arbeit digital und in virtuellen Räumen fortführen können und den Menschen, die außerhalb der virtuellen Räumen, oftmals mit Einsatz ihres eigenen Körpers arbeiten müssen.

Wie erhalten Menschen, die keine digitalen Medien oder virtuellen Räume während der Corona-Krise nutzen können oder wollen Zugang zu

Gelegenheiten, mit anderen in Kontakt zu kommen? In dieser Hinsicht könnten wir die Corona-Pandemie zumindest als Aufruf begreifen, in Zukunft nicht nur Innovationen im Bereich der Informationstechnologie und des Klimaschutzes zu fördern, sondern auch Innovationen zu fordern, die uns neue Wege der Kontaktaufnahme zu Menschen ermöglichen, die bisher noch keinen Zugang zu virtuellen Räumen haben.[19]

SCHLUSSFOLGERUNGEN

Zu Beginn des Beitrags steht die Frage nach dem Einfluss der Corona-Krise auf den Zusammenhang von starken und schwachen Beziehungen. Hat die Pandemie die jeweiligen Funktionen und Wirkungen von schwachen und starken Beziehungen verändert? Zunächst scheinen sie unverändert. Doch die virtuellen Räume und die Digitalisierung führen bei der Bildung von neuen Gemeinschaften zu stärkerer Ausprägung von Ähnlichkeiten und Konzentrationen bestimmter Eigenschaften, in der Netzwerkforschung auch Homophilie genannt.[20] Digitale Gruppen, die zunächst aus schwachen Beziehungen bestehen können, finden ihre Teilnehmenden noch leichter als in der analogen Welt, offerieren integrative und kollektive Erfahrungen und sind zudem für Nichtteilnehmende unsichtbar. Verschwörungstheoretiker, Rechtsradikale oder Tierschützer können einander noch schneller und effizienter erkennen, Kolleginnen und Kollegen einer Firma können unliebsame Mitarbeitende leichter ausgrenzen, Vereinsmitglieder ohne virtuelle Anbindung fühlen sich weniger zugehörig und treten eventuell aus. Hinzu kommt, dass viele berichten durch die Corona-Krise selektiver in der Auswahl ihrer Kommunikationspartner geworden zu sein und die Möglichkeiten nutzen, Kontaktaufnahme zu vermeiden.

Das wirkt sich möglicherweise auf die Dynamik zwischen starken und schwachen Beziehungen aus, wandelt schwache Beziehungen häufiger und schneller in einander bestärkende Gemeinschaften. Auch wenn im Zuge der Lockerungen der Kontaktsperre in Deutschland Treffen in Restaurants wieder möglich geworden sind, wird das vermutlich vorerst von Menschen genutzt werden, die bereits durch starke Beziehungen miteinander verbunden sind. Virtuelle Angebote werden weiterhin bestehen und genutzt werden. Das veranlasst zur abschließenden Vermutung, dass sich durch die Corona-Krise langfristig der Zusammenhang und die Wechselwirkung von starken und schwachen Beziehungen verändern könnte.

DER MENSCH IM NETZWERK DER HAMSTER ODER WARUM NUDELN UND KLOPAPIER KNAPP WURDEN

Christian Stegbauer

In dem Beitrag möchte ich auf Grundlage von Überlegungen aus der Netzwerkforschung erklären, wie es zum Phänomen des Hamsterns kommt. Zunächst einmal beschreibe ich das Phänomen, welches sich nach meiner Interpretation aus unterschiedlichen Quellen der Verunsicherung speist. Gleichzeitig entstehen mit den Maßnahmen zur Bekämpfung der Ausbreitung des Virus Nebenwirkungen: Die Beziehungen werden reduziert, die persönlichen Netzwerke ausgedünnt. Wenn die Möglichkeit, sich mit anderen zu besprechen, aufgrund der Einschränkungen reduziert ist, orientiert man sich an dem, was noch da ist: Das Beobachten von anderen Anwesenden. Eine Tatsache, die zu Verhaltensübertragungen führt, die aber bislang kaum in der Netzwerkforschung berücksichtigt wurde. Hinzu kommt, dass die Menschen kaum Möglichkeiten haben, mit der Krise umzugehen; eine davon ist die Bevorratung, die für etwas Sicherheit sorgt.

Als das Virus in China wütete und danach die ersten Ansteckungen in Deutschland offenbar wurden, überlegte ich mir, dass es vielleicht ganz gut wäre, ein paar Lebensmittel mehr zu bevorraten als bisher. Darüber sprach ich mit meiner Frau, welche diese Vorstellung als gänzlich absurd abtat. Das dürfte so Mitte Februar 2020 gewesen sein. Ende Februar waren wir zu Besuch bei meinen Eltern in Oberhessen. Mein Vater berichtete davon, dass es keinen Zucker, kein Mehl und keine Nudeln mehr zu kaufen gebe. Daraufhin beschlossen wir, vor der Heimfahrt noch einmal beim großen örtlichen Discounter vorbeizufahren und ein paar notwendige Lebensmittel (auch für die Bevorratung) einzukaufen.

C. Stegbauer und I. Clemens (Hrsg.), *Corona-Netzwerke – Gesellschaft im Zeichen des Virus*, https://doi.org/10.1007/978-3-658-31394-4_7

DIE ERFAHRUNG LEERER REGALE

Persönliches Erleben oder die Beobachtung von Anderen: Wir hatten die Filiale noch nicht betreten, da sahen wir Leute mit überquellenden Einkaufswagen herauskommen. Manche hatten sogar zwei beladen. Mineralwasser und Klopapier, annähernd mannshoch geschichtet, waren die ins Auge springenden Produkte. Im Laden bot sich ein entsprechendes Bild, tatsächlich gab es nur noch ein paar schon etwas angestoßene Packungen Lasagnenudeln und die eher wenig attraktiven Vollkornnudeln. Es fehlte aber auch an Konserven. Die entsprechenden Regale waren weitestgehend leergeräumt. Wir hatten Glück und die Mitarbeiter holten eine komplett neue Palette Mehl aus dem Lager.

Vor uns an der Kasse hatte eine Mutter gerade aufgeschichtet. Mir sind noch mehrere Steigen Fruchtjoghurt in Erinnerung. Dabei fragte ich mich die ganze Zeit, warum sie eine verderbliche Ware in so großer Menge einkaufte. Anfang der darauffolgenden Woche hatten wir noch eine große Netzwerkkonferenz. Eine Kollegin, gerade aus dem Skiurlaub in Italien zurück, erklärte, dass sie von der Lage in Deutschland überrascht worden seien. Sie wollten sich für das Wochenende etwas einkaufen und die Läden seien leer gewesen.

Zu diesem Zeitpunkt wurde noch hauptsächlich über die Nudelknappheit geredet. In den Mittagspausen unseres Darmstädter Kongresses,[1] die typischerweise in einem der direkt in der Nähe befindlichen Italienischen Restaurants verbracht werden, bestellten einige der Kollegen Spaghetti oder Ravioli. Manche scherzten, das sei ja wohl die letzte Gelegenheit, Nudeln zu essen. Anfang März war das Klopapier noch nicht so knapp – die Nudelversorgung schien das größere Problem zu sein. Das änderte sich in den Zeiten danach.

Das Netzwerk der Beobachtung benötigt die gleichzeitige Anwesenheit an einem Ort. Hier können wir uns Reaktionsmöglichkeiten abschauen. Etwas ähnliches findet sich in der Netzwerkforschung bei der Untersuchung von sog. bimodalen Netzwerken. Für die Registrierung einer Beziehung ist die gemeinsame Anwesenheit während eines Events notwendig. Nun kann man die gemeinsame Anwesenheit mit anderen in einem Supermarkt als ein Event ansehen. Allerdings dürfte die Beobachtung der leeren Regale oder Medienberichterstattung über Hamsterkäufe eine ähnliche Reaktion hervorrufen. Die Idee hier ist, dass für eine Verhaltensübertragung schon die Beobachtung von anderen ausreicht.

WENN POLITIKER ZU BERUHIGEN VERSUCHEN

Die Politik begünstigte ungewollt das Hamstern: In der Krise bevorraten sich sehr viele Leute über den normalen Bedarf hinaus. Dabei wäre für alle genug da, wenn nicht zu Hause zusätzlich eingelagert würde. Das ist das eigentliche Problem. Andere Produkte wurden aber tatsächlich knapp. Wir wissen das, weil die Beschränkungen für unsere Kontakte, das Home Office, die Besuchsverbote exakt hiermit begründet werden. Obwohl der Gesundheitsminister zu Beginn der Krise immer wieder darauf hinwies, dass Deutschland sehr gut auf das Virus vorbereitet sei, wissen wir heute, dass das nur bedingt stimmte. Wir müssten uns keine Sorgen machen, unsere medizinische Versorgung sei besser als anderswo. Die Ansteckungszahlen stiegen aber im späten März und auch noch Anfang April 2020 exponentiell. Wenn dies nicht gestoppt worden wäre, hätte das Krankenhaussystem nicht mithalten können. Als Menschen sind wir nicht in der Lage die Beschleunigung der Krankheitsfälle unmittelbar zu verstehen, denn wir können uns exponentielle Veränderungen kaum vorstellen.[2]

Tatsächlich reichten bald nach Beginn der Pandemie Schutzmasken, Schutzkleidung und auch Desinfektionsmittel nicht mehr aus.[3] Hinsichtlich der Mund-Nasenmasken wurde immer wieder betont, dass diese nicht dem Selbstschutz dienten und daher nicht sinnvoll seien. Die Tatsache, dass andere dadurch geschützt werden könnten, wurde erst auf Nachfragen eingeräumt.[4] So wollten die Politiker in Deutschland von Maskenpflicht auch lange nichts wissen, wohl deswegen, weil sie dann die Knappheit dieses Produkts hätten einräumen müssen.

Die insgesamt ungenügende Ausstattung des Gesundheitsbereichs mit Intensivbetten und Ausrüstung war Teil der Begründung für die politisch initiierte Verknappung an sozialen Kontakten. Wenn also der Mangel in einem Bereich zu einem Fehlen von etwas anderem in einem anderen Bereich führt, dann besteht hier ein eindeutiger Zusammenhang. Wenn Unternehmen ihre Pforten schließen müssen, weil die Mitarbeiter soziale Kontakte meiden oder unter Quarantäne stehen, wie sollen sie dann Produkte herstellen? So ganz abwegig ist der Schluss nicht, dass es in Folge auch zu einer Verknappung von anderen Produkten kommt. Auch wenn es von anderen Produkten zu diesem Zeitpunkt genug gab, so brach dennoch die Nachfrage ein. Schließlich kann man kein neues Auto oder die aktuellste Mode kaufen, wenn die Läden geschlossen haben.[5] Wenn Millionen in Kurzarbeit geschickt werden, dann sinkt deren Einkommen, was ebenfalls für eine geringere Kaufbereitschaft sorgt. Dennoch gilt: Verschiedene Bereiche des Lebens, die eigentlich voneinander getrennt zu sein scheinen, sind miteinander verbunden. Auch hier spielen Netzwerke eine Rolle. Diese Netzwerke besitzen eine typische Eigenschaft; die Auswirkungen sind nur zum Teil sichtbar und hieraus erwächst eine große Unsicherheit.

Hinzu kommt, dass Beruhigungsmitteilungen aus der Politik nicht unbedingt dazu geeignet sind, Hamsterkäufe zurückzudrängen. Wenn etwa die Landwirtschaftsministerin verkündet, es gebe keine Lebensmittelknappheit, weil die Masse der Lebensmittel nicht importiert werden müsse, so kann man das auch als Ankündigung eines Mangels an eingeführten Produkten verstehen. Mehr noch: Die als Maßnahme zur Verhinderung der Viruseinschleppung geschlossenen Grenzen verhinderten zunächst auch die Einreise von Erntehelfern. Es ist die Rede davon, dass Saisongemüse knapp und deswegen auch teuer werden könnte, weil (selbst nach Sondervereinbarungen) zu wenige Hilfskräfte in der Landwirtschaft ankommen. Wenn also jemand genau hinhört, so vernimmt er eine gewisse Widersprüchlichkeit. Viele verstehen also die Bitte nicht zu hamstern als eine Art Alarmmeldung, die bei den Reaktionen in der Bevölkerung darauf zum genauen Gegenteil führt. Wenn diese Behauptung stimmt, dann haben wir es mit einem Dilemma zu tun: Beruhigungsversuche beunruhigen, sind aber notwendig, um Panik zu vermeiden.

DIE WISSENSCHAFT KOMMUNIZIERT UNSICHERHEIT

Eine weitere Ressource der Verunsicherung kommt von denjenigen, die eigentlich Orientierung bieten sollen. Viele der Virologinnen und Virologen, die in den Medien zu Wort kommen oder die die Politik beraten, reagieren so, wie es sich für die Wissenschaft gehört: sie tastet sich an das Wissen heran. Sie ist sich nicht sicher und kann das auch nicht sein, denn die Wissenschaftstheorie lehrt uns, dass wissenschaftliche Erkenntnis immer vorläufig ist.[6] Gerade bei solchen komplexen Phänomenen, wie in der Medizin (das gilt auch für die Sozialwissenschaft und natürlich auch für diesen Text) sollte man es darauf anlegen, Theorien zu falsifizieren, denn beweisen kann man sie nicht. Soweit jedenfalls die Wissenschaftstheorie und die Praxis in den Erfahrungswissenschaften. In einer Phase, in der nur beschränktes Wissen vorhanden ist, dies offen zu kommunizieren, hilft dies im öffentlichen Umgang aber nicht gerade dabei, Sicherheit zu gewinnen. Die eigentlich wissenschaftsimmanente und notwendige Kritik an den Forschungsergebnissen, sofern sie öffentlich ausgetragen wird, verunsichert noch mehr. Die meisten in der Wissenschaft tätigen sind eigentlich froh darüber, dass sie aus den Erkenntnissen nicht direkte Entscheidungen ableiten müssen. Meist geben es die Ergebnisse, die an einem Experiment oder einer Untersuchung zu einer sehr spezifischen Frage gewonnen wurden, nicht her, genau zu sagen, welche Maßnahmen die Politik treffen sollte.

DIE HOTSPOT-SPIRALE: MEDIEN VERSTÄRKEN BEFÜRCHTUNGEN

Medien tun, was ihre Aufgabe ist. Sie berichten über die Krise. Insbesondere die Medien, die gemeinhin als besonders glaubwürdig gelten, haben Marktanteile gewonnen – die öffentlich-rechtlichen Sender, die von einigen gerade noch abgeschafft oder privatisiert werden sollten. Um dieser Aufgabe noch besser gerecht zu werden, passen sie ihr Programmschema an die Pandemie an. Es werden Sondersendungen eingerichtet, aber auch in der normalen Berichterstattung dominieren Nachrichten über das Virus. Genau das wird tatsächlich im Moment auch vom Publikum nachgefragt. Laufend versuchen die Korrespondenten Neues einzufangen, Stimmungen werden beschrieben, Lageberichte verfasst. Je mehr Journalistinnen und Journalisten herausgeschickt werden, umso mehr Meldungen entstehen. Vielleicht könnte man sagen, dass die Unsicherheit mehr Nachfrage nach Nachrichten erzeugt, als es Neuigkeiten gibt, die berichtet werden können. Die Ansteckungs- und Fallzahlen erleben eine mediale Verdichtung. Zu Beginn war China der *hot spot,* von dem bekannt wurde, dass nicht alle Infizierten Aufnahme in Krankenhäusern finden konnten. Geheime Aufnahmen aus dem Inneren des medizinischen Betriebs ließen vermuten, dass die Mortalität weit höher lag, als es die Propaganda der chinesischen Regierung glauben machen wollte. Als sich die Lage in China zu beruhigen begann, kam Italien in den Fokus der Berichte. Später auch das Elsass und Spanien. Besonders bedrohlich und viele Sendestunden Wert waren die Zustände in den USA, insbesondere in New York. Im Verlauf der Pandemie werden diese Zentren der Ansteckung sich noch weiter verlagern, etwa nach Indien oder Afrika oder ins stark betroffene Brasilien. Verbesserungen in ehemaligen Krisenherden besitzen nicht den gleichen Nachrichtenwert.

Ich will das nicht kritisieren, denn es folgt der Nachrichten- und Nachfragelogik; was aber daraus entsteht, ist eine Verdichtung der Krisen in den Medien. Es entsteht dadurch eine Dramatisierung, selbst wenn dies von den Qualitätsmedien nicht gewollt ist. Zumindest zu einem Teil mag diese Zuspitzung sogar gerechtfertigt sein, denn sie bewegt die Menschen dazu, die Schutzmaßnahmen ernst zu nehmen. Allerdings tragen die Berichte nicht gerade zur Beruhigung bei. Auch hier finden wir Zusammenhänge, die nicht auf den ersten Blick ersichtlich sind, die aber Befürchtungen wecken und die eine Bevorratung ratsam erscheinen lassen.

Was uns über die Medien bekannt wird, entspricht an manchen Stellen der Erfahrung, die wir machen: Hamsterkäufe bei Klopapier. Die Medien beobachten die Berichte der anderen Medien. Grundlage dieses panoptischen Verhaltens sind Beobachtungsnetzwerke innerhalb der Medien.[7] Manche Meldungen sind so interessant, dass man darüber auch in der eigenen Zeitung (bzw. Sender) berichtet. Also verbreiten sich die Meldungen über die Klopapierkäufe noch weiter. Die Folge ist, dass die Menschen, die bis jetzt noch nicht darüber sinnierten, ob ihr Hygienepapier ausreicht, nun anfingen darüber nachzudenken. Insofern besitzen die Medien Einfluss auf das Verhalten der Menschen.

Nach einer Befragung des Marktforschungsunternehmens Innofact standen auf der Liste der Mehrkäufe in Deutschland an erster Stelle Nudeln, dann Konserven und erst an dritter Stelle Toilettenpapier.[8] Die Medien verbreiten also Beobachtungen und verknüpfen diese mit bekannten Vorurteilen und erhalten dadurch Meldungen und Aufmerksamkeit. Gut möglich, dass diese Aufmerksamkeit zumindest zum Teil den Effekt miterzeugt, über den erzählt wird. Das ist dann der Fall, wenn den Lesern oder Zuschauern bewusst wird, dass es ihnen an Vorräten des einen oder anderen Produktes, welches erwähnt wurde, fehlt.

DIE INTERPRETATION VON MEDIENMELDUNGEN DURCH SOZIALE KONTAKTE

Aus Sicht der Netzwerkforschung sind solche Effekte sehr interessant. Meistens werden diese nicht untersucht, weil eine Wirkung eines Mediums auf Verhalten nicht in den normalen Instrumenten und auch nicht in der Theorie vorkommt. Ob die Medien tatsächlich direkt auf diese Weise wirken, können wir getrost in Frage stellen. Zwar ist auch eine Panik unmittelbar ausgelöst durch Massenmedien möglich, aber die Netzwerkforschung meint, dass es eigentlich eines Zwischenschritts bedarf, damit die Informationen aus den Medien tatsächlich zu einer Verhaltensänderung führen. Klassischerweise spricht man hier von einem ›*two-stage-flow-of-in-*

formation‹,[9] also einer Verbreitung von Informationen über die jeweils besser informierten Teile einer Gruppe an die restlichen Gruppenmitglieder. Diejenigen, die besser informiert sind, wurden früher als Meinungsführer angesehen.[10] Neuer formuliert würde man sagen, dass die anderen Menschen notwendig sind, um die Informationen, die auf uns einströmen, zu interpretieren und zu bewerten. Erst wenn wir erfahren, was die anderen machen, entsteht die Sicherheit, selbst etwas zu unternehmen. Wenn wir wissen, die anderen horten Mehl, dann kaufen wir vielleicht auch etwas mehr davon.

An dieser Stelle ist ein Zwischenfazit nötig: Die Widersprüchlichkeiten in der Kommunikation der politischen Akteure, die Dramatisierung durch die Medien sorgen für eine Verunsicherung der Menschen. Hinzu kommt das eigene Erleben der leeren Regale.

Was uns fehlt sind gerade in dieser Phase der Unsicherheit die Gespräche mit unseren Kolleginnen und Kollegen, mit den Nachbarn, den Bekannten und den Freunden. Diese Kommunikation ist bedeutend, um die Informationen aus den Medien und der Politik, die unterschiedlichen Behauptungen überhaupt miteinander abwägen zu können. Das Problem nun ist, dass Ausgangs- und Kontaktsperren uns von unserem Beziehungsnetzwerk abtrennen, also denjenigen, die uns normalerweise Halt geben und dabei helfen, die Ausnahmesituation zu interpretieren.

Die Kontaktsperre verhindert jedoch nicht, dass nicht ab und zu doch noch telefoniert wird oder man trifft beim Einkaufen jemanden, den man kennt. Ein Freund erzählte mir, er habe beim Einkauf einen pensionierten Soziologieprofessor getroffen. Dieser sei mit einem sogenannten Oma-Porsche unterwegs gewesen, auf dem viel Toilettenpapier gestapelt und mit einer Schnur befestigt war. Bei der Unterhaltung habe der Kollege im Ruhestand darauf hingewiesen, dass es zurzeit im Drogeriemarkt das begehrte Produkt gebe und er doch auch die Gelegenheit nutzen solle. Das ›Krisengespräch‹ half also keineswegs zu einer Einordnung der Sachlage, dafür fiel die Begegnung zu flüchtig aus. Im Gegenteil, die Unterhaltung schürte die Panik eher noch. Kontakte im Vorübergehen sind nicht geeignet, eine Problematik so einzuordnen, dass sie verständlich würde und ein beruhigendes Verhalten hervorrufen könnte.

Enge Kontakte zu Freunden bestehen zwar noch, wenn auch nicht von Angesicht zu Angesicht, sondern nur über Telefon oder ein anderes soziales Medium. Ein Telefonat benötigt normalerweise einen Anlass. Eine Zeile im Messenger zu schreiben zeigt zwar, dass die Person nicht vergessen wurde, aber beides ersetzt nicht den gemeinsamen Abend, an dem man beispielsweise zusammen isst und Zeit hat, ganz unterschiedliche Aspekte von Themen zu besprechen. Die Themen, die in einem solchen Zusammenkommen erörtert werden, sind nicht begründungsbedürftig.

Während Freunde noch eher kontaktiert werden, fallen die zufälligen oder regelmäßigen Treffen mit den Kollegen aus. Das gemeinsame Mittagessen oder das Zusammentreffen am Kaffeeautomaten wären gute Gelegenheiten, um beispielsweise über die Schwierigkeiten des Unternehmens zu sprechen. Das Fehlen dieser Möglichkeit trägt zur weiteren Verunsicherung bei. Forscher aus den USA behaupten sogar, dass man sich in Zeiten großen Stresses auf das zentrale Netzwerk zurückziehe. Sie nennen das Phänomen ›*network turtles up*‹, man könnte sagen, wie eine Schildkröte sich in ihren Panzer zurückzieht, so verlieren die Menschen die Kontakte, die über die sehr engen Beziehungen hinaus gehen.[11] Das, was die Menschen in ›*normalen*‹ Krisen von selbst tun, wird in der Corona-Krise noch verschärft staatlich verordnet.

Wir haben es mit der größten Krise zu tun, die wir in unserem Leben jemals erlebt haben, so der Tenor, den man nun häufig hört. Manche von uns, die Älteren, um die wir uns besonders sorgen, haben den Krieg und sein Ende, den Hunger und die Mangelernährung mitgemacht. Ein Ausweg, den meine Mutter zeichnete, bezog sich auf den großen Garten. Die Rasenflächen könnten wir in Gemüsebeete verwandeln. Die Großeltern hatten 1950 mit Bedacht ein so großes Grundstück für den Hausbau erworben, denn dabei handelte es sich um eine Art Lebensversicherung in Krisenzeiten. Etwas, worüber die heutige Generation gerne lächelt, hat sie eine solche Zeit doch bisher nicht erlebt. Wir hoffen, die zugespitzte Äußerung bleibt Fiktion und der schöne aufwändig gepflegte Rasen bleibt erhalten, aber hundertprozentig sicher sind wir uns nicht.

WIR MÜSSEN NUR SCHAUEN, WIE DIE ANDEREN DAS MACHEN

Wenn es zu wenige Gelegenheiten zur Orientierung gibt, muss die Beobachtung reichen. Meine Frau beispielsweise sah letztens (im April 2020) eine Person mit einer Packung Toilettenpapier auf der Straße. Sie schloss daraus, dass es im nahegelegenen Supermarkt gerade mal wieder Klopapier zu kaufen gab. Ihre Reaktion war: Nichts wie hin und eine Packung sichern. Es ist schwierig die Gesamtlage zu verstehen, aber einfach, sich an anderen zu orientieren, zumal die Erfahrung zeigte, dass es bereits zu Knappheiten gekommen ist. Eine solche Orientierung in der Öffentlichkeit aufgrund von Beobachtung ist bei Toilettenpapier natürlich viel leichter

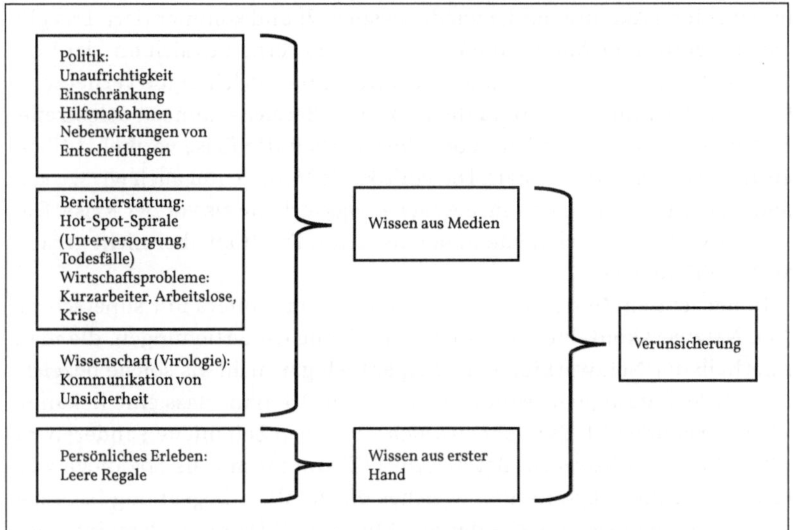

Abbildung 1 Äußere Faktoren, durch die Unsicherheit entsteht

als bei Reis oder Nudeln, denn die Packung ist meist so groß, dass sie sich nicht in einer einfachen Einkaufstasche verstecken lässt.

Zur Widersprüchlichkeit der Zeit tragen auch die Empfehlungen bei, etwa, nicht öfter als einmal die Woche einkaufen zu gehen. Der Einkauf sei ein Ansteckungsrisiko außerhalb der Wohnung. Wenn aber bestimmte Artikel nicht immer verfügbar sind, gibt es zwei Reaktionsmöglichkeiten: Entweder man bevorratet sich in dem Moment, wenn dieses Produkt verfügbar ist – man hamstert oder man erwirbt immer nur eine geringe Menge und ist dann, gegen die Empfehlung von März/April 2020, darauf angewiesen, ein Geschäft mehrfach aufzusuchen.

Aus der Verunsicherung, die auch auf die Einschränkung sozialer Kontakte zurückzuführen ist, folgt die Frage danach, was eigentlich Möglichkeiten der Reaktion sein könnten. Die Bevorratung ist eine davon, zumal das Hamstern etwas ist, was sich an den anderen beobachten lässt. Unsicherheit und Abschauen[12] sind mindestens zwei Faktoren, die das Verhalten der Menschen erklären. Direkte Beobachtung nun ist angewiesen darauf, dass man die Supermärkte besucht und sieht, wie sich die anderen Menschen verhalten. Der Blick vor Ort wird aber geschärft durch die Medien, die ihrerseits ein gegenseitiges Beobachtungsnetzwerk bilden. Ähnliches gilt für den Bereich der Politik – auch hier werden die Aussagen der einzelnen Akteure immer wieder gespiegelt und kommentiert. Das gilt auch für getroffene Maßnahmen. Nicht anders verhält es sich mit der Wissenschaft – gegenseitige Kommentare offenbaren auch hier die Vernetzung durch Beobachtung. Während die einzelnen Bereiche zumeist selbstreflexiv auf sich schauen, finden in der Unsicherheit der Krise vermehrt Übersprünge zwischen ihnen statt. Die Politik, die Medien und auch wir wissen heute mehr über Viren und ihre Ansteckungsverläufe als vor der Krise. Die Teilnetzwerke sind sich heute näher als zuvor. Das trägt aber nicht gerade zur Beruhigung bei.

In der letzten Zeit beschäftige ich mich immer öfters mit superschwachen Netzwerkkontakten. Als solche bezeichne ich Beziehungen, die man innerhalb der Netzwerkforschung eigentlich gar nicht als solche bezeichnen würde. Zufällige Begegnungen an einem Ort, ohne dass eine Bekanntschaft vorhanden ist. Es reicht aus, sich zur selben Zeit mit den anderen im selben Raum zu bewegen. Bei diesem Bild kommt mir als Soziologe wiederum ein Bild in Erinnerung, welches die zufällige Begegnung in Frage stellt. Es handelt sich um das der Strukturation.[13] Damit ist gemeint, dass es sich bei zufälligen Zusammentreffen nicht um einen Zufall wie in einer Lotterie handelt, in der jede Zahl mit gleicher Wahrscheinlichkeit mit jeder anderen Zahl gezogen werden kann. Das ist es gerade nicht, denn die Orte, an denen Begegnung möglich ist, werden je nach Zeitpunkt von unterschiedlichen Leuten frequentiert. Ein Platz in der Stadt, der an dem einen Tag Treffpunkt von Familien mit Kindern war, verwandelt sich am folgenden Tag in einen Markt und danach in einen Treffpunkt zum Feiern bis zum späten Abend. Jedes Mal verhalten sich diejenigen, die sich dort treffen, unterschiedlich. Die einen laufen den ausbüchsenden kleinen Kindern hinterher, die anderen füllen ihre Einkaufstaschen an den Marktständen und die Feiernden trinken Wein oder Bier und schauen sich auf dem nebenbei stattfindenden Partnerschaftsmarkt um. Im selben Raum finden sich also ganz unterschiedliche Gelegenheiten, Verhalten voneinander zu übernehmen. Modellierbar wäre dies mit bimodalen Netzwerken: man erfasst, wer zur selben Zeit am selben Ort war. Da geht es nicht um persönliche Begegnungen eins zu eins, sondern um Anwesenheit und die Gelegenheit zur Beobachtung.

WIE ES ZUR ÜBERBEVORRATUNG KOMMT: EIN MODELL

Mit anderen Worten, was wir uns an Verhalten abschauen können, ist nicht ganz zufällig, es ist von der Gelegenheit und den anwesenden Anderen und dem, was diese von anderen gelernt haben, abhängig.

Neben den äußeren Faktoren, durch die Unsicherheit entsteht, tritt die verordnete Beschränkung des Netzwerks, was typischerweise zur Folge hat, dass die Vielfalt an Ideen, wie man auf die Krise reagieren könnte, sich stark reduziert. Es fehlt gerade in einer Situation, in der viele unterschiedliche Informationen benötigt werden, an Anregungen durch Freunde und Bekannte. Solche Informationen und Möglichkeiten der Orientierung würden dabei helfen, den Umgang mit der Krise zu interpretieren.

Eine andere Frage ist, wie denn die einzelnen, bzw. auf ihre engen Beziehungen zurückgeworfenen Menschen, überhaupt auf die Krise reagieren können, zumal die meisten Möglichkeiten überhaupt nicht in deren eigener Hand liegen. Man kann die eigenen Kontakte noch weiter einschränken und zu Hause bleiben, sich mit niemandem treffen, um auch noch die Ansteckungswahrscheinlichkeit auszuschließen. Es ist möglich

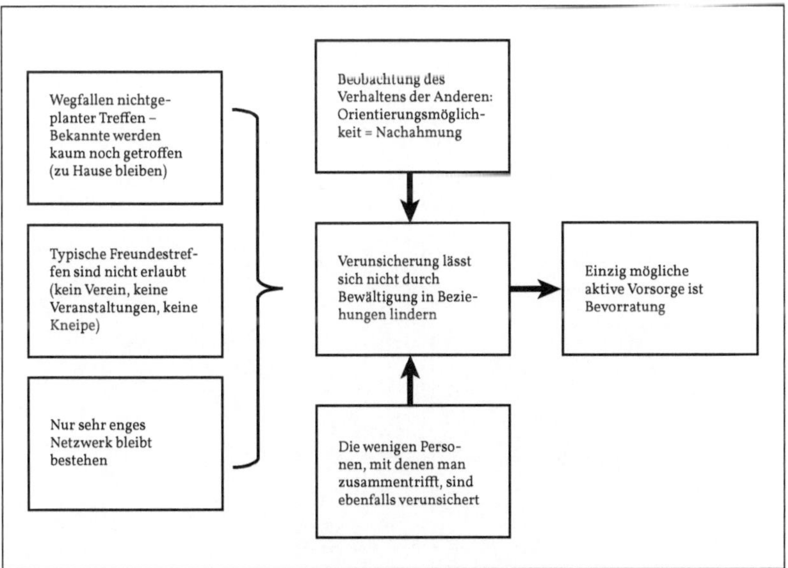

Abbildung 2 Versuch der Erklärung von Hamsterkäufen aufgrund fehlender Kontakte zur Verarbeitung von Unsicherheit

nur noch alle 14 Tage die Wohnung zu verlassen, wenn das absolut notwendig ist. Diese Reaktion der Isolation ist aber nicht geeignet, mit anderen gemeinsam über Lösungen zu diskutieren. Angesichts der leeren Regale ist die Beobachtung von anderen eine der wenigen Möglichkeiten, mit der Situation umzugehen. Dies führt dazu, sich erst einmal ordentlich zu Bevorraten. Schlimmer kommen kann es immer. Es kann eine zweite und dritte Krankheitswelle entstehen und die Pandemie kann sich über Jahre erstrecken. Ein schönes Gefühl, dann vorgesorgt zu haben, und die Verlängerung der Krise mit einer guten Dose Ravioli abzuwettern.

PANDEMISCHE LANDSCHAFTEN: CORONA UND DIE RÄUME DER ÜBERWACHUNG

Nils Zurawski

Wir alle werden privat, müssen zuhause bleiben, mindestens aber Abstand halten. Corona zwingt uns dazu. Präziser gesagt zwingt uns die Einschätzung der Experten dazu, welche die durch das SARS CoV 2-Virus ausgelöste Krankheit COViD-19 für entsprechend ansteckend halten, dass sie der Bevölkerung diesen Rat geben. Vor allem, weil wenig bekannt ist über das Virus oder die Krankheit und Gegenmittel nicht existieren. Eine Strategie zum Umgang mit der Krankheit, welche sich im April 2020 längst zu einer Pandemie ausgeweitet hat, und ihrer Beherrschung liegt in den so genannten Tracing-Apps.[1] Bei den Tracing-Apps werden die mobilen Smartphone-Daten der Menschen genutzt, um im Fall von gemeldeten Erkrankungen darüber festzustellen, mit welchen anderen Personen der Patient im Kontakt gewesen ist oder wer sich in seiner Nähe befunden hat. Dabei reicht es schon, sich im Umfeld des Mobiltelefons der Person befunden zu haben, ein direkter und persönlicher Kontakt ist nicht notwendig – und letztlich mit dieser Methode auch gar nicht nachweisbar. Über Technologien wie Bluetooth und die Funkzellendaten kann erhoben werden, wer sich wann wo und in wessen Nähe aufgehalten hat. Gemessen wird streng genommen nur, welche Telefone sich gemeinsam an einem Ort befunden haben (und in welchem vermeintlichen Abstand zueinander), aber das wäre ein vielleicht zu kleinlicher Einwand. Dennoch gilt es auch ihn zu berücksichtigen, wenn es um die mit der Maßnahme verbundene Hoffnung auf einen flexibleren Umgang mit der durch das Virus ausgelösten Krise und den verhängten Maßnahmen geht. Um dem Datenschutz zu genügen soll eine Teilnahme, zumindest in Deutschland, freiwillig sein, die Daten auf jeden Fall nur bei Erkrankungsfällen herangezogen werden. Denn auch darüber hinaus böten diese Daten, nicht nur, aber auch in Deutschland, eine sehr gute Technologie, um nicht nur Krankheiten

C. Stegbauer und I. Clemens (Hrsg.), *Corona-Netzwerke – Gesellschaft im Zeichen des Virus*, https://doi.org/10.1007/978-3-658-31394-4_8

zu überwachen und Kontakte nachzuverfolgen. Aber abgesehen von solchen tagesaktuellen und naheliegenden Aspekten rund um die Tracing-App-Technologien, macht das Thema auf weitere, in diesem Zusammenhang wichtige Aspekte von Überwachung aufmerksam. Dabei geht es vor allem um den Begriff und das Konzept der Privatsphäre und dem Raum als Mittel, Objekt und Katalysator von Beobachtung sowie den sozialen Verbindungen oder auch Netzwerken als eigentliche Ziele von Monitoring-, Profiling- oder Überwachungsstrategien. Vor allem soll es zunächst darum gehen, was eigentlich »privat« in diesem Zusammenhang heißt. Ferner geht es um die Konsequenzen hinsichtlich der Frage, wie man mit digitalen Mitteln der Ausbreitung des Virus Herr werden will. Auch wenn es im Mai 2020 zu ersten Lockerungen gekommen ist, so ist die Annahme der Experten und Verantwortlichen, dass ohne einen Impfstoff oder ein Medikament weitere Lockerungen, gar ein Zurück zu einer neuen ›Normalität‹, ohne diese Tracing-Apps nicht kommen werden.

WAS HEISST HIER EIGENTLICH PRIVAT?

Im Zusammenhang mit Überwachung kommt dem Begriff der Privatsphäre eine Schlüsselstellung zu. Sie gilt es zu schützen, vor Übergriffen zu bewahren. Die Privatsphäre, so suggerieren viele Argumente in solchen Debatten, ist die Kern- und Keimzelle bürgerlicher Freiheiten und wird nicht selten als der Gegensatz von Überwachung angenommen. Nicht zuletzt die Rechtsprechung zur Volkszählung von 1987 dient da, zumindest in Deutschland, als ein wichtiger Bezugspunkt,[2] in der u.a. das Recht auf informationelle Selbstbestimmung als ein wichtiger Grundsatz festgelegt wurde. Mit dem Konzept der Privatsphäre wird ein Bereich definiert, der von einer Überwachung, Kontrolle oder Störung Dritter ausgenommen wird. Der Staat, Unternehmen oder auch andere Individuen haben hier kein Recht ungefragt einzudringen. Im Grundgesetz wird dieser Bereich u.a. über das Briefgeheimnis geschützt. Dieser Schutz gilt für jedes Individuum gleichermaßen und vor allem für Individuen. Gruppen haben streng genommen immer nur eine eingeschränkte Privatsphäre, da alle Beteiligten mit der Teilnahme an einer Gruppe zu dieser Einschränkung ihr offenes oder stillschweigendes Einverständnis gegeben haben. Wenn man in einer Gruppe ist, ist man eben nicht länger absolut privat.

Privat bedeutet insofern ein Bereich, der äußeren Blicken entzogen ist und nicht kontrolliert wird, außer von den Grenzen dieses Bereiches selbst. Die Geschichte der Privatheit ist verbunden mit der Entwicklung der bürgerlichen Gesellschaft, wo es bestimmten Personen möglich wurde, sich diese privaten, den öffentlichen und staatlichen Blicken entzogenen Räume zu schaffen und später auch rechtlich abzusichern.[3] Im Privaten kann ich demnach Dinge tun, die einer öffentlichen Überprüfung weitgehend entzogen werden. Eine Verletzung von Haus, Wohnung, privater Sphäre und allem was weiterhin darunterfallen kann, bedarf einer richterlichen Anordnung, u.a. dem durch Krimis weithin bekannten Durchsuchungsbeschluss. Die Privatsphäre wirkt daher wie die Antagonistin der Überwachung – weshalb alle Eingriffe in sie durch z.B. digitale Technologien und deren Vernetzungen so skandalös betrachtet werden. Wenn aber Alexa das Treiben zuhause belauschen kann und mit dem Internet der Dinge, dem weit verzweigten Netzwerk aus Technologien und Daten das Heim transparent wird, dann erodiert auch der bisher geschützt geglaubte private Rückzugsraum. Ganz abgesehen von der Überwachung unserer mobilen Allzweckapparate, die z.B. durch eine beständige und für die Technologie notwendige Aufenthaltsbestimmung das Recht auf eine unbeobachtete Bewegungsfreiheit und Anonymität aufzulösen drohen.

PRIVATSPHÄRE ALS VERBÜNDETE DER ÜBERWACHUNG

Das Private wird so zu einem Heiligtum, einem Wert an sich, dem Bollwerk gegen Herrschaftswillkür schlechthin. Dabei gibt es gute Gründe, es nicht als Gegenmittel von Überwachung zu betrachten, sondern vielmehr als deren Verbündete. Und die Corona-Krise zeigt umso deutlicher, warum das so ist. Das Bild von Privatsphäre als Verbündete der Überwachung hat der Soziologie Sami Coll[4] sehr anschaulich herausgearbeitet. Abgesehen von einer generellen Kritik an dem Konzept der Privatsphäre als ein Privileg von bestimmten (möglicherweise elitären) Gruppen, welches nur schwer verallgemeinerbar ist, konzentriert sich Privatheit immer sehr auf das Individuum. Kollektive, die möglicherweise in einem gemeinsamen Kontext agieren und damit eine Sphäre teilen, könnten so gesehen auch Privilegien als Gruppe oder Netzwerk besitzen. Diese werden von dem Konzept der Privatsphäre aber kaum berücksichtigt, außer sie befinden sich räumlich in einem geschützten Raum, also dem Wohnhaus eines der Teilnehmer. Ich denke hier z.B. an Vereine oder Gruppen, die gemeinsame Aktivitäten verfolgen, die aber dazu nur unter sehr erschwerten Bedingungen des Datenschutzes ihre persönlichen Informationen teilen dürfen, auch wenn es gerade diese sind, die für die Existenz und das Funktionieren der Gruppe und ihrer Aktivitäten elementar sind. Der Sinn einer Gruppe besteht ja gewissermaßen genau darin, Informationen, auch persönliche, miteinander zu teilen und auszutauschen. Nissenbaums Konzept der *contextual integrity*[5] welche eben nicht auf Individuen abzielt, sondern auch Beziehungs- und Handlungsnetzwerke berücksichtigt, kann hier als Alternative betrachtet werden.

Wie schützt die Privatsphäre also vor einer Überwachung? Das Private ist nur dann ein sich der Überwachung entziehender Raum, wenn man als Referenz die Kommunikation und die im Privaten durchgeführten Handlungen als Maßstab für die Unverletzlichkeit begreift. Versteht man das Konzept aber räumlich, also konzentriert auf bestimmte Sphären, dann erscheint die Privatheit eben nicht als der Ort der Freiheit. Privatheit würde dann viel eher eine Zonierung von Raum beschreiben, in der Personen klar verortet werden können. Was diese innerhalb der Sphäre dann genau tun ist zweitrangig, da man zumindest weiß, wo sie sich physisch aufhalten. Eine weitgehende Verbannung der Bürger in die eigenen vier Wände zeigt somit wie sich relativ leicht mit dem Privaten eine Überwachung herstellen lässt. Nicht nur wird per Anordnung der Aufenthaltsort bestimmt, ähnlich einer Inhaftierung mit Freigängerstatus, sondern es wird auch eine Norm etabliert, die jede Bewegung außerhalb des bestimmten Privatbereiches auffällig erscheinen lässt. Es kommt dabei sicherlich auch auf die Schärfe der Anordnung an, aber graduell ist dieses Modell immer anwendbar. Und mit der Fixierung der Privatsphäre auf das Individuum, ihrem Träger gewissermaßen, verhindert das Konzept kontextuelle Privatheiten von Kollektiven, die über gleiche Rechte und geschützte Sphären verfügen müssten.

DIE ORDNUNG DER MASSE IM RAUM

Während im Datenschutz oder auch unter der Rubrik der informationellen Selbstbestimmung Privatsphäre (oder auch Privatheit, die Begriffe sind hier austauschbar) als eine Ressource von Freiheit gesehen wird – Meinungsfreiheit, Unverletzlichkeit der Wohnung, Schutz vor Übergriffen usw. – wird klar, dass damit sehr leicht eine Bewegungskontrolle von Personen etabliert werden kann. Da private Räume als solche markiert sind – Wohnung, Datensammlungen, Computer, Bereiche im digitalen

Raum, die zumindest rechtlich geschützt sind – sind sie klar verortbar und die Personen somit im Blick.

In der Corona-Krise wird Privatheit so zu einem Instrument der Überwachung von Bewegung, zur Falle geradezu, von der ausgehend die Kontrolle von Bevölkerung vereinfacht wird. Gerade weil Privatheit vor allem als individuelle Privatheit gesehen wird und dieser Aspekt auch von ihren Advokaten immer wieder betont wird, verhindert die Verbannung ins Private Formen kollektiver Organisationsformen, die auch auf physische Nähe angewiesen sind. Die während der Corona-Krisen-Lage geltenden Ausnahmen hinsichtlich von Wohn- und Haushaltsgemeinschaften oder Verwandtschaftsverhältnissen, bei denen auch Zusammenkünfte über zwei Personen hinaus erlaubt sind, biologisieren Freiheit gewissermaßen; sie lösen das Paradox des Konzeptes aber nicht auf. Selbstgewählte soziale Kontakte werden abgeschnitten, und damit die Freiheit der Wahl eigener Netzwerkbeziehungen gekappt, wenn die erlaubten Beziehungen auf biologische, bzw. familiäre, also auf den Haushalt beschränkt werden. Eine (Neben-)Wirkung dieser Art der räumlichen Anordnung von Menschen mit den Optionen zuhause zu bleiben oder sich nur in kleinen Gruppen zu bewegen und zu treffen, führt zu einer überwachungsfreundlichen Situation insgesamt. Aus einer weitgehend amorphen Masse werden strukturierte Einzelne, Paare oder kleine Gruppen. Über die Tracing-Apps lassen sich diese Muster dann entsprechend nachvollziehen. Privatheit ist so betrachtet ein räumlich-biologisch-individuelles Konzept, mit dem sich Normen der Bewegung und Beziehung bestimmen und möglicherweise deren Verletzungen besser kontrollieren lassen. Das weist darauf hin, dass Überwachung weit mehr ist, als zu wissen, was eine Person denkt oder macht, sondern auch wo sie sich aufhält, wie sie sich bewegt und innerhalb welcher Netzwerke dieses geschieht. Der Diskurs des Datenschutzes und auch vieler Analysen von Überwachung gerät mit der Konzentration auf das Individuum an ihre Grenzen. Corona macht dieses noch einmal deutlich (vgl. Stalder 2020).

Die individualistische Perspektive des Datenschutzes verhindert allerdings auch Möglichkeiten, eine Pandemie als kollektives Ereignis zu sehen, welches vollkommen inkompatibel zu den individuellen Prämissen von Personen und ihren Rechten verläuft. Der Streit um die Lösungen wird auch durch diese Prämissen verkompliziert – auch wenn sie letztlich den wichtigen Schutz des Einzelnen garantieren sollen. Dieses Paradox scheint aus dieser legalistisch-datenschutzrechtlichen Sicht nicht auflösbar. Die Frage ist also wie man damit umgehen möchte.

ÜBERWACHTE VIRUS-LANDSCHAFTEN

Die räumlichen Aspekte der Pandemie waren von Anfang an sehr deutlich und haben sich auf vielfältige Weise in den pandemischen Alltag übertragen. Ganz offensichtlich ist das, wenn man sich die Verbreitung des Virus und dessen Übertragungsreise anschaut, welche global sind und geopolitisch wichtigen Handelsrouten folgen, sozusagen den ohnehin starken Verbindungen der globalen Wirtschaftsnetzwerke.

Auf der Alltagsebene macht sich der Virus räumlich insofern bemerkbar, als dass zur Verhinderung der Ausbreitung ein Abstand von eineinhalb bis zwei Metern zwischen zwei Menschen verordnet wurde. Manche Staaten haben Zusammenkünfte mit anderen Menschen mehr oder weniger ganz unterbunden und damit noch tiefer in elementare Freiheitsrechte eingegriffen. Damit manifestiert sich die Pandemie sichtbar im Raum, denn es ist mehr als ungewöhnlich einen solchen Abstand im Alltag bewusst herbeizuführen, einzuhalten und sich entsprechend zu bewegen. Das mag je nach Dichte des Raumes, in dem sich Personen bewegen, einfacher oder weniger einfach sein, ungewöhnlich ist es auf jeden Fall. Damit aber wird nicht nur der soziale Zwischenraum von Menschen reguliert, ein elementar wichtiger Aspekt, mit dem soziale und psychische Nähe und Distanz ausgedrückt und verhandelt wird. Um diesen Abstand in den Bereichen zu organisieren, in denen sich Menschen begegnen und physisch miteinander in Kontakt treten, muss auch der Raum selbst verändert werden. Das bedeutet vor allem bauliche Veränderungen an den Begegnungsstätten, die mittlerweile omnipräsenten Plexiglas-Trennwände an Kassen und Ausgabestellen wären da ein Beispiel, oder die Änderung von Wegführungen in Läden, an Warteschlangen oder auch im öffentlichen Raum. Fast wie ladungsgleiche Magneten bewegen sich die Menschen um einander herum, stoßen sich ab und machen die Kontaktvermeidung zum bestimmenden Bewegungsmuster.

Nun ist das Virus selbst nicht direkt zu überwachen, sondern nur über seine Träger, die Menschen. Dabei ist das zentrale Problem die weitgehende Unkenntnis des Virus, seine Neuartigkeit, der mit den bekannten pharmazeutischen Mitteln nicht zu begegnen ist. Abgesehen davon, dass es sich nicht um einen absolut tödlichen Virus handelt, sondern vor allem die enorm schnelle Ausbreitung das kennzeichnende Merkmal zu sein scheint, liegt seine Gefährlichkeit vor allem in der Unkenntnis seiner Beschaffenheit und letztendlich auch aller möglichen Übertragungswege. Diese Unkenntnis führt aber dazu, dass alle Menschen als potenzielle Träger des Virus zu einer Gefahr werden. Wenn ihre Begegnung eingeschränkt wird, so der Gedanke, könnte man das Virus beherrschen, kontrollieren und zu einem berechenbaren Risiko machen. Da es aber unmöglich erscheint alle Menschen direkt zu überwachen, schränkt man die Möglichkeiten ihrer Begegnung ein und ›verbannt‹ sie in ihre eigenen vier Wände, sofern das möglich ist. Das bedeutet aber auch, dass die Räume der Begegnung, vor allem der öffentliche Raum – Parks, Straßen, Plätze –, Orte, die nicht per Schließung kontrolliert werden können, weiterhin und verstärkt überwacht werden müssen. Die Kontrolle des Virus, so scheint es, ist nur über eine Kontrolle des Raums zu erreichen. Das bedeutet gleichermaßen eine räumliche Beobachtung wie auch die Veränderung der vielfältigen (Infra-) Strukturen. Damit wird der Raum gleichermaßen zu einem Objekt und zu einem Katalysator der Beobachtung des Virus, das dort nur mittelbar direkt auftritt, nämlich über seine Träger. Deren Bewegungen konstruieren in diesem Sinne den Raum des aktuellen Risikos einer Übertragung, auch wenn das Virus nicht in der Luft ist, wie ein atomarer Fall-out es möglicherweise wäre. Den Raum des Virus so zu denken, wäre allerdings falsch und für den Umgang mit der Pandemie auch nicht hilfreich. Das Virus ist nicht in der Luft, sondern primär in den Menschen. Dabei können räumliche Abgrenzungen durchaus sinnvoll sein, um anhand von Bewegungsrahmen einzelner Menschen auf mögliche Verbreitungswege zu schließen, sofern solche Daten verfügbar sind und sinnvoll eingesetzt werden. Die Grenzen eines solchen Verfahren liegen dann in der (falschen) Annahme, dass Bewegungsrahmen einzelner wie Abdrücke im Raum stehen bleiben und so eine Gefahr von dem Raum selbst ausgehen könnte. Darstellungen, die solche Annahmen verstärken, z. B. Karten der Ausbreitung, gehen nicht sorgfältig mit den Daten und dem, was diese repräsentieren, um. Karten suggerieren Effekt im Raum. Infektionskarten, die auf den Bewegungen von Menschen beruhen, könnten fälschlicherweise als Orte des Virus verstanden werden, in denen der Raum als dessen Träger interpretiert wird. Wenn also die Daten nicht erklärt werden oder entsprechend falsch anhand unpassender Daten erstellt werden, könnten sie so zu falschen Schlüssen führen.

Ein Weg die Zusammenhänge von Virus, Ausbreitung, den räumlichen Bedingungen und Grenzen räumlicher Kontrolle der Pandemie theoretisch zu erfassen, um in der Praxis sinnvolle Entscheidungen zu treffen, könnte vielleicht das von Appadurai vorgebrachte Konzept der *Scapes*[6] aufzeigen. Er hat damit versucht, die Zusammenhänge zwischen den verschiedenen Dimensionen global-kultureller Strömungen und Bewegungen zu erfassen, hierzu gehören: *Ethno-, media-, techno-, finance-,* sowie *ideoscapes.* Für die Pandemie müssten diese Dimensionen um so etwas wie ein *pandemicscape* erweitert werden. Damit könnten die globalen Bewegungen, räumlichen Gegebenheiten, ökologischen Zusammenhänge sowie die Kontroll- und Überwachungsmaßnahmen zur Eindämmung als miteinander verbundene Aspekte betrachtet werden. Die Aspekte einer solchen Landschaft (*scape*) stehen nicht in festgefügten, objektiven Beziehungen zueinander, sondern präsentieren sich in immer neuen Konstellationen, je nach Perspektive und Dynamik. Der Raum als eben ein solches betrachterabhängiges Konstrukt nimmt darin eine wichtige Rolle ein. Während gegenwärtig der Raum eher als Kollateralaspekt mit in die Überwachung des Virus einbezogen wird, und dabei die Auswirkungen und möglicherweise die falschen Verknüpfungen nicht reflektiert werden, könnte eine Betrachtung einer Pandemie-Landschaft (*pandemicscape*) den Blick auf alle Aspekte gleichermaßen lenken, ohne sie alle gleich viel oder wenig zu beachten. Vor allem aber unterstützt das Bild einer Landschaft die Sicht auf die Verbindungen darin, und konzentriert sich nicht notwendigerweise auf die Grenzen, da Landschaften auch über diese, insbesondere politische hinausgehen können. Sie schaffen eigene Grenzen und Übergänge, die aber wiederum Teil einer Landschaft sein können. Netzwerke liegen auf den Landschaften, sind ein Teil von ihr und prägen diese in einem gegenseitigen Prozess. Bei der Betrachtung der Räume, die im Fall von Corona aus den Verbindungen der Personen und ihrer potenziellen Ansteckungswege und so gezogenen Umgrenzungen konstruiert werden, ist allerdings die Frage, ob man Räume wirklich mit Ansteckung in Verbindung bringen sollte – eine Frage die vor allem in Verbindung mit der Überwachung der Ansteckungswege und Verbindungen berücksichtigt werden muss.

DIE ÜBERWACHUNG DES KOLLEKTIVS

Kritik an Überwachungsmaßnahmen gehen in der Regel von einer Verletzung der Rechte von Individuen aus. Auch bei einer Massenüberwachung, wie sie nicht zuletzt von Edward Snowden 2013 für den amerikanischen Geheimdienst NSA offengelegt wurde, sind Einzelne betroffen, eben nur massenhaft. Diese Perspektive verdeckt, dass es bei sehr vielen Formen der Überwachung gar nicht um Individuen geht, auch wenn es so scheint, sondern um das Kollektiv. Außerdem kann auch bei der gezielten Kontrolle Einzelner ein damit verbundenes soziales Netzwerk berührt werden wie Scharf[7] für den Bereich der Dopingkontrollen ausgeführt hat. Dort werden diese *Spillover*-Effekte der gezielten Überwachung der Sportler allerdings von den kontrollierenden Agenturen nicht gewürdigt oder als mögliche Hinderungsgründe solcher Eingriffe akzeptiert.

Auch wenn die Daten und Handlungen Einzelner die Grundlage von massenhafter Überwachung sind, so sind sowohl für Geheimdienste (oder den Staat im weiteren Sinne) als auch für Unternehmen vor allem die aggregierten Daten ganzer Kollektive interessant. Denn es geht beiden Akteursgruppen vor allem um eine Kontrolle der Zukunft.[8] Um diese besser vorhersagen zu können, müssen Informationen über Gruppen und Netzwerke gesammelt werden. Nur so können entsprechende Kategorien und Klassifizierungen erstellt werden, die zur Einteilung und Bewertung des Einzelnen an den jeweiligen Kontroll- und Überprüfungspunkten zur Bewertung genutzt werden, um z.B. Einlass zu gewähren oder eine Berechtigung zu verweigern. Diese sind dann hinreichend speziell und pauschal gleichermaßen. Für eine Überwachung, welche auf solche Kategorisierungsprozesse abzielt, um Normen zum späteren Abgleich zu schaffen, sind Einzelne nur als Datenlieferant, nicht als primäres Ziel interessant. Hier geht es zum einen darum die Norm zu bestimmen und außerdem um die sozialen Verbindungen und Netzwerke, welche die eigentlichen Ziele von Monitoring-, Profiling- oder Überwachungsstrategien sind. Und das wird im Zusammenhang mit den Tracing-Apps sehr deutlich. Das bedeutet nicht, dass durch mögliche negative Effekte der Überwachung auch Einzelne betroffen sein können. Diese aber eben nicht, weil sie unter einem vorherigen Verdacht stehen, sondern weil sie im Zuge einer Überwachung Kriterien für einen möglichen Verdacht erst erfüllen können – das schließt auch falsche Verdächtigungen dann nicht mehr aus.

Ohne auf die technischen Spezifitäten der einzelnen vorgeschlagenen Modelle und Verfahrensweise der diskutierten Tracing-Apps hier einzugehen, kann man folgendes zur Funktionsweise sagen: Vermittelt über die Mobiltelefone sollen die möglichen Kontakte von an Corona erkrankten Personen weiterverfolgt werden. Es stehen hierbei die Übertragungsnetzwerke im Fokus der Überwachung, denn die infizierten Personen selbst haben sich ja durch einen Arztbesuch selbst als krank zu erkennen gegeben. Damit aber die Übertragungswege des Virus, welches beim Fehlen von Symptomen durch die relativ lange Inkubationszeit sich eben unbemerkt weiterverbreiten kann, entsprechend verfolgt werden können, ist ein möglichst genaues Bewegungsbild des Erkrankten nötig. Das erscheint aus epidemiologisch-medizinischer Sicht durchaus sehr sinnvoll, hat aber dennoch Konsequenzen, die es zu berücksichtigen gilt.

›ÜBERLAUF‹-EFFEKTE VON ÜBERWACHUNGSMASSNAHMEN

Eine dieser Konsequenzen, ob intendiert oder nicht, ist, dass über die Kontaktverfolgung per Mobiltelefon ein Blick auf mögliche Netzwerke frei wird. Dabei handelt es sich um Netzwerke von Personen, die zum einen nichts mit dem Verfolgten zu tun haben müssen, zum anderen nicht von diesem gefragt werden, ob diese Verbindungen offensichtlich werden sollen. Es ergeben sich die bereits erwähnten Spillover-Effekte der Überwachung, durch die ungefragt Verbindungen zwischen Personen über das eigentliche Objekt der Überwachung hinaus miterfasst werden. Auch wenn im Fall des SARS CoV 2-Virus eine Notwendigkeit einer solchen Möglichkeit durchaus gegeben scheint, so dürfen diese Effekte nicht einfach als trivial betrachtet werden. Das gilt umso mehr als die Einführung der Tracing-App auf freiwilliger Basis vorsieht, eine endgültige Verweigerung aber eben über die auch kontrollierten Verbindungen nicht möglich wäre. Das gilt auch, wenn man annehmen möchte, dass diese Art des Tracing – ein Aufspüren über die protokollierte Nähe zu anderen Mobiltelefonen, in besonderer Weise gerechtfertigt wäre, weil es gegen niemand Spezifischen gerichtet ist, also keine Diskriminierung entlang der üblichen Kategorien stattfinden würde – z. B. Männer, Haar/Hautfarbe, Alter etc.[9] Andererseits kann darüber auch Krankheit zu einem Faktor der Diskriminierung werden, wenn diese als Sicherheitsproblem benannt wird. Bei Corona zeichnet sich eine Verbindung zu einem Sicherheitsproblem so langsam ab, was die mutmaßliche Dringlichkeit einer Einführung solcher Tracing-Apps unterstreichen würde. Dass es u. a. auch die Lebensverhältnisse beeinflussen, ob man sich isolieren kann, um Ansteckungen zu entgehen, ist in der Krise inzwischen klar geworden. Manche Wohnverhältnisse lassen eine Distanzierung schlicht nicht zu, arme soziale Schichten haben im Durchschnitt eine schlechtere Gesundheit. Die Lebenslagen entscheiden also auch hier über die Chancen sich anzustecken und wären damit gleichzeitig ein Argument zur verschärften Überwachung dieser Menschen und Gruppen. Eine sekundäre Diskriminierung wäre die Folge, und das nicht zum ersten Mal. Ob und was mit den Daten aber tatsächlich gemessen wird, ob die vorhandenen Daten geeignet sind, um ein genaues Bild der Lage zu bekommen, muss dabei zumindest mit Skepsis betrachtet werden, wenn nicht sogar empirisch angezweifelt.[10]

FALSCHE ANNAHMEN ÜBER ANSTECKENDE RÄUME

Eine unbekannte Krankheit belebt die Fantasie der Menschen, insbesondere ihre diffusen Ängste. Jede und jeder kann ein potenzieller Träger (und somit eine potenzielle Gefahr für alle anderen) sein. Auch wenn es extrem reizvoll ist, nachzuvollziehen, wie die Verbreitungswege sind und die hohe Verbreitung von Smartphones und ihre alltägliche Nutzung die Nachverfolgung vereinfacht, so ist noch vollkommen offen, ob diese Technologie tatsächlich zu einer besseren Bekämpfung der Infektionsepidemie führt – auch wenn für andere Länder hier gute Erfahrungen berichtet werden. In der gegenwärtigen Lage der Corona-Pandemie geht es vor allem um die schnelle Isolierung von Kranken, und darum ihnen zu helfen und die Ausbreitung zu stoppen. Das ist generell keine schlechte Idee. Andererseits ließen sich im Anschluss an die Erfahrungen mit der Technologie bei Corona, so sie denn positiv sind, verschiedene andere Möglichkeiten und Begründungen finden, so etwas im Zusammenhang mit anderen Krankheiten, z.B. Aids, weiter zu führen. Wo sind die Grenzen einer solchen Art der kollektiven Nachverfolgung von Verbindungen, die nur zufällige Begegnungen im Raum sein können, der aber echte soziale Beziehungen und auch mögliche intime Begegnungen zugeschrieben werden? Auch bleibt die Qualität der Verbindung vollkommen unklar, wenn sie nur über Lokalisations- bzw. Distanzdaten (zu anderen Telefonen) erhoben wird. Hier zeigt sich, dass der Schutz der individuellen Rechte der Privatsphäre eben nicht für Kollektive und für soziale Verbindungen gilt. Wenn die Nachverfolgung ergibt, dass man sich in einem als ›ansteckend‹ klassifizierten Raum aufgehalten hat, dann geht es nicht allein um mein individuelles Recht auf Schutz, sondern um mein Recht auf kollektives Versammeln, um den Schutz vor der Eingruppierung in Kategorien, deren Ursprung mit mir persönlich gar nichts zu tun hat. Ein Kollateraleffekt von Tracing-Apps könnten auch Markierungen der Räume selbst sein, in denen infizierte Personen sich aufhalten. Gefährliche Räume, wie sie bereits im Rahmen von Crime-Mapping-Projekten kaum reflektiert entworfen wurden, könnten nun auch mit Verweis auf die Infizierungen von Menschen ›entstehen‹. Nicht zuletzt könnten das die öffentlichen Räume sein, in denen sich Menschen aufhalten, die sich nicht isolieren können, die auf der Straße leben oder vielfach belebte Orte, in denen durch die Apps (zu) viele mögliche Verbindungen protokolliert werden.

Können wir nach Beendigung der Krise wieder dahinter zurück, wenn es jetzt als Ausnahme zugelassen wird? Solche Technologien werden Begehrlichkeiten wecken, die bei einem technischen Erfolg in der Corona-

Krise später schwer zu beschränken sein werden, hinsichtlich möglicher anderer Krankheiten oder solchen Gelegenheiten, in denen es reizvoll erscheint, Verbindungen, Raum und Netzwerke zu überwachen. Zu überwachen gibt es nämlich immer etwas und wenn darüber Beziehungen zwischen Menschen gepaart mit Krankheiten sichtbar werden, dringt diese Überwachung in Bereiche vor, die so bisher nur erahnbar waren. Die Überwachung anhand von Krankheitsmerkmalen anzulegen ist dabei hoch problematisch, kann es dadurch doch zu neuen Stigmatisierungen kommen, wenn Menschen mit Wahrscheinlichkeiten ihrer Infektiosität belegt und über Smartphones auffindbar gemacht werden können. Diese Art digital sichtbarer Markierungen wäre mehr also nur eine Verletzung von Datenschutzregularien, es wäre ein gesellschaftlicher Bruch im Umgang miteinander, der allerdings möglich erscheint.

Im Rahmen dieses *pandemicscape* vermischen sich so Überwachung, Krankheit, Stigmatisierung, Sicherheit, soziale Beziehungen und die Neugestaltung von Raum zu einem nicht einmaligen, aber in dieser Dimension schon bisher eher unbeachteten Konglomerat. Die Tracing-App ist dabei nur ein Element einer ohnehin bestehenden *surveillant assemblage*,[11] welches häufig mit dem Internet der Dinge assoziiert wird, aber ganz allgemein den netzwerkartigen Charakter von Überwachung betont, wie er sich vor allem mit digitaler Technologie entwickelt hat.

ARBEIT, WIRTSCHAFT UND TECHNIK

DISRUPTION ÖKONOMISCHER NETZE

Johannes Glückler

Pandemien bringen großes Leid, sie schaffen aber auch Chancen für den gesellschaftlichen Wandel. In diesem Beitrag gehe ich der Frage nach, wie disruptiv die Corona-Pandemie für das Netzwerk der Ökonomie ist, woraus dieses Netzwerk besteht und welche Veränderungen vor uns liegen.

KRITISCHER WENDEPUNKT?

Vor fast 700 Jahren brach in China die Pest aus. Nach etwa 15 Jahren erreichte die als schwarzer Tod bezeichnete Seuche Europa, wo sie den Tod von 25 Mio. Menschen und somit von einem Drittel aller Europäer forderte. Trotz ihrer verheerenden Wirkung wurde die Pest zum Auslöser der sogenannten Großen Divergenz. Europa setzte sich wirtschaftlich zwischen 1350 und 1700 vom Rest der Welt ab.[1] Das Wachstum beruhte auf Lohnanstiegen infolge des durch Bevölkerungsverluste verknappten Arbeitsangebots. Und das erhöhte Mehreinkommen steigerte die Nachfrage nach Luxusgütern, die als urbane Güter wiederum die Produktion in den Städten und somit die Urbanisierung antrieben. Die Pest war eine der größten Seuchen der Geschichte, die zugleich das Ende des Mittelalters einläutete und mit der Renaissance den wirtschaftlichen und kulturellen Aufschwung Europas anstieß.

Vor ziemlich genau 100 Jahren brach die Spanische Grippe aus und forderte noch mehr Leben als die Pest: Mindestens 500 Millionen Menschen, ein Viertel der damaligen Erdbevölkerung, wurden angesteckt, mehr als 50 Millionen starben. Pandemien sind große externe Schocks, die ein

C. Stegbauer und I. Clemens (Hrsg.), *Corona-Netzwerke – Gesellschaft im Zeichen des Virus*, https://doi.org/10.1007/978-3-658-31394-4_9

Wirtschaftssystem unvorhergesehen und mit großer Disruption erschüttern. Forscher haben begonnen, diese Schocks als kritische Wendepunkte für die gesellschaftliche und wirtschaftliche Entwicklung zu betrachten.[2] Das Virus SARS-CoV-2 ist zum jüngsten Krisenexperiment für die Weltwirtschaft geworden.

Die Zahl der Verstorbenen lag Mitte Mai 2020 offiziell bei 280 000 Menschen weltweit. Das ist kein Vergleich mit der Pest oder der Spanischen Grippe und beweist den Nutzen von Wissenschaft, moderner Medizin, einer öffentlichen Versorgungsinfrastruktur und einer wirkungsvollen Seuchenpolitik. Gleichzeitig ist die Wucht der wirtschaftlichen Wirkung so hoch wie noch nie seit dem zweiten Weltkrieg. Die Projektgruppe Gemeinschaftsdiagnose[3] prognostiziert eine Schrumpfung der Volkswirtschaft um 4,2 % im Jahr 2020, und allein um 9,8 % zwischen April und Juli. Es ist die tiefste Rezession der Nachkriegszeit.

Zwischen Mitte März und Ende April 2020 meldeten Unternehmen in Deutschland laut Bundesagentur für Arbeit für 10,1 Millionen Menschen Kurzarbeit an, die Zahl der Arbeitslosen stieg im April auf insgesamt über 2,6 Millionen Personen an. Im Gegensatz dazu stellten in den USA allein in den ersten zehn Wochen des Lockdowns über 40 Millionen Menschen Erstanträge auf Arbeitslosenhilfe. Das übertrifft bei weitem die Gesamtzahl aller sozialversicherungspflichtig Beschäftigten in der Bundesrepublik. Trotz der dämpfenden Wirkung des Instruments der Kurzarbeit wird es auch in Deutschland zu vielen Stilllegungen oder Liquidierungen von Unternehmen kommen. Der deutsche Einzelhandelsverband rechnet mit 50 000 Insolvenzen. Allein in den fünf Wochen der Kontaktbeschränkungen schätzt der Verband einen Umsatzverlust von dreißig Milliarden Euro nur im Non-Food-Bereich.

Weniger das Virus selbst als vielmehr die seuchenpolitischen Maßnahmen der Regierungen haben die Weltwirtschaft im Frühjahr 2020 gewaltig erschüttert. Oberstes Gebot der Maßnahmen ist es, das Leben der Bürgerinnen und Bürger zu schützen und Ärzte vor dem moralischen Dilemma der Triage zu bewahren, d. h. vor der ärztlichen Entscheidung über die Priorisierung medizinischer Hilfeleistung in den Kliniken im Falle einer Überlastung des Gesundheitssystems.

Mitte März 2020 kam der Lockdown innerhalb weniger Tage und in vielen Ländern nahezu gleichzeitig. Ich selbst verließ gerade noch am 17. März, dem letzten Tag vor dem Lockdown, Santiago de Chile, um an einem nahezu verwaisten Frankfurter Flughafen zu landen und in ein bereits angehaltenes Deutschland zurückzukehren. Ausgangssperren, Kontaktbeschränkungen, Abstandsregeln, Bewegungs- und Reiseverbote haben nicht nur die Verbreitung des Virus verlangsamt, sondern auch die Weltwirtschaft mit einem Ruck ausgebremst.

Wie wirkt die Verriegelung der Ströme von Waren und Menschen auf die Wirtschaft? Die Pandemie lehrt uns, wie sehr die Weltwirtschaft zu einem globalen Netzwerk erwachsen ist, welches ich in diesem Beitrag auf einige seiner Eigenschaften befragen möchte: Inwiefern ist das weltweite Wirtschaften als *ein globales* Netzwerk zu denken? Welche *Verflechtungen* bestehen in diesem Netzwerk? Was bewirkt die Disruption des Netzwerks durch eine Pandemie? Wie verändert die Corona-Pandemie das *Netz* der Weltwirtschaft?

AUSDEHNUNG: GEOGRAPHIE DER WELTWIRTSCHAFT

Der Entwicklungsbericht der Weltbank zeigt, dass ein Mensch, der in den USA geboren wird, ein hundertfach größeres Einkommen erzielen und 30 Jahre länger leben wird als ein Mensch in Sambia. Ein Berufstätiger wird in Bolivien nur ein Drittel des durchschnittlichen Einkommens erzielen, das ihn in den USA erwarten würde.[4]

Die Geographie der Wirtschaft ist geprägt von Ungleichheit, weltweiter Ausdehnung und globaler Verflechtung. Wenngleich die Ströme der Weltwirtschaft global zirkulieren, bleiben die Metapher der flachen Welt[5] und die Ausrufe zum Ende der Geographie ein Mythos. Die Hälfte der globalen Wirtschaftsleistung passt auf 1,5 Prozent der Erdoberfläche. Allein die fünf größten Volkswirtschaften USA, China, Japan, Deutschland und das Vereinigte Königreich erwirtschaften knapp mehr als die Hälfte der globalen Wirtschaftsleistung. Und allein 75 der weltweit größten 100 digitalen Unternehmen stammen aus nur drei Ländern: USA, Großbritannien und Deutschland.[6]

Der Kreislauf der Wirtschaft von der Gewinnung eines Rohstoffs über dessen arbeitsteilige Verarbeitung, den Handel und Konsum bis hin zur Wiederverwertung und Entsorgung erstreckt sich für viele Güter über den gesamten Globus hinweg. Da die Orte gesellschaftlicher Nachfrage nach Gütern und des Vorkommens der Rohstoffe bzw. der Produktivität der Produktionsfaktoren weltweit verteilt sind, müssen Gewinnung, Kombination und Verteilung von Gütern geographisch organisiert werden. Geographische Vielfalt und die ungleiche Verteilung von Ressourcen und Bedürfnissen bilden den Ausgangspunkt für die Entstehung eines weltumspannenden Netzes der Wirtschaft.

VERFLECHTUNG: NETZWERKE DER WELTWIRTSCHAFT

Ein Netzwerk besteht aus Knoten und Kanten. Im Netzwerk der Ökonomie bilden unterschiedliche Akteure die *Knoten:* Erwerbstätige, die Arbeit anbieten; Unternehmen, die Güter produzieren, handeln und ausliefern; Haushalte, welche die Güter konsumieren; schließlich staatliche und zivilgesellschaftliche Organisationen, die Wirtschaft stimulieren und ordnen. Sie stehen in vielfältigen *Relationen* zueinander, den sogenannten Kanten des Netzwerks. Diese Relationen sind ganz unterschiedlicher Natur. Sie umfassen einerseits materielle, ideelle und finanzielle Ströme, andererseits wirtschaftliche und soziale Beziehungen. Ströme transportieren, Beziehungen transformieren.

Kommen wir zunächst zu den Strömen. Sie beziehen sich sowohl auf materielle Transfers von Rohstoffen, Zwischengütern und Endprodukten, die von Ort zu Ort *transportiert* werden, als auch auf immaterielle Transaktionen von Kapital, Informationen, Nutzungsrechten und Technologien, die über digitale Infrastrukturen zirkulieren. Seit 1960 sind Exporte kontinuierlich stärker angestiegen als die Produktion von Gütern. Mit anderen Worten: Produkte werden immer weniger dort konsumiert, wo sie hergestellt werden. Während der Außenhandel traditionell von Rohstoffen und Endprodukten dominiert war, werden heute immer mehr Zwischenprodukte einzelner Wertschöpfungsstufen in andere Länder exportiert und dort weiterverarbeitet.[7]

Auch die Mobilität von Arbeitskräften verursacht Ströme von Personen im Netz der Wirtschaft. Obwohl Arbeitsmärkte sich weniger stark globalisiert haben als Kapital- und Gütermärkte, so werden auch Arbeitskräfte immer stärker grenzüberschreitend eingesetzt. Neben kurzfristigen Projekteinsätzen entsenden Unternehmen qualifizierte Mitarbeiter auch dauerhaft auf internationale Positionen, um den Aufbau neuer oder die Lenkung bestehender Betriebe zu übernehmen. Darüber hinaus war die arbeitsbedingte Migration noch nie so groß wie heute. Noch nie lebten so viele Menschen außerhalb ihrer Heimatländer: über 230 Mio. Menschen bzw. 3,2 Prozent der Weltbevölkerung waren laut UN im Jahr 2019 internationale Migranten, davon drei Viertel im erwerbsfähigen Alter. 1975 waren es noch 80 Mio. Menschen.

All dies ist Ausdruck einer immer weiter voranschreitenden globalen Arbeitsteilung und Integration von Wertschöpfungsprozessen, logistischen Netzwerken und wechselseitigen Abhängigkeiten, die in Zeiten einer Pandemie große Verwundbarkeit zeigen.

DISRUPTION VON STRÖMEN IN KETTEN

Die seuchenpolitischen Restriktionen im Zuge der Corona-Pandemie haben vor allem die *materiellen* Ströme von Gütern sowie die geographische Mobilität von Menschen, d.h. Touristen, Geschäftsreisenden und Arbeitskräften verriegelt. Die Folgen für hochkomplexe globale Lieferketten sind verheerend. Selbst die Teile, aus denen eine Jeans besteht, legen heute gut 50 000 km Transport über viele geographische Stationen der Zwischenverarbeitung zurück, bevor die Jeans auf der Ladentheke zum Verkauf angeboten wird. Die Verwundung globaler Lieferketten in der Corona-Pandemie ist durch zwei Aspekte begründet: einerseits die hochkomplexe globale Arbeitsteilung der Güterproduktion zwischen stark spezialisierten Standorten, andererseits die enorme Konzentration vieler Lieferketten auf die Industrieregionen Chinas.

Ursprungsregion der Verbreitung des Coronavirus war Wuhan im Januar des Jahres. Ganze 200 der Fortune Global 500 Unternehmen haben unmittelbare Niederlassungen in Wuhan. Etwa 16 Prozent der größten 1000 Unternehmen haben einen direkten Zulieferer, über 90 Prozent dieser Unternehmen haben zumindest einen indirekten Zulieferer in der Region.[8] Die Schließung auch nur einzelner Vorproduzenten selbst auf entfernten Stufen der Wertschöpfungskette kann Lieferketten verwunden oder über Dominoeffekte von Firmenschließungen gar völlig unterbrechen.

In Deutschland berichteten im April 2020 nahezu drei Viertel aller mittelständischen Unternehmen von Ausfällen in ihren Lieferketten betroffen zu sein.[9] Kurzzeitige Engpässe in der Versorgung mit Gütern des täglichen Bedarfs wie Mehlwaren, Hygieneartikel oder Medikamente, aber auch des mittleren Bedarfs wie z.B. Elektronikartikel haben der Öffentlichkeit ins Bewusstsein gerufen, wie verwundbar die Netzwerke materieller Wirtschaftsströme heute sind. Auch frühere Katastrophen wie das Erdbeben von Fukushima im März 2011 führte uns mit der Stilllegung der Autoproduktion bis nach Deutschland vor Augen, wie leicht Warenströme unterbrochen und Produktionsstandorte an weit entfernten Orten der Welt stillgelegt werden können, wenn sie von einem *Cutpoint* abhängen: Das ist in der Netzwerksprache ein Knoten, dessen Ausfall den Fluss einer ganzen Kette unterbricht.

Die Erfahrung verwundbarer Lieferketten ruft ein Dilemma in unser Bewusstsein. Solange die Unterhaltung von Produktionsstandorten und deren logistischen Verbindungen mit Kosten verbunden ist, kann durch Einsparen von Verbindungen die Effizienz des Systems erhöht werden bis zu dem Punkt, an dem durch weitere Reduktion im Netzwerk der Gesamtfluss unterbrochen würde. Das Dilemma zwischen Effizienz und Redundanz stellt uns vor die Frage, wieviel uns die Sicherheit alternativer Produktionsorte und Lieferwege wert ist. Die extreme Erfahrung der Verwundbarkeit weltumspannender Lieferketten durch Stilllegung auch nur einzelner Standorte hat zumindest schon die japanische Regierung animiert, Fördergelder für die Rückverlagerung von Produktionsstätten aus China bereit zu stellen.

Der globale Trend ist dennoch ein anderer: Die Globalisierung ist immer weiter vorangeschritten, Netzwerke arbeitsteiliger Produktion und kollaborativer Forschung und Entwicklung umspannen die Welt. Unter dem Begriff der globalen Wertschöpfungsketten (*global value chains*) stehen sie seit Ende der 1980er im Fokus der wissenschaftlichen Analyse.[10] Wie kann globale Produktion koordiniert werden? Wie können benachteiligte Zulieferregionen in der globalen Wertschöpfung aufsteigen? Gleichzeitig spitzt sich die globale Arbeitsteilung immer weiter zu. Hoch spezialisierte Dienstleistungen, technologisches und strategisches Wissen konzentrieren sich bei fortschreitender Urbanisierung in den *global cities*,[11] während sich industrielle Cluster nicht nur immer stärker auf einzelne Produkte, sondern sogar auf einzelne Produktionsstufen spezialisieren.[12]

Die zunehmende Spezialisierung in hochverdichteten Zentren wie z. B. die technologische Entwicklung im Silicon Valley, Kalifornien, oder die industrielle Fertigung in Shenzhen, China, ist letztlich nur möglich, weil ein weltweites Netzwerk die Zirkulation von Ideen, Finanzen, Menschen, Technologien und Gütern unterhält. Die wirtschaftliche Globalisierung hat eine nahezu universelle Netzwerkformation hervorgebracht: *small worlds* – ein Netz lose verbundener hoch verdichteter regionaler Welten. Regionale Verdichtung und Spezialisierung und weltumspannende Verflechtung durch Logistik und globale Infrastrukturen treiben die Verwundbarkeit dieses komplexen Systems weiter an.

RELATIONEN ALS BEZIEHUNGEN: MOBILITÄT UND PERSÖNLICHER KONTAKT

Das Netzwerk der Weltwirtschaft besteht nicht nur aus Strömen, sondern auch aus Beziehungen. Spätestens seit den 1980er Jahren hat sich die Überzeugung durchgesetzt, dass wirtschaftliche Beziehungen letztlich nicht von sozialen Beziehungen zu trennen sind.[13] Warum sonst sollten in den letzten Jahrzehnten die Zahl und die Größe von Konferenzen, Tagungen, Ausstellungen, Messen und Fortbildungen in vielen Bereichen stetig angewachsen sein?

Globalisierung, der Prozess, durch den Entscheidungen an einem Ort Folgen für das Leben anderer an weit entfernten Orten haben,[14] geht Hand in Hand mit einem steigenden Bedürfnis nach temporärer Nähe: Die wiederkehrende persönliche Begegnung von Entscheidungsträgern, Forschern, Technikern, Entwicklern und Händlern ist vielfach als unerlässlich betrachtet worden, um Neues zu entdecken, Trends gemeinsam zu interpretieren, Gelegenheiten auszumachen, Geschäftsabschlüsse vorzubereiten, Vertrauen aufzubauen, Konflikte zu lösen und in langfristige Partnerschaften zu investieren.[15] Wiederkehrende Begegnungen an wechselnden Orten rund um die Welt sind für viele Industrien ein zentrales Instrument, um das eigene Netzwerk regelmäßig neu zu verschalten: neue Verbindungen werden angebahnt und geschlossen, alte Verbindungen werden gepflegt, geheilt oder gelöst.[16] Es ist schwer vorstellbar, wie kritische soziale Momente der Annäherung, Verhandlung und Schlichtung von Partnerschaften ohne die persönliche Begegnung von Menschen auskommen können.

Auch Videokonferenzsysteme gibt es schließlich schon seit Jahrzehnten. Und niemals konnten sie den Aufschwung des Geschäftstourismus aufhalten – bis zum globalen Lockdown und den Reise-, Ausgangs- und Kontaktverboten in vielen Ländern der Erde. Die Netzwerke des Informationsaustauschs, der Koordination, des Lernens, der Abstimmung und des Verhandelns sind in den letzten Monaten durch die Corona-Pandemie ebenso schockartig unterbrochen worden wie die tatsächlichen Warenflüsse entlang von Produktions- und Lieferketten. Das Institut der Deutschen Messewirtschaft schätzte im April 2020 die Verluste auf über 9 Mrd. Euro und mögliche negative Beschäftigungseffekte auf über 76 000 Arbeitsplätze allein in Deutschland. Diese Schätzung beruht auf der Annahme, dass die bisher stornierten Messen im Herbst nachgeholt werden. Bei weiterem Aussetzen von Großveranstaltungen sind sogar noch größere Effekte zu befürchten. Die Verluste für die Gesamtwirtschaft sind dabei nicht seriös zu berechnen.

Die Beschränkung von persönlicher Begegnung und Mobilität ist zugleich Treibstoff für die Entwicklung technologischer Lösungen, welche die interpersonale Kommunikation über die Distanz unterstützen. Die Zahl der Videokonferenzen über Microsoft Teams oder Zoom schnellte seit März 2020 exponentiell nach oben. Es ist erstaunlich zu sehen, wie sehr viele Berufstätige die Herausforderung von Heimarbeit, digitaler Kommunikation und virtueller Zusammenarbeit angenommen haben. Laut einer Umfrage gaben 83 % der befragten Beschäftigten an, zukünftig von Zuhause aus arbeiten zu wollen, zumindest in einem Mix von Büro- und Heimarbeit und im Durchschnitt schätzten sie eine Steigerung der Effizienz ihrer Arbeit um 6 %.[17] Unter über 500 mittelständischen Unternehmen berichteten vier von fünf Unternehmen, dass sie im Zuge der Krise zu flexibleren Arbeitsformen übergehen werden.

Wie wird es nach der Lockerung und Aufhebung der Kontaktbeschränkungen weltweit weitergehen? Haben Manager nun entdeckt, dass es Zeitverschwendung ist, an Flughäfen auf Anschlussflüge zu warten, viele Stunden in Flugzeugen und Bus und Bahn zu verbringen, um zu einem Termin zu kommen? Wie werden Anbieter in Zukunft potentielle Kunden von ihren neuen Kompetenzen, Lösungen und Produkten überzeugen? Wie lassen sich geheime und diskrete Informationen im Zuge der Anbahnung von Geschäftsbeziehungen so vermitteln, dass sie in vertrauensvoller Atmosphäre und wohl abgewogen zu einer Einigung zwischen den Parteien führen können? Antworten auf diese Frage weisen den Weg entweder in die alte oder eine neue Normalität. Der Termin dafür steht: Bundesaußenminister Maas hob die Reisewarnung für 31 EU-Staaten zum 15. Juni 2020 auf.

(UN-)ORGANISIERTER RÜCKZUG: NETZWERKABBAU IM ZEICHEN DES VIRUS

Stefan Klingelhöfer

DER CORONA-SCHOCK

Corona kam für Organisationen als ein Schock,[1] d.h. als ein externes, extremes und für die meisten unerwartetes Ereignis und hat viele in (existentielle) Krisen gestürzt. Wir wissen aus der Forschung zu vergangenen Unternehmens- und Wirtschaftskrisen (zum Beispiel zum Enron-Skandal und zur Finanzkrise 2008),[2] welche Folgen solche Schocks typischerweise auslösen. Um nur zwei herauszugreifen:

Erstens werden eingespielte Entscheidungsregeln und Machtverteilungen außer Kraft gesetzt.[3] Dadurch werden einerseits, wie etwa der schnelle Wechsel an der SAP-Spitze zeigt, die Karten im mikropolitischen Spiel um Macht neu verteilt.[4] Andererseits – und zugleich damit – werden Energien freigesetzt und Entscheidungen von einer Reichweite und Geschwindigkeit möglich, die in Normalzeiten undenkbar wäre. Die noch im März/April verabschiedeten, teils gigantischen Krisenhilfen oder Forschungsprogramme zeigen, dass das, was sonst Jahre gebraucht hätte oder unmöglich gewesen wäre, auf einmal binnen weniger Tage oder Wochen möglich gemacht werden kann.

Zweitens wissen wir aus der Forschung auch, dass die organisationalen Akteure und Netzwerke durch den externen Schock unter einen Stress geraten, der sich z.B. in veränderten körperlichen Reaktionen, Arbeitsmustern und Kommunikationsinhalten äußert und typischerweise zu einer ›Schildkrötenreaktion‹ führt: das Clustering der Netzwerke nimmt zu, die Kommunikation konzentriert sich auf weniger Menschen und stärkere Beziehungen, speziell entlang eingeübter formaler Gruppen- und Abteilungsgrenzen.[5]

Solche Effekte sind auch während der Corona-Krise zu beobachten oder

C. Stegbauer und I. Clemens (Hrsg.), *Corona-Netzwerke – Gesellschaft im Zeichen des Virus*, https://doi.org/10.1007/978-3-658-31394-4_10

zu erwarten. Das heißt aber nicht, dass Corona einfach eine typische Krise wäre. Vielmehr machen schon das Ausmaß und die Geschwindigkeit der Krisendiffusion Corona zu einem bislang einzigartigen Phänomen, das auch im Nachhinein vermutlich als Zäsur gelten und wirken wird. Auch die Finanzkrise 2008 war mit gravierenden wirtschaftlichen Einbrüchen verbunden, die sich aber ausgehend vom Finanzsektor sukzessive fortpflanzten. Demgegenüber trafen die Corona-Folgen aufgrund des kollektiven ›Lockdowns‹ alle Sektoren gleichzeitig. Einen drastischen Beleg hierfür liefern die Statistiken der Bundesagentur für Arbeit, bei der bis April 2020 bereits mehr als 10 Mio. Anzeigen auf Kurzarbeit gemeldet waren, was einem Anteil von 30 % aller sozialversicherungspflichtig Beschäftigten in Deutschland entspricht und das Fünffache des Wertes für das gesamte Krisenjahr 2009 ist.[6]

Neben der Abruptheit und Vehemenz macht aber mindestens noch ein Merkmal die Corona-Krise einzigartig: der kollektive Gang der Organisationen ins Home Office. Im Gegensatz zur Finanzkrise von 2008 wurden die Menschen a.) aus den Büros gerissen und b.) ins Home Office ›verbannt‹. Und weder die Menschen, noch ihr Umfeld waren darauf eingestellt.

RAUS AUS DEM BÜRO – UND REIN INS HOME OFFICE

Virtuelle Teams und Arbeiten aus dem Home Office sind für Organisationen in Deutschland nichts völlig Neues. Insbesondere in großen Unternehmen und Konzernen ist die räumlich verteilte und medial vermittelte Zusammenarbeit, auch aus dem Home Office heraus, seit Jahren geübte Praxis – so konnte man vor Corona zumindest denken.

Tatsächlich aber haben in der Vergangenheit die wenigsten Menschen im Home Office gearbeitet (23 % gemäß einer Befragung aus dem April 2020)[7] und erst Recht nicht dauerhaft und ausschließlich. Im Vergleich zu diesem – auch im internationalen Vergleich – relativ geringen Ausgangswert, hat Corona zu einer massiven Ausweitung des Home Office geführt. Ungefähr die Hälfte aller Befragten arbeitete im April 2020 ganz oder teilweise von zuhause aus, wobei der Zugang zum Home Office ungleich verteilt war. Insbesondere Besserverdienende, Personen mit höherer Bildung und die Beschäftigten bestimmter, ›modernerer‹ Branchen, konnten aus den Büros der Organisation aus- und ins Home Office einziehen.

Beide, Auszug und Einzug, erfolgten zunächst weitestgehend unvorbereitet und unorganisiert. Und beide sind, wie auch die Technik, die dann die Kommunikation vermittelt, mit typischen Effekten verbunden, die sich in der unorganisierten Praxis überlagern und verstärken.

Der kontaktverbotsinduzierte Auszug aus der Organisation führt auf der Seite der ausgezogenen Mitarbeiter zu Effekten des Struktur-, Motivations- und Kontrollverlusts, die an Klassiker der sozialwissenschaftlichen Arbeitslosigkeitsforschung erinnern.[8] Arbeiten zu gehen, gibt dem Tag Struktur, Rhythmus und Rituale; vom sich-zurecht machen, bevor man das Haus verlässt, über das Check-In-Meeting, das man pünktlich erreichen muss, bis hin zum abendlichen Stau, der mit seiner ›Chill-out-Funktion‹[9] als eine Art ›rite de passage‹ den Übergang zwischen Arbeit und Privatleben markiert und einleitet.

Wenn solche kollektiv vorgezeichneten, symbolischen Grenzen und Strukturierungen nach dem Auszug aus der Organisation entfallen, müssen sie nach dem Einzug in das Home Office individuell (im Schnittpunkt der Anforderungen der unterschiedlichen sozialen Kreise[10] wie Familie und Organisation) neu gefunden und verhandelt werden. Fast alles steht zur Disposition: wann man aufsteht, wann man Sport treibt, wann man die letzte Mail liest. Die Lösungen, die daraus resultieren, folgen typischen Mustern, sehen aber anders aus als die Lösungen vor Corona. Das Magazin Brand eins hat das mit einem einfachen Vergleich plakativ auf den Punkt gebracht: (Abb. 1).

Die Wiedereinschränkung der durch den Rückzug aus der Organisation eröffneten Freiräume ist dabei einerseits von den Individuen selbst zu leisten. Die wegfallende Kontrolle durch den Blick der Anderen muss durch Selbstkontrolle ersetzt werden – eine Leistung, die durch eine Vielzahl von Ratgebern und die dort typischerweise propagierten ›Regeln für ein produktives Home Office‹ unterstützt wird: ›Schaffen Sie sich feste Arbeitszeiten, trennen Sie Arbeits- und Wohnbereich, ›committen‹ Sie sich öffentlich zu ehrgeizigen Deadlines, berichten Sie regelmäßig und hochfrequent über ihre Arbeitsstände und -fortschritte‹ etc.[12]

Auf der anderen Seite bemühen sich auch die Organisationen und ihre Führungskräfte darum, die neuen Freiheitsgrade ihrer Mitarbeiter und die

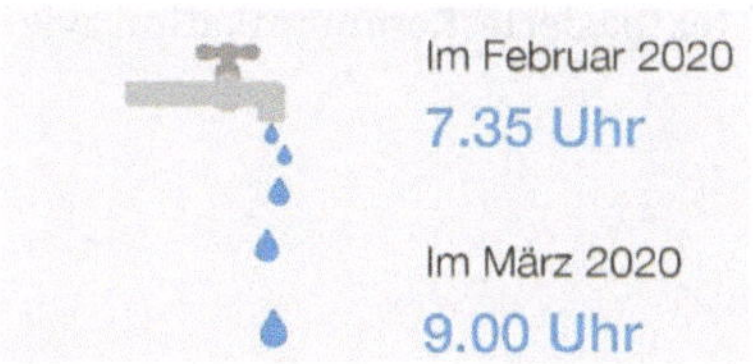

Abbildung 1 Uhrzeit des höchsten Wasserverbrauchs zur Morgentoilette unter der Woche in privaten Haushalten in Berlin[11]

damit einhergehende Unsicherheit auf ein für sie handhabbares Maß zu reduzieren. »Setzen Sie klare Ziele, schaffen Sie Transparenz, legen Sie Regeln in Sachen Erreichbarkeit und Antwortgeschwindigkeit fest, erhöhen Sie die Meetingfrequenz und sorgen Sie dafür, dass die Kameras eingeschaltet werden, aber schenken Sie Vertrauen und verfallen Sie nicht in Mikromanagement« lauten die entsprechenden Empfehlungen und Regeln für die effektive Führung von Mitarbeitern im Home Office.[13]

Zu diesen Empfehlungen gehört auch, Unsicherheit zuzulassen und privaten Themen und informellem Austausch Raum zu geben. Damit werden nicht nur die Regeln, die an der Arbeit gelten, neu festgelegt, sondern auch die Grenzen zwischen der Sphäre der Organisation und der Sphäre des Privaten neu gezogen. Auf einmal sind die Bilder aus – mehr oder weniger hergerichteten – privaten Küchen und improvisierten Arbeitszimmern ebenso normal, wie die privaten Gespräche und Berichte vom Wochenende zu Beginn virtueller Meetings, oder die organisierten Termine zum informellen Austausch (›virtuelle Kaffeeküche‹).

Mit all dem tun die Akteure alles, um jene informelle soziale Nähe zu organisieren, die in räumlicher Co-Präsenz vorausgesetzt werden konnte. Und sie reagieren auf die Schwierigkeiten, vor die die zwischengeschaltete Technik sie dabei stellt. Diese Schwierigkeiten betreffen zunächst die grundlegende Funktionsfähigkeit (Geht das?) und Beherrschung (Wie geht das?) sowie kompetente Nutzung (Wie setze ich das effektiv ein?) der neueren Tools und Plattformen, über die jetzt ein großer Teil der synchronen Kommunikation läuft. Viele Unternehmen und Mitarbeiter mussten sich diese Tools und die dazugehörigen Kompetenzen während Corona im Schnellverfahren und per ›learning-by-doing‹ aneignen. Und viele haben das überraschend schnell und erfolgreich geschafft. Sie haben dann aber immer noch mit den Problemen zu kämpfen, die daraus resultieren, dass in der technisch vermittelten (virtuellen) Kommunikation bestimmte visuelle und sensorische Signale fehlen, die in der Face-to-Face Kommunikation in Co-Präsenz ›automatisch‹ mitanfallen. Dazu gehört etwa das Problem der höheren kognitiven Anstrengung, die mit ständigen virtuellen Meetings verbunden ist oder das Problem der höheren Fehler- und Missinterpretationsanfälligkeit, mit dem die Akteure es dann zu tun bekommen, wenn sie anstatt dessen auf textbasierte Kommunikation wie E-Mail ausweichen.[14]

ORGANISATIONALE NETZWERKVERÄNDERUNGEN IM ZEICHEN DES VIRUS

Dass die Kombination der skizzierten Faktoren für Organisationen zu Problemen führen könnte, ist in den Sozialen Medien und von den Führungskräfteberatern vielfach aufgegriffen worden. Dabei stand insbesondere zu Beginn die Ebene der Teams (›arbeitsfähig bleiben‹) und die Befürchtung einer dort drohenden (schnellen oder schleichenden) Erosion im Focus. Die Vermutung war also, dass die auf die Home Offices verteilten Teams weniger kommunizieren, dadurch in Grüppchen zerfallen und in der Folge ihr Wir-Gefühl verlieren würden (vgl. Abbildung 2).

Und tatsächlich zeigen erste Untersuchungen im Rahmen studentischer Projekte, dass es in den Teams Erosionserscheinungen in der vorhergesagten Richtung gibt. Die Anzahl der Teammitglieder, mit denen beispielsweise duale Studenten während Corona Kontakt haben, nimmt tendenziell ab. Und Gleiches gilt – sogar noch etwas stärker – für die Frequenz der Kommunikation mit diesen (verbleibenden) Teammitgliedern (vgl. Abbildung 3 und 4).

Allerdings zeigen die erhobenen Daten auch, dass sich die Ebene der Teams (Abteilungen) – wie auch, mit Abstrichen, die Ebene der teamübergreifenden, formalisierten Arbeitszusammenhänge – insgesamt als *relativ* robust erweist. Dies ist vermutlich u.a. darin begründet, dass beide Zusammenhänge organisiert und organisierbar sind und der Team- oder Abteilungszusammenhang zusätzlich mit der Führungskraft einen klaren Verantwortlichen hat. Dafür spricht auch, dass zwar die Frequenz der Kommunikation mit den Vorgesetzten tendenziell sinkt, die Zentralität

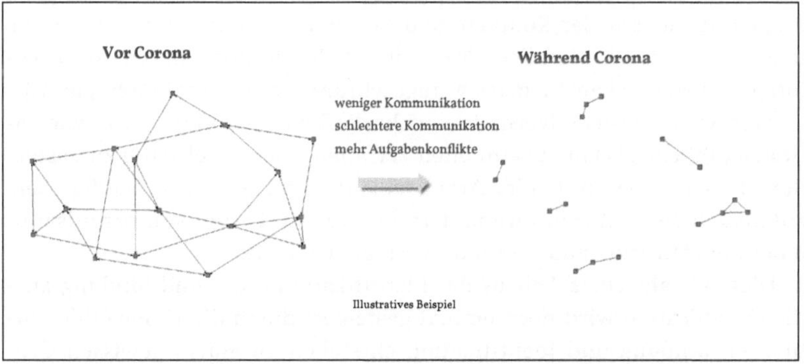

Abbildung 2 Die befürchtete Veränderung der Team-Netzwerke

der Vorgesetzten im Team- und Gesamtnetzwerk aber tendenziell steigt (Abbildung 4) und, wie wir aus den begleitenden Erhebungen wissen, der relative Anteil von Kollektivveranstaltungen (Teammeetings) gegenüber bilateralen Kontakten ebenfalls ansteigt. Anders formuliert: insgesamt konzentriert sich die Kommunikation der dualen Studenten in der Stichprobe der untersuchten Organisation (Großkonzern) auf die eigene Arbeit und Organisationseinheit, absolut weniger Menschen mit denen absolut weniger kommuniziert wird und wird relativ gesehen stärker kollektiv organisiert und auf den ›Chef‹ ausgerichtet. Dies entspricht, ebenso wie die steigende Netzwerkdichte, klassischen Erwartungen und Befunden der organisationalen Netzwerkanalyse[15] und dient dem Ziel der kurzfristigen Aufrechterhaltung des Betriebs, dürfte aber mittelfristig zum Beispiel zu Lasten der individuellen Innovationsfähigkeit gehen, die insbesondere von der schwierigen Kombination von starken Kontakten und großen und diversen Netzwerken (und den damit verbundenen Möglichkeiten zum ›brokering‹) profitiert.[16]

Stärker als auf der Seite der Teams und direkten Arbeitszusammenhänge (rechte Seite der Schaubilder 3 und 4) fällt die Erosion der Netzwerke auf der Seite der übergreifenden Kontakte innerhalb der Organisation und zu externen Partnern und Kunden aus (linke Seite der Abbildungen 3 und 4). Dabei dürfte die Einschränkung der Kontakte zu Externen zum Teil darauf zurückzuführen sein, dass der Kontakt zweier (gleichermaßen mit der Aufrechterhaltung der eigenen Arbeitsfähigkeit beschäftigten) Organisationen eben nicht durch eine dieser Organisationen organisiert werden kann. Sie dürfte zum Teil aber auch mit dem speziellen Status der untersuchten dualen Studenten zusammenhängen.[17] In jedem Fall typisch und generalisierbar ist nach unseren Untersuchungen dagegen die starke Erosion der Netzwerke auf der organisationsinternen, aber teamübergreifenden Ebene, auf der Kontakte und Kommunikationen, die vor Corona teils einfach durch räumliche Nähe und dadurch mögliche Zufallsbegegnungen zustande kamen, massiv eingeschränkt werden (vgl. Abb. 3 und 4).

Man kann daraus folgern, dass nicht die Teams, sondern die Organisationen (unbemerkt) in Subeinheiten zerfallen, was mittelfristig zu Lasten der Effizienz übergreifender Arbeitsabläufe, zu Lasten von (häufig eben zufallsinduzierten) Innovationschancen, und zu Lasten von organisationaler Identifikation und ›Commitment‹ gehen dürfte.

Diese Gefahr eines Abbaus der Identifikation mit – und Bindung an – die Organisation wird noch einmal gesteigert durch die Home Office-Situation. Bindung und Identifikation entstehen zu einem gewissen Grade einfach durch die Häufigkeit und Regelmäßigkeit der Interaktion. Und

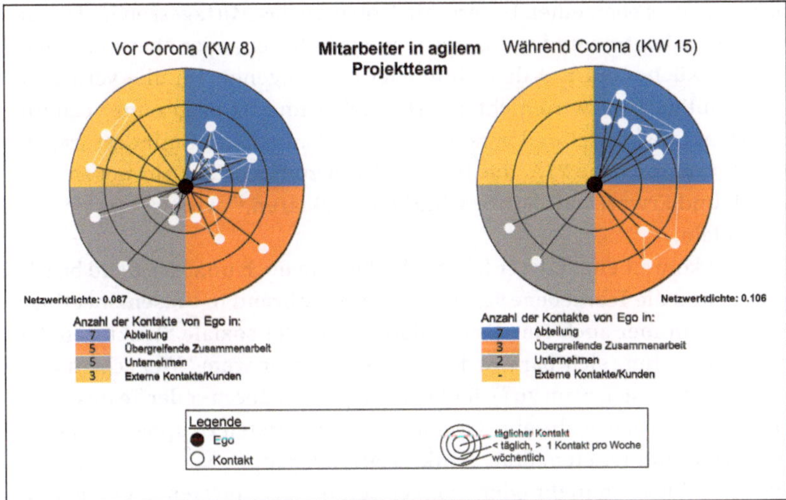

Abbildung 3 Veränderung des Ego-Netzwerks eines Mitarbeiters in einem agilen Projektteam

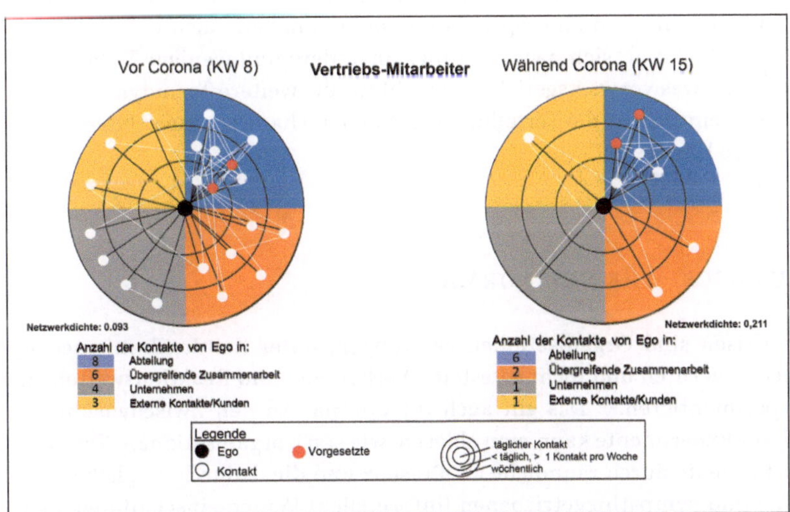

Abbildung 4 Veränderung des Ego-Netzwerks eines Vertriebsmitarbeiters

dann macht es eben einen Unterschied, ob man das Mittagessen in der Unternehmenskantine und mit Unternehmenskollegen, oder aber in der heimischen Küche und mit den Mitgliedern der eigenen Familie verbringt. Dieser Unterschied wird nicht sofort spürbar und ist insgesamt noch unzureichend diskutiert und verstanden. Man kann aber zumindest fragen, ob Unternehmen wie PSA, die die Arbeit von zu Hause aus zur neuen Normalität und Erwartung an Ihre Mitarbeiter erklären,[18] wissen, was sie sich einhandeln.

Hinzu kommt ein anderer Effekt, der bislang noch unzureichend beachtet wird und die Teamebene verändert. Denn während in Präsenzmeetings der Raum immer auch eine Dimension war, in der soziale Strukturen der Nähe und Distanz sichtbar wurden (Wer sitzt neben wem? Wer schaut wen an und wendet sich wem zu?), fehlen in virtuellen Zoom- oder Teams-Meetings diese Hinweise, die eine Orientierung in sozialen Gruppen bisher erleichterten und leiteten. Statt strukturierten Gruppen ist der Beobachter mit Ensembles von mehr oder weniger zufällig gruppierten, atomisierten Individuen konfrontiert.[19]

Das dürfte nicht nur die Orientierung insgesamt erschweren, sondern allen möglichen Fehlinterpretationen (Verwechslung zufälliger virtueller Bildkonfigurationen mit realen Gruppenstrukturen) Vorschub leisten. Und es könnte, um eine Spekulation anzuschließen, auch damit einhergehen, dass man sich nach Meetings an andere und weniger Teilnehmer erinnert, was vorwärtsgerichtet sowohl für die weitere Teamdynamik, als auch eventuell für die Verteilung von Karrierechancen einen Unterschied machen könnte.

AUSBLICK: ›THE NEW NORMAL‹

In Krisen sind Organisationen gezwungen, unter Zeitdruck mit neuen, nicht gelernten und nicht getesteten Verhaltens- und Reaktionsweisen zu experimentieren.[20] Das gilt auch für Corona. An den Zwischenständen dieser Experimente kann man ablesen, wie stark organisationale Netzwerke bis heute durch räumliche Co-Präsenz und die dadurch möglichen Zufälle und sympathiegetriebenen (informellen) Vergemeinschaftungen geprägt werden. Diese – allen Diskussionen um Organisationsentwicklung und ›New Workspaces‹ zum Trotz – unorganisierten Voraussetzungen der Organisation scheinen sich derzeit gegen die Versuche ihrer Organisation oder Substitution zu wehren. Und sie fehlen. In der Vor-Corona-Zeit war es eben häufig erst das spontane, informelle Kaffeetrinken nach dem formalen Meeting, in dem man dann verstand und interpretieren konnte, worum es in diesem formalen Meeting eigentlich ging.

Aber allen Problemen und Defiziten zum Trotz: Im Laufe der Wochen haben sich Verhaltensänderungen eingespielt, die nicht einfach ungeschehen gemacht werden können. Organisationen und Mitarbeiter haben einen Digitalisierungsschub erhalten und festgestellt, dass Home Office machbar ist und neben Herausforderungen auch Vorteile bietet. Twitter will seinen Mitarbeitern das Recht einräumen, ›für immer‹ von zuhause aus zu arbeiten.[21] Und insbesondere jüngere und höher gebildete Mitarbeiter können sich eine Zukunft im Home Office offenbar auch gut vorstellen,[22] zumindest dann, wenn es sich nicht um einen von außen auferlegten Zwang, sondern um eine flexibel selbst wählbare Option handelt. Das ›new normal‹ wird deshalb nicht einfach das alte sein.

Home Office wird für viele Arbeitnehmer zu einem selbstverständlicheren Teil ihrer Arbeit werden.[23] Damit einhergehend wird sich die ohnehin beobachtbare Tendenz einer Abkehr von der anwesenheitsorientierten zur produktivitätsorientierten (Selbst-)Kontrolle der Arbeitnehmer weiter verstärken. Das erfordert auf Seiten der Arbeitnehmer sowohl neue Strategien der Abgrenzung von der Arbeit, als auch neue Strategien der Signalisierung von ›Commitment‹[24] und auf Seiten der Organisationen neue Strategien und Tools der Mitarbeiterführung und -motivation: *»It's time to stop measuring productivity in hours«* lautet die Aufforderung in den sozialen Medien.[25] Damit könnte das endgültige Ende des ›Angestellten‹ im Sinne von Sigfried Kracauer[26] ebenso eingeläutet sein, wie das des klassischen Chefs. Ob sich die Organisationen dadurch aber in die bereits seit einigen Jahren propagierten *›networks of teams‹*[27] verwandeln und was das dann tatsächlich für das Leben in und mit diesen Organisationen bedeutet, ist noch überhaupt nicht abzusehen.

ZUM WECHSELVERHÄLTNIS VON TECHNIK UND SARS-COV-2

Roger Häußling

Jenseits der politischen Brandmarkungen der Covid-19 Viren als Feinde, denen man den Krieg erklären müsse, oder als Naturkatastrophe, die über uns hereinbreche, ist der Zusammenhang zwischen sozialen, mithin soziotechnischen Prozessen und diesem Stück unbelebter DNA weitaus komplexer. Gerade technische Konstellationen – wie zum Beispiel der globalisierte Flugverkehr – haben essentiell dazu beigetragen, dass Covid-19 überhaupt eine Pandemie geworden ist. Doch auch die Eindämmung der Pandemie kann wiederum nur unter zentraler Einbeziehung von Technik – wie zum Beispiel der Entwicklung eines Impfstoffs in den pharmatechnologischen Laboren – glücken. Dieses Wechselverhältnis zwischen soziotechnischen Netzwerken und den Viren soll in dem vorliegenden Beitrag näher beleuchtet werden. Als theoretischer Bezugspunkt soll dabei neben der Netzwerkforschung auf Einsichten des *new materialism* zurückgegriffen werden.[1] Unter *new materialism* wird eine heterogene Gruppe an Theorieansätzen verstanden, deren Gemeinsamkeit darin besteht, dass sie der (auch unbelebten) Materie eine aktive, mitgestaltende Eigenschaft zusprechen und dadurch das Natur-Kultur-Verhältnis komplexer als bislang fassen – nämlich mit kontinuierlichen Übergängen zwischen beiden.

C. Stegbauer und I. Clemens (Hrsg.), *Corona-Netzwerke – Gesellschaft im Zeichen des Virus*, https://doi.org/10.1007/978-3-658-31394-4_11

DAS AUSBREITUNGSNETZWERK VON SARS-COV-2 UND DAS GLOBALE SOZIOTECHNISCHE NETZWERK DER WELTGESELLSCHAFT

An der Corona-Krise wird besonders drastisch deutlich, dass soziale Netzwerke stets in nicht-soziale Netzwerke eingebettet sind. Eine gar operative Schließung sozialer Phänomenbereiche – wie sie die Luhmannsche Systemtheorie postuliert[2] – kann faktisch nicht beobachtet werden. D.h. nicht-soziale Prozesse beeinflussen in direkter Weise soziale – wie umgekehrt. Denn ein unbelebtes mikrobiologisches System ist ohne weiteres in der Lage, Unternehmen an die Grenzen ihrer Existenz zu führen, Familien in häuslicher Quarantäne vor Extremsituationen zu stellen, die Börse zum Wanken zu bringen, den vormals gewohnten Alltag der meisten Menschen auf der Erde komplett zum Erliegen zu bringen und die Politik vor Entscheidungsdilemmata zu stellen. Social Distancing ist dabei der Versuch, die immer dichter gewordenen sozialen Netzwerke der Menschen aufzulösen und auf das komplette Gegenteil zu setzen: Rückzug in die Familien, Öffentlichkeit findet nicht mehr statt, nur staatliche Institutionen sowie systemrelevante Organisationen sind von dem Lockdown ausgenommen. Doch was ist, wenn man Netzwerke nur mit Netzwerken erfolgreich neutralisieren kann? Denn schließlich kann man auch die Ausbreitung des Corona-Virus als ein Netzwerkgeschehen begreifen, welches ausnutzt, dass die Welt zu einem globalen Dorf zusammengeschrumpft ist, in dem nur noch ein einziges, wenn auch löchriges soziales Netzwerk zwischen allen Menschen der Erde auszumachen ist. Mit anderen Worten führt uns Corona vor, dass man bestehende Netzwerke am wirkungsvollsten durch wiederum andere Netzwerke neutralisieren kann. Und wenn dem so ist, auf welche ›neutralisierenden Netzwerke‹ sollten wir setzen, um das Corona-Netzwerk zu überschreiben? Eine mögliche Antwort findet sich, wenn man den versteckten Verknüpfungen zwischen den Netzwerken unserer sozialen Sphäre und den mikrobiologischen Netzwerken der Viren nachspürt. Denn dort zeigen sich die Wechselwirkungs-Mechanismen, welche diese beiden Netzwerktypen miteinander auf fatale Weise verkoppeln.

Dabei kommt insbesondere Technik in den Blick. Denn an der Corona-Krise wird deutlich, wie eng verzahnt vermeintliche Naturkatastrophen mit Technik sind; und dies nicht nur, weil wir Engpässe im Bereich der krankenhäuslichen Intensivmedizin – insbesondere Beatmungsgeräte – fürchten, oder darauf hoffen, dass bald pharmakologisch-technologisch ein Wirkstoff gefunden wird, der gegen COVID-19 eingesetzt werden kann.

Sondern auch das Auftreten und Ausbreiten des neuen Virus ist ohne Technik nicht zu denken: Das Artensterben einerseits und das immer weitgreifendere Vordringen des Menschen in noch relativ unberührte Areale der Erde andererseits begünstigt den Wechsel des artenspezifischen Wirtes. Moderne Verkehrswege sorgen dann für die rasche Ausbreitung des Virus, da kein Ort der Erde mehr als 36 Stunden von einem beliebig anderen Ort der Erde entfernt ist. Eine Zeitspanne, die das Virus ohne Weiteres zu überdauern im Stande ist.

Die soziale Netzwerkforschung bietet einen geeigneten theoretischen und methodischen Rahmen, um diese Zusammenhänge in den Blick zu nehmen. Allerdings bedarf sie dazu einer Erweiterung. In den 1990er Jahren hat die soziale Netzwerkforschung einen so genannten *cultural turn*[3] realisiert, indem nun neben sozialen Akteuren auch kulturelle Aspekte Eingang in die Analyse gefunden haben. Für die oben beschriebenen Zusammenhänge muss sie sich allerdings nun auch einem *materialistic turn* öffnen. Durch einen solchen ›turn‹ würden dann nicht nur spezifische Techniken und deren operative Eigenlogiken (wie zum Beispiel binäre Prozesse in Bezug auf digitale Technologie) berücksichtigbar werden, sondern auch die Materialitäten der Natur – also zum Beispiel Rohstoffe, aber auch Pflanzen und Tiere sowie nicht zuletzt damit die Viren selbst. Beides gilt es mit den sozialen Akteursnetzwerken zu verknüpfen – doch wie?

PLÄDOYER FÜR EINEN ›MATERIALISTIC TURN‹ DER NETZWERKFORSCHUNG, UM ADÄQUATE ANTWORTEN AUF DIE CORONA-KRISE ZU ENTWICKELN

Hier hilft ein konsequent prozessuales Denken, das also alle Arten von Prozessen und nicht nur soziale Prozesse in den Blick nimmt. Gemäß eines solchen Denkens bilden Relationen eines Netzwerks prozessuale Ereignisse, die überhaupt erst Knotenpunkte – also beispielsweise Akteure – entstehen lassen. Dies klingt vielleicht auf den ersten Blick abwegig, da wir alltagspraktisch gewohnt sind, von Akteuren und deren Handlungen aus zu denken. Norbert Elias hat jedoch prägnant verdeutlicht, dass dieses Alltagsdenken einer genauen Analyse nicht Stand hält.[4] Denn bevor wir zu solchen (vermeintlich) autonom handelnden Akteuren werden, haben wir bereits eine Reihe von Figurationen durchlaufen, als Kleinkinder in der Regel die eigene Herkunftsfamilie und Verwandtschaftskreise, die Kindergartengruppe, dann später die Peer-Group usw. Elias spricht von Menschwerdung, um pointiert darauf hinzuweisen, dass handelnde Akteure nicht einfach vom Himmel fallen, sondern durch soziale Netzwerkprozesse überhaupt erst hervorgebracht werden. In diesem Beitrag soll nun der Vorschlag unterbreitet werden, die Knotenpunkte eines Netzwerks nicht nur für soziale Akteure zu reservieren, sondern auch Techniken und materielle Phänomene, wie eben die Corona-Viren, mit einzubeziehen. Bereits Georg Simmel hat darauf hingewiesen, dass soziale Netzwerke stets in nicht soziale Netzwerke eingebettet sind, die erstere mehr oder weniger weitreichend tangieren und beeinflussen (wie natürlich auch umgekehrt).[5] Genau so soll dies auch hier gedacht werden: Einbettung heißt für Netzwerkforscherinnen und Netzwerkforscher nichts Anderes als Relationen – sprich: Verkopplungen, über die ein prozessualer Austausch zwischen der sozialen und der nicht-sozialen Sphäre stattfindet. Ein Mindestmaß an Positionierung in relationale soziale Kontexte reicht dabei aus, um etwas als Knotenpunkt im Netzwerk in Erscheinung treten zu lassen. Dies gilt für Techniken, wenn sie auf eine bestimmte Art und Weise von sozialen Netzwerkakteuren angeeignet werden und damit für die Prozessbewältigung der sozialen Sphäre funktional werden (aber auch das Dysfunktionale wäre eine Positionierung). Doch nicht nur bei Technik findet eine Positionierung statt, sondern auch bei Natürlichem – wie wir alle in den letzten Monaten mit Erschrecken bei COVID 19 feststellen mussten. Es hat eine Relationierung zwischen diesem Typ von Virus und der sozialen Sphäre stattgefunden, ja sein Verbreitungsnetzwerk ›benutzt‹ regelrecht soziale Netzwerke für seine eigene Existenzbedingung. Mobilitätstechniken ›unterstützen‹ ihn dabei. Und unsere Körper ›dienen‹ ihm als Reproduktions- bzw. Vervielfachungsmaschinen für seine DNA, als ob er unser Prinzip der modernen Produktionstechnik internalisiert hätte, um sich massenhaft zu vermehren. Es ist ein perfide-cleveres Spiel, das er mit uns ›treibt‹, ohne dass man dem Virus selbst irgendeine Art von Intelligenz und damit Intentionalität unterstellen kann. Er wurde zu einem mächtigen Akteur, der im Stande war, ganze Gesellschaften lahmzulegen, ohne dass er ein Akteur im eigentlichen Sinne ist. Wie ist das zu denken?

Jane Bennett spricht von Bewirkensenergie bzw. der so genannten Dingmacht, die von jedem materiellen Phänomen ausgeht, egal wie unscheinbar, klein oder groß es auch sein mag. Dabei sei zu berücksichtigen, dass verschiedene materielle Phänomene unterschiedlich verkörpert sind. D.h. es gibt unterschiedliche Grade an Komplexität, wie Materie versammelt ist: Bennett geht dabei von einem Spektrum handlungsspezifischer Kapazitäten aus, das von Gravitationskräften von Steinen am einen Ende bis zum menschlichen Körper mit seinen organischen Dispositionen zum

Denken am anderen Ende dieses Spektrums reicht.[6] Materielle Körper können dann als Barrieren von Handlungskapazitäten verstanden werden: Bei einem Stein existieren entsprechend enorm hohe Barrieren, sodass nur elementare Naturkräfte wie die Gravitation die Barrieren überschreiten können. Bei einer Maschine beispielsweise sind verschiedene materielle Bauteile nach einer strikt funktionalen Vorgabe miteinander verkoppelt, sodass die Bewirkensenergie dieser Maschine diesen Vorgaben folgen muss. Gleichwohl gibt es Maschinen, wie beispielsweise Robotersysteme, die (aufgrund von Multifunktionalität und/oder Selbstlernfähigkeiten) hohe Freiheitsgrade in dem, was sie tun können, besitzen. Beim Menschen schließlich bestehen noch niedrigere Barrieren, sodass eine Vielfalt an Bewirkensenergien von seinem Körper ausgehen kann. Denn die Materialität des Menschen bildet nicht nur seine Haut und seine Knochen, sondern schließt sein Gehirn mit ein. Letzteres bildet die materielle Basis für menschliche Bewusstheit und Intelligibilität, die uns dazu befähigt, ganz gezielt die Erzeugung neuer oder die Veränderung bestehender soziomaterieller Netzwerke in Angriff zu nehmen: Menschliche Körper sind demgemäß nach Bennett bestrebt, in vielfältigen Formen mit anderen Körpern in Austausch zu treten, um das Spektrum an Möglichkeiten, ein intelligentes Leben zu führen, zu erweitern.[7] In soziomateriellen Netzwerken werden dann – so Bennett – versuchsweise Allianzen zwischen materiell Seiendem geschlossen. Sie erzeugten aber auch Gegenkräfte, wenn Kräfte von materiell Seiendem sich wechselseitig neutralisierten oder gar bekämpften – wie zum Beispiel die Corona-Viren, die das soziomaterielle Mobilitätsnetzwerk der Weltgesellschaft kurzerhand lahmgelegt hat. Dieser Prozess der Bildung von materiellen Netzwerken kann nach Bennett jedoch auch ganz ohne menschliche Intelligenz ablaufen – nämlich insbesondere in den Jahrmillionen, in denen der Mensch noch gar nicht existiert hat –, er erfährt allerdings durch die Einbeziehung menschlicher Intelligenz eine andere Qualität. Gleichwohl bleibe die Intelligenz immer materiell rückgebunden. Für Bennett ist die Welt – ja das Universum – durchzogen von derartigen materiellen (und soziomateriellen) Netzwerken, die sie in Anlehnung an Gilles Deleuze und Félix Guattari[8] Assemblagen nennt. Demgemäß besteht eine Assemblage aus heterogenen, menschlichen, aber auch nicht-menschlichen Entitäten, die miteinander netzwerkartig verknüpft sind. Eine Assemblage gruppiert sich ad hoc und ist äußerst dynamisch, verändert also permanent ihre Konfiguration – wie zum Beispiel die Tier- und Pflanzenwelt sowie die unbelebte Natur einer Insel. Die Macht, um etwas zu bewirken, ist – gemäß Deleuze, Guattari und (ihnen folgend) auch Bennett – sehr unterschiedlich in der Assemblage verteilt, gleichwohl gibt es bei keiner Entität eine derartige Machtakkumulation, wodurch sie die Oberhand innerhalb der Assemblage erlangen könnte. Diese permanente Veränderung nennen wir in Bezug auf die nicht-soziale Welt Evolution.

ZUR SOZIOTECHNISCHEN DIMENSION DER PANDEMIE

Die Assemblagen der Corona-Ära stehen also im Verhältnis zu den vorhergehenden Assemblagen für eine Neuordnung des Materiellen, die nunmehr die Bewirkensenergie des SARS-CoV-2-Erregers miteinbeziehen muss. Menschliche Zellen werden durch diese Bewirkensenergie regelrecht ausgetrickst: Sie werden durch den Erreger, der in sie eindringt, umfunktioniert, und vervielfachen die Bewirkensenergie, die dann ihre neuen Wirte sucht. Nur deshalb sind wir auf diese Neuordnungs-Vorgänge, die permanent in der materiellen Welt vonstattengehen, aufmerksam geworden. Doch das Assemblagen-Denken geht noch einen Schritt weiter, indem es ermöglicht, zu fragen, was unser Anteil an der Pandemie ist. Denn für Deleuze, Guattari und Bennett ist klar, dass nicht einzelne Bestandteile einer Assemblage handeln, sondern erst das Ineinandergreifen der heterogenen Bewirkensenergien Handlung auf der Ebene der Assemblage hervorbringt. Insofern ist nicht das Virus für sich genommen eine Bedrohung, denn dieses hat es vermutlich in unmutierter Form schon lange vor dem Ausbruch der Krankheit bei den Menschen im Tierreich gegeben. Vielmehr sind die Assemblagen, in denen wir uns gegenwärtig bewegen, das Problem. Da Menschen durch ihre vitalen, kognitiven, sprachlichen, kooperativen und reflexiven Fähigkeiten im Vergleich zu den Viren eine viel geringere Schwelle besitzen, um ihre Bewirkensenergie zum Ausdruck zu bringen, sprich: da Menschen viel umfassender in Assemblagen eingreifen können als andere Existenzweisen, hat die faktische Ausgestaltung der Assemblagen, die uns zurzeit zum Problem werden, sehr viel mit uns Menschen zu tun.

Und in der Tat sind die oben angeführten Punkte wesentliche Faktoren, warum COVID 19 überhaupt auf uns Menschen übergesprungen ist und die gegenwärtigen Assemblagen zu einer globalen Pandemie geführt haben: das Vordringen des Menschen in die letzten Winkel der Erde, das Artensterben, ein umfassender Tierhandel und eine ebensolche Tierverwertung, die globalen Mobilitäts-Infrastruktursysteme. Bei all diesen aufgezählten Punkten ist Technik die Bedingung der Möglichkeit, dass sich daraus eine problematische Konstellation ergeben konnte. Insofern sind die Bewirkensenergien der betreffenden Techniken ganz offensichtlich ein wesentlicher Bestandteil der Assemblagen, die uns nunmehr das Leben schwermachen. Technik kann also mit anderen Worten als ein wesentlicher Teil des Problems begriffen werden. Heißt dies aber, dass wir es zu weit mit der Globalisierung und Technisierung der Welt getrieben haben? Vielleicht! Zumindest die Art und Weise, wie wir es getan haben, wäre zu kritisieren.

Jedoch ist mindestens ebenso erschreckend, wie wir auf die heraufziehende Krise reagiert haben: Wir haben unsere hochkomplexen Gesellschaften in ungekanntem Ausmaß primitivisiert. Wir sind noch hinter das ›ganze Haus‹ des Mittelalters gesprungen, indem wir das ›geschlossene Haus‹ als Erstreaktion, nachdem die Gefahr endlich erkannt wurde, propagiert haben. Wir haben unsere sozialen Netzwerke gekappt, mit all den fatalen Folgen für Wirtschaft, Gesellschaft und das persönliche Wohlbefinden jedes Einzelnen. Wir haben im Handumdrehen unsere Gesellschaft in eine segmentäre (zurück)verwandelt – eine Gesellschaftsform, die wir bereits mit den antiken Hochkulturen hinter uns gelassen haben. Wir leisten uns, die Viren isoliert zu betrachten, ja sie gar als Feinde zu begreifen, wo sie doch nur ein Element eines umfassenderen Zusammenhangs bilden, bei dem wir mindestens ebenso ›Mittäter‹ sind. Haben wir als hochentwickelte Gesellschaften keine besseren Antworten? War diese Pandemie so jenseits unserer Vorstellungskraft, dass wir nicht präventiv hätten Vorkehrungen für den Tag X bzw. C treffen können? Hat sich die westliche Welt fatalerweise in einer vermeintlichen Sicherheit gewähnt, wo doch durch die Vogel- und Schweinegrippe; SARS und MERS schon mehr als eindeutige Anzeichen existierten, dass es nur eine Frage der Zeit ist, wann wir uns in pandemischen Assemblagen wiederfinden?

NUR NETZWERKE KÖNNEN NETZWERKE NEUTRALISIEREN

So sehr Technik Teil des assemblage-artigen Problems ist, so sehr wird sie auch Teil der Lösung sein müssen. Und dieses Verständnis ist eingebettet in ein umfassenderes: Nur wenn wir aufhören, uns primitiver zu machen, als wir sind, uns mit anderen Worten auf unsere Stärken besinnen, können wir die durch Corona vor Augen geführte Herausforderung wirkungsvoll meistern. Unsere menschliche Bewirkensenergie ist um ein so Vielfaches derjenigen der Coronaviren überlegen, dass es verwundert, dass die Erstreaktionen auf die Pandemie so wenig davon erkennen lassen. Auf sehr unterschiedlichen Ebenen haben wir gelernt, mit den materiellen Bewirkensenergien der Welt umzugehen. Wir können mithilfe von Technologien Eingriffe auf der atomar-molekularen Ebene vornehmen, wir können die Wirklichkeit auf der nanoskaligen Ebene umgestalten, mittels gezielt eingesetzten Magnetismus, Gravitation und/oder Elektrizität Materialeigenschaften verändern, unser chemisch-physikalisches Wissen nutzen, um Prozesse abzubremsen, umzulenken oder zu verstärken, um nur einige Eingriffsmöglichkeiten in die materielle Natur der Welt zu nennen. Doch auch vermeintlich soziale Strukturen und Dynamiken haben ihre materielle Seite: Wenn nun beispielsweise mehr Kommunikation über digitale Austauschportale stattfindet und damit weniger physische Meetings im Arbeitsalltag realisiert werden, dann hat sich die soziomaterielle Konstellation unseres Alltags erheblich verändert: Meeting- und Konferenzräume bleiben leer, weniger Menschen Reisen von A nach B und wieder zurück, gleichzeitig werden andere Materialitäten in Anspruch genommen, insbesondere die materielle Basis der technischen Infrastruktur des Internets (Server, Glasfaserleitungen etc.) und der *digital devices.* Jede Änderung in der so genannten sozialen Sphäre bedeutet auch ein anderes (sozio)materielles Setting – und zwar gilt dies für alle sozialen und gesellschaftlichen Aggregationsebenen, von der zwischenmenschlichen Interaktionsebene einer Alltagssituation, über unsere Art und Weise in und mit Organisationen zu agieren, bis hin zu staatlichen und globalen Politikprozessen. Eine weitere bedeutende Achse der Eingriffsmöglichkeiten findet sich auf der Ebene der Entwicklung spezifischer Apparatetechnik: Zum Beispiel die Herstellung von Beatmungsgeräten für die Intensivversorgung ist hier ein prägnantes Beispiel, das soziomaterielle Setting von Krankenhäusern und damit des Gesundheitssystems zu verändern. Das Gleiche gilt für Technologien, die eingesetzt werden, um einen Wirkstoff zu entwickeln, oder eine Corona-Warn-App.

Strukturell gesehen, sind diese verschiedenen Eingriffsmöglichkeiten in soziomaterielle Assemblagen – also direkter Eingriff in die materielle Natur der Welt, Eingriffe in die soziale Sphäre oder Eingriffe mittels der Entwicklung spezifischer Apparatetechnologie – das Gleiche: Sie führen jeweils zu soziomateriellen Re-Arrangements der Assemblagen mit intendierten und unintendierten (Wechsel)Wirkungen. Erst wenn man diese ganzheitlichen (Wechsel)Wirkungskonstellationen in den Blick nimmt, kann man sachangemessene Antworten auf die Herausforderungen finden. Eine isolierende Sichtweise – etwa dergestalt, dass man nur auf die Viren fixiert und nicht die Zusammenhänge, in denen sie mit uns und unseren soziotechnischen Wirklichkeiten stehen, miteinbezieht – führt jedenfalls in die Sackgasse; denn die Pandemie, das sind wir, unsere Lebenswirklichkeiten und die Viren.

Zu Recht wird die Einführung einer Corona-App insbesondere unter datenschutzrechtlichen Gesichtspunkten kritisch in unserer Gesellschaft diskutiert. Jedoch ist auch hervorzuheben, dass es ausgeklügelte kryptographische Methoden der Verschlüsselung und Anonymisierung gibt, die auf rein technischer Ebene ein sehr hohes Sicherheitsniveau den datenschutzrechtlichen Bedenken gegenüberstellen könnten. Entsprechend wäre es eine gesellschaftspolitische Aufgabe ersten Ranges, für Vertrauen zu werben, dass die gesammelten sensiblen Daten nur einer pandemiebekämpfenden Auswertung zur Verfügung gestellt würden. Es ginge dann um das Nachzeichnen der Bewegungen, welche die Corona-Viren in unsere soziomaterielle Welt – beflügelt durch unsere sozialen Gepflogenheiten – nehmen, durch unsere Körper hindurch, die dann zügig als infiziert identifiziert werden sollten, um rasch diejenigen auszumachen und warnen zu können, welche die nächsten sein könnten. Das wäre zumindest keine primitive Antwort mehr auf die pandemischen Herausforderungen; denn hier könnten rasch Infektionsnetzwerke aufgedeckt und eingedämmt werden. Man würde nicht mehr länger im Dunkeln tappen, oder mit Telefonen in Gesundheitsämtern, also mit einer über hundert Jahre alten Technologie auf die Jagd gehen; und aus Retrospektivität würde ein Echtzeit-Monitoring, das aufgrund der Schnelligkeit der digitalen Datenströme und deren KI-basierten Auswertung dem Reaktionsvermögen der Corona-Viren bei Weitem überlegen wäre. Kurzum ein soziotechnisches Netzwerk wäre diese digitale Antwort, das den Herausforderungen eines pandemischen Netzwerks mehr als auf Augenhöhe begegnet und punktgenaue wirkungsvolle Gegenprogramme zu entfalten in der Lage wäre. Es wäre auch eine Antwort, die dem 21. Jahrhundert angemessen ist. Natürlich würde zu dieser Antwort dazugehören, für Partizipation und Akzeptanz bei der Einführung der App zu sorgen sowie die unintendierten Folgen des App-Einsatzes in den Griff zu bekommen.

JEDOCH

Doch dies umzusetzen, erscheint schwierig. Und dies liegt nicht an der Undurchsichtigkeit der Technik, die zum Einsatz käme, sondern zunächst und vor allem an verlorengegangenem Vertrauen. Denn es wirkt sich nun fatal aus, was durch Edward Snowden offensichtlich wurde: Praktizierte staatliche Überwachungsdystopien, die jedenfalls einer Demokratie unwürdig sind und elementare Grundrechte von Bürgerinnen und Bürgern mit Füßen getreten haben und weiterhin treten. Wenn man sich auf die Suche nach wirklichen politischen Versäumnissen in der westlichen Welt, die nun die Pandemie anheizen, machen möchte, dann ist es – sieht man von den ignorierenden Verhaltensweisen zumeist populistischer Politiker einmal ab – vor allem die mangelnde Einsicht seitens demokratisch gewählter Regierungen, diesen Überwachungspraktiken abzuschwören und alles dafür zu tun, mangelndes Vertrauen in die staatlichen Institutionen wiederaufzubauen. Oder anders ausgedrückt: Man hat diejenigen Kräfte in den soziomateriellen Assemblagen geschwächt, die nun notwendig wären, um wirklich zeitadäquate Antworten auf die pandemischen Herausforderungen zu geben.

Auch hier zeigt sich die enge Verwobenheit von sozialen und gesellschaftlichen Konstellationen, Einschätzungen, Vorbehalte und Sorgen auf der Ebene unserer Psychen, technische Konstellationen und deren Wirkweise sowie natürlichen Prozessen – wie eben die evolutionären Mutationen von Viren, die uns gefährlich werden. Erst wenn wir die netzwerkartige Verkopplung dieser Dimensionen in den Blick nehmen, haben wir die Reichweite der Herausforderung vollauf erfasst und sind demzufolge in der Lage, an Interventionen zu arbeiten, um weniger gefährliche Assemblagen zu schaffen als diejenigen, in denen wir zurzeit leben. Eine um materielle und technische Gesichtspunkte erweiterte Netzwerkforschung wäre hierbei die sachangemessene Methode wissenschaftlichen Vorgehens.

ARBEITSMARKTNETZWERK IN DER KRISE?

Überlegungen zu den Auswirkungen der Corona-Pandemie

Per Kropp

Der vorliegende Beitrag thematisiert, wie die Corona-Krise das Zusammenspiel von Arbeitsmarkt und sozialen (face-to-face) Netzwerken[1] verändert. Vor allem das *›social distancing‹*, aber auch die Beschleunigung von Strukturveränderungen, die durch die Digitalisierung von Wirtschaft und Bildung ohnehin erwartet werden, sind dafür relevant. An den Beginn des Beitrags stelle ich eine Reihe von allgemeinen Fragen, die den Rahmen für die späteren Überlegungen bilden:

- Führen *›social distancing‹* wie Digitalisierung zu einer zunehmenden Vereinzelung und Individualisierung, wodurch das soziale Kapital in der Gesellschaft schrumpft und auch für Arbeitsmarktprozesse weniger zur Verfügung steht?
- Welche Auswirkungen hat dies auf Interessenvertretungen und soziale Bewegungen?
- Verstärken sich die Bruchlinien zwischen Berufstätigen, die mobil und zeitlich flexibel arbeiten können und für die lebenslanges Lernen selbstverständlich ist auf der einen Seite, und solchen, die ortsgebunden und in festen Arbeitsprozessen eingetaktet sind, auf der anderen Seite?
- Erhöht sich die Ungleichheit zwischen Berufstätigen in ›systemrelevanten‹ Berufen und denen auf die für eine Weile verzichtet werden kann, z.B. Kulturschaffende und Selbständige in vielen Dienstleistungsberufen?
- Wenn das Arbeitsumfeld für die soziale Entfaltung weniger wichtig wird, weil persönliche Kontakte dort seltener stattfinden, steigt dann die Bedeutung anderer Lebensbereiche, in denen sie weiterhin vorherrschen?

C. Stegbauer und I. Clemens (Hrsg.), *Corona-Netzwerke – Gesellschaft im Zeichen des Virus*, https://doi.org/10.1007/978-3-658-31394-4_12

Das sind Fragen, die sicherlich gesellschaftliche Relevanz haben und die uns Sozialwissenschaftler und Netzwerkforscher auch in den Zeiten nach Corona beschäftigen werden. Zu einigen Fragen lassen sich schon jetzt begründete Vermutungen formulieren, weil sich die Corona-Krise auf die Bedingungen des Wirkens von Netzwerken auf dem Arbeitsmarkt auswirkt. Für Arbeitsmarktprozesse spielen Netzwerke eine wichtige Rolle, weil sie Informations- und Vertrauensprobleme lösen können, und weil sie auch eine Ressource für ganz praktische Unterstützung sind.[2] Dies ist zum Beispiel für Stellenbesetzungsprozesse von zentraler Bedeutung – zwischen einem Viertel und einem Drittel der Stellen wurde in der Vergangenheit auf diese Weise vergeben.[3] Doch betrachten wir zunächst die möglichen Corona-Folgen für die Beschaffenheit der sozialen Netzwerke selbst.

IN FOLGE DES LOCKDOWNS WERDEN NETZWERKE KLEINER, ›DICHTER‹ UND LOKALER, UNTERSTÜTZUNGSNETZWERKE GEWINNEN AN BEDEUTUNG

Die einschneidendste Reaktion auf die Corona-Pandemie ist das ›*social distancing*‹, welches die persönlichen (face-to-face) Kontakte auf ein Kern-Netzwerk beschränkt. Dieses umfasst in der Regel ausschließlich den jeweiligen Haushalt. Andere Kontakte können unter den Bedingungen des Lockdowns nur telefonisch oder über soziale Medien gepflegt werden und dürften sich im Laufe der Zeit abschwächen. Vor allem ist es auf diese Weise nahezu unmöglich, neue persönliche Kontakte zu knüpfen. So werden Netzwerke mit der Zeit kleiner, weil Kontakte ›verloren‹ gehen und vor allem, weil kaum neue Kontakte hinzukommen. Verloren gehen einige Kontakte ohnehin immer, was sich durch die eingeschränkten Möglichkeiten der Kontaktpflege in Corona-Zeiten noch verstärken dürfte.

Netzwerke werden dichter (d.h. sie bestehen aus Personen, mit denen man häufiger Kontakt hat und die sich oft auch untereinander kennen), weil schwache Bindungen (zu Personen, zu denen man seltener Kontakt hat und die sich auch seltener untereinander kennen) leichter verloren gehen als enge Bindungen. Schließlich werden Netzwerke lokaler, weil überregionale Kontakte häufiger eine schwache Bindungsstärke haben und leichter verloren gehen, aber auch, weil die konkrete Unterstützung vor Ort an Bedeutung gewinnt.

In Krisenzeiten und den mit ihnen einhergehenden Unsicherheiten bedarf es für den Einzelnen vielfältiger Unterstützung. Das beginnt bei ›moralischer‹ Unterstützung, dem Mut machen, der Selbstversicherung und schließt konkrete Hilfe im Alltag ein: Unterstützung bei Einkäufen, beim Besorgen von Dingen, für die der Verkauf eingeschränkt oder gestoppt ist, bei der Kinderbetreuung und vielem anderen. Dagegen verlieren ›Freizeitnetzwerke‹ eher an Bedeutung, weil sie nicht oder nur eingeschränkt ›gepflegt‹ werden können.

DIE CORONA-KRISE KANN DIE SPALTUNG DES ARBEITSMARKTES VERSTÄRKEN

Die Arbeitswelt ist unmittelbar von den Corona-Folgen betroffen und das hat auch Konsequenzen dafür, welche Rolle Netzwerke spielen können. Unmittelbar hat die Corona-Krise zur Schließung vieler Unternehmen und zu Reise- und Ausgangsbeschränkungen geführt. Davon ist nicht – wie nach der Finanzkrise 2008/9 – vor allem das Verarbeitende Gewerbe betroffen, sondern besonders und längerfristig das Gastgewerbe und zahlreiche Dienstleistungsbereiche.[4] Das Verarbeitende Gewerbe und die Sonstigen wirtschaftlichen Dienstleister sind eher indirekt von den Corona-Eindämmungsmaßnahmen beeinflusst. Hier schlagen sich vor allem Zulieferschwierigkeiten und (weltweite) Nachfrageausfälle nieder. Allein im März und April 2020 wurde für rund 10,1 Millionen Beschäftigte Kurzarbeit angezeigt. Das ist mehr als die dreifache Zahl der Anzeigen für das gesamte Jahr 2009. Am stärksten ist das Gastgewerbe (Beherbergung und Gastronomie) betroffen, wo für fast 93 Prozent aller Beschäftigten Kurzarbeitsanzeigen eingegangen sind. Aber auch in den Branchen ›Sonstige Dienstleister‹, ›Kunst‹, ›Unterhaltung und Erholung‹ und ›Private Haushalte‹ wurde für knapp 43 Prozent aller Beschäftigten Kurzarbeit angemeldet. Nur in den Bereichen ›Erziehung und Unterricht‹, ›Bergbau, Energie‹, ›Land- und Forstwirtschaft‹, ›Finanz- und Versicherungsdienstleistungen‹ und ›Öffentliche Verwaltungen‹ liegt die Meldequote unter 10 Prozent.

Wenngleich Kurzarbeit ein bewährtes Instrument ist, um konjunkturbedingte Arbeitslosigkeit einzudämmen, gab es im April 2020 über 100 000 mehr Entlassungen als im Vorjahresmonat und zugleich 78 000 weniger Neueinstellungen. Beide Monatswerte übertreffen sogar die aggregierten Jahreszahlen für 2009. ›Spitzenreiter‹ unter den entlassenden Branchen sind wiederum das ›Gastgewerbe‹, die ›sonstigen wirtschaftlichen Dienstleistungen‹ (hier ist die Leiharbeit enthalten) und ›Verkehr und Lagerei‹. Dies sind Bereiche, in denen der Anteil von nicht oder wenig Qualifizierten am höchsten ist. Hier sind die Anreize für Arbeitgeber am geringsten, sie sich als Fachkräfte zu erhalten. In Bereichen, in denen vor allem qualifizierte Arbeit nötig ist, wie bei den Stammbelegschaften im Verarbeitenden Gewerbe, sichern sich Arbeitgeber über die Kurzarbeit ihr betriebliches Humankapital. So wird die Teilung des Arbeitsmarktes in einen ›Jedermann‹-Arbeitsmarkt, in dem jeder aufgrund der geringen Anforderungen an Fachwissen leicht zu ersetzen ist, und einen Facharbeitsmarkt, in dem Arbeitskräfte über wichtiges (betriebs-)spezifisches Humankapital verfügen, verstärkt.

Auch die klassische Teilung zwischen Hand- und Kopfarbeit erfährt eine neue Akzentuierung. In der Corona-Krise privilegiert sind die ›mobilen, tendenziell ortsungebundenen *anywheres*‹, die ihre Arbeit auch in häuslicher Isolation erledigen können, gegenüber den ›durch Berufstätigkeit und Mentalität lokal verankerten *somewheres*‹, die gezwungen sind, sich im öffentlichen Raum zu bewegen und sich gesundheitlichen Risiken aussetzen müssen, wie es Albrecht Koschorke[5] beschreibt. Während Kopfarbeit überwiegend auch im Home Office geleistet werden kann, was zugleich den Arbeitsplatz sichert und in Pandemiezeiten Gesundheitsrisiken vermeiden hilft, bietet Handarbeit, sei es in der Produktion oder im Dienstleistungsbereich, diese Vorteile nicht. Man kann erwarten, dass Home Office und Online-Meetings auch nach Nach-Corona-Zeiten eine stärkere Bedeutung haben als zuvor. So wird aus der alten Teilung von Hand- und Kopfarbeit eine neue Teilung in flexibel leistbarer oder Präsenz erfordernder Arbeit. Flexibel leistbare oder Präsenz erfordernde Anteile können dabei für Berufe stark variieren. Auch Berufe mit einem hohen Qualifikationsniveau – wie Ärzte oder Lehrer – können zu den Präsenz erfordernden Berufen gezählt werden, auch wenn ihre flexiblen Anteile im Zuge der Digitalisierung wachsen: Ärzte haben im Zuge der Corona-Krise ihre digitalen Sprechstunden stark ausgeweitet und auch das Online-Lernen hat an Schulen und Universitäten, aber auch im Weiterbildungsbereich, einen deutlichen Schub erhalten.

DER DURCH DIE CORONA-KRISE BESCHLEUNIGTE STRUKTURWANDEL HAT GEGENSÄTZLICHE FOLGEN FÜR DEN NUTZEN SOZIALER NETZWERKE AUF DEM ARBEITSMARKT

Es gibt eine Reihe von Argumenten für eine zunehmende Bedeutung sozialer Netzwerke für Arbeitsmarktprozesse. Erstens spielen sie möglicherweise eine größere Rolle für die wenigen Stellen, die aktuell neu zu besetzen sind, weil sie dabei helfen können, sich gegen konkurrierende Mitbewerber durchzusetzen. Netzwerke bieten Informationsvorteile: etwa durch weitergegebenes Insiderwissen über wichtige Aspekte der Arbeit. Hierzu gehört die Verringerung von Vertrauensproblemen, wenn z. B. bei Empfehlungen der Empfehlende zum Bürgen wird oder Informationen aus dem Inneren der Organisation vorab weitergegeben werden. Das Netzwerk leistet aber auch konkrete Unterstützung, wenn ein Netzwerkmitglied auf eine offene Stelle aufmerksam macht. Soziale Netzwerke haben zumindest solange eine besondere Bedeutung, wie der Arbeitsmarkt ›eng‹ bleibt, es also schwierig ist, sich gegen Konkurrenten durchzusetzen.

Zweitens wird der Arbeitsmarkt dynamisch bleiben, auch wenn er sich nach der Corona-Krise normalisiert. Der Strukturwandel, der durch Digitalisierung, Dekarbonisierung und demografischen Wandel getrieben ist,[6] wird den Umbau vieler Wirtschaftsbereiche mit sich bringen und damit einhergehend die Umstrukturierung von Unternehmen, die Gründung und das Wachstum von neuen Betrieben und die Schrumpfung und Schließung von anderen. Diese Prozesse gehen einher mit Entlassungen, der Notwendigkeit der Neuorientierung und Neueinstellungen. In dieser Arbeitsmarktdynamik sind soziale Netzwerke von Vorteil. Sie helfen bei der Arbeitsplatzsuche und Stellenbesetzung, sie können aber auch innerhalb von Unternehmen arbeitsplatzsichernd und karrierefördernd wirken. Möglicherweise hat die Corona-Krise den beschriebenen Strukturwandel beschleunigt und verstärkt somit die Bedeutung sozialer Netzwerke.

Drittens entwickeln sich die Anforderungen an Arbeitnehmer in einer zunehmend digitalisierten Welt auf eine Weise, in der soziale Ressourcen wichtig sind. Arbeitgeber nennen auf die Frage, welche persönlichen Kompetenzen sie künftig zunehmend von ihren Arbeitnehmern erwarten, diese Anforderungen: kundenorientiertes und teamübergreifendes Arbeiten, sowie ein Verständnis der eigenen Rolle in den Abläufen des Unternehmens. Erst danach kommen IT-Kompetenzen, Belastungsfähigkeit, Kreativität und Selbstständigkeit.[7] Wenn also anspruchsvolle Arbeit zunehmend zwischen verschiedenen Bereichen und kundenspezifisch koordinieren muss, wächst die Bedeutung sozialer Netzwerke bei der Arbeit, denn diese ermöglichen abgestimmtes Arbeiten oft besser als ein starres Organisationsschema.

Zugleich aber werden die exklusiven Vorteile, die Netzwerke für die Informationsgewinnung und die Lösung von Vertrauensproblemen in der Vergangenheit boten, durch die Digitalisierung reduziert. Hierfür lassen sich vier zentrale Argumente anführen: Erstens hat die Arbeitsvermittlung selbst in den letzten Jahren einen grundlegenden Wandel erfahren. Digitale Medien erhöhen Transparenz und Reichweite der klassischen Vermittlungsformen wie Anzeige oder Stellenaushang. Zudem erlauben sie etablierten Vermittlungsinstitutionen wie Arbeitsagenturen oder privaten Arbeitsvermittlern effizienter zu arbeiten. Langfristig könnten sie ähnlich wie die Plattformökonomie den Arbeitsmarkt selbst umgestalten. In ›klassischen‹ digitalen professionellen Netzwerken wie Linkedin können sich Arbeitskraftanbieter und Unternehmen nicht nur präsentieren, die Plattformen versuchen vielmehr selbst die Passung zwischen Angebot und Nachfrage zu verbessern, indem sie eigene, maßgeschneiderte Weiterbildungs- und Zertifizierungsangebote anbieten. Damit reduzieren sie nicht nur Suchkosten für Arbeitsmarktakteure, sondern tragen auch zur Lösung des Vertrauensproblems bei, und verringern hierdurch die Bedeutung sozialer Netzwerke.

Zweitens verlieren Netzwerke in einer digitalen Welt möglicherweise zumindest einen Teil ihres strategischen Nutzens. Es ist inzwischen einfacher geworden, über soziale Medien wie Xing oder Linkedin professionelle Kontakte zu knüpfen und zu pflegen. Viele Kenntnisse über andere Personen, Organisationen oder Märkte, die früher nur über persönliche Kontakte recherchierbar waren, finden sich heute als Ergebnis einer einfachen Online-Suche. Generell ist Wissen besser und vor allem viel einfacher verfügbar. Damit wird es schwieriger, exklusive Brückenbeziehungen zwischen ansonsten unverbundenen Netzwerken aufzubauen und zu nutzen.[8] Zugleich erlauben digitale Mittel, Abläufe in Unternehmen transparenter und nachvollziehbarer zu gestalten. Auch damit reduziert sich der Wert personengebundenen impliziten Expertenwissens und folglich auch der Wert von sozialem Kapital. Weil in der Corona-Krise persönliche Kontakte eingeschränkt sind, gelten diese Argumente verstärkt.

Drittens bedeutet die Digitalisierung in der Wirtschaft, dass Arbeitsabläufe digitale Spuren hinterlassen, die analysiert und überwacht werden können. Diese Controlling-Möglichkeiten und auch die Arbeitsorganisation selbst, in der Programme oder Algorithmen den Takt menschlicher Arbeit vorgeben, führen zu einer Verdichtung der Arbeit. Wann, wo und wie lange ein Fahrer Pausen macht, wird bei mit GPS versehenen Fahrzeugen unmittelbar ersichtlich, auswertbar und damit steuerbar. Seine Fahrstrecken werden durch Programme optimiert und vom Routenplaner vorgegeben. So hat der Fernfahrerberuf nichts mehr zu tun mit der großen Freiheit. Aber auch bei Büroberufen wird messbar, wer wie lange mit welcher Form von Aufgaben oder Anfragen beschäftigt war, und in Zeiten der E-Akte entfällt auch der Gang zum Aktenschrank und der Plausch mit den Kollegen auf dem Weg dorthin. Wenn also Arbeitsschritte zunehmend digitale Spuren hinterlassen und ein engmaschiges Controlling ermöglichen, sinkt die Bedeutung sozialer Netzwerke zur Lösung des Vertrauensproblems.

Viertens bezieht sich Digitalisierung nicht nur auf die bestehende Wirtschaft, d.h. die Arbeitsschritte in Betrieben, Unternehmen und Organisationen. Die Möglichkeiten der Digitalisierung erlauben es darüber hinaus, Angebot und Nachfrage über neue Marktformen zusammen zu bringen. Das prominenteste Beispiel dafür ist die Plattformökonomie. Hier vermitteln Algorithmen auf einer weltumspannenden Serverinfrastruktur zwischen Anbietern und Abnehmer und umgehen dabei die klassischen Handelsunternehmen und lokale Vertriebswege wie Warenhäuser. Auch lokale Dienstleistungen können über eine globale Plattforminfrastruktur angeboten werden – z.B. Mobilitätsdienstleistungen, indem ein Programm zwischen dem Mobilitätswunsch und einem privaten Fahrer vermittelt, Preise setzt, die Abrechnung übernimmt und die Beteiligten bewertet oder sich gegenseitig bewerten lässt. Vergleichbare Angebote gibt es für Übernachtungen, Handwerkerdienste und vieles mehr. Institutionen, die bisher die Vermittlung übernommen hatten und zugleich für die Qualitätssicherung zuständig waren, wie Taxi-Zentralen, Fremdenverkehrsbüros oder Handwerksbetriebe werden damit zumindest teilweise überflüssig. Auf die gleiche Weise lässt sich jede Arbeit neu strukturiert verteilen, sofern sie in digitale Häppchen zerlegt werden kann. Microjob, Clickworker und Mikrotasking sind die Begriffe, die mit dieser Organisationsform verbunden sind. Am PC, Smartphone oder Tablet kann die Arbeit verrichtet werden, die in der Regel nach erledigter Aufgabe, nicht nach Arbeitszeit entlohnt wird. Typische Aufgabenpakete umfassen z.B. Textkorrekturen, Audiotranskription, Umfragen ausfüllen, Bilder beschreiben oder kategorisieren, aber auch über GPS-ortsgebundene Aufgaben wie Fotos von Gebäuden machen, Öffnungszeiten von Geschäften erfassen und ähnliches. Anbieter und Auftragnehmer bleiben dabei in der Regel anonym füreinander. Für Unternehmen erlaubt diese Arbeitsform eine hohe Flexibilität und gegebenenfalls die globale Verteilung von Arbeit. Dieser Aspekt der

Verteilbarkeit von Arbeit könnte angesichts der unterschiedlichen lokalen Auswirkungen der Corona-Pandemie an Bedeutung gewinnen. Hier eröffnen sich neue Formen der Risikoverteilung. Problematisch an diesen Organisationsformen und den davon abhängigen ›exotischen‹ Beschäftigungsformen ist die Machtasymmetrie zwischen Plattform und Auftragnehmer, die zumindest bei einfachen Aufgaben zu extremem Preisdruck führt. Da diese Tätigkeiten in der Regel nicht von den sozialen Sicherungssystemen berücksichtigt werden, ist auch die entsprechende Absicherung der Clickworker in der Regel nicht gegeben. Perspektivisch werden KI-basierte Lösungen viele dieser Aufgaben übernehmen können, bei denen menschliche Arbeit eher eine Ergänzung digitaler Prozesse ist als umgekehrt. In einer globalen Plattformökonomie haben lokale persönliche Netzwerke keine direkte Bedeutung mehr für den Arbeitsprozess. Wenn die Corona-Krise zu einer Stärkung der globalen Plattformökonomie beiträgt, und dafür spricht zumindest im Einzelhandelsbereich einiges, dann reduziert auch dies den Wert persönlicher Kontakte.

Insgesamt gibt es also gute Argumente, die für eine wachsende Bedeutung von sozialen Netzwerken sprechen (vor allem die wachsende Arbeitsmarktdynamik), aber auch gute Argumente, die zeigen, wie die Vorteile sozialer Netzwerke mit zunehmender Digitalisierung der Wirtschaft schwinden. Die Corona-Krise wird voraussichtlich die Digitalisierung beschleunigen und auch darum die Arbeitsmarktrelevanz sozialer Netzwerke reduzieren.

SOZIALE DESINTEGRATION ODER NICHT?

Soziale Netzwerke sind nicht nur eine individuelle Ressource, sie bilden auch den Kitt von Gemeinschaften oder Kulturen. Wenn es in einer Gesellschaft eine Kultur sozialer Netzwerke gibt, die bei der Lösung von Vertrauensproblemen helfen kann, dann kann das die effiziente Arbeitsweise eines Landes erklären (helfen). Eine zentrale Idee in Francis Fukuyamas 1995 erschienenem Buch ›Konfuzius und Marktwirtschaft: der Konflikt der Kulturen‹[9] ist, dass sich Kulturen in Hinblick auf das in ihnen vorhandene Vertrauen oder soziale Kapital unterscheiden. Zu den Ländern mit ausgeprägtem sozialen Kapital oder Vertrauen zählt er die Vereinigten Staaten, Japan und Deutschland. Hier ermögliche das hohe Niveau von Vertrauen die Bildung großer privater Organisationen (einschließlich großer, professionell geführter Unternehmen). Dagegen bilden Staaten mit einem niedrigeren Vertrauensniveau wie die Volksrepublik China, Taiwan, Hongkong, aber auch Italien und Frankreich, eher familistisch-etatistischen Gesellschaften. Hier dominieren familien- oder staatsgeführte Unternehmen. Auch wenn Fukuyama das soziale Kapital für veränderlich hält und z. B. für die USA seine Verringerung konstatiert, so war es doch langfristig wirksam, nämlich über die gesamte Epoche der Industrialisierung der beschriebenen Länder. Noch weiter geht Robert D. Putnams mit seiner These, dass soziales Kapital grundlegend für das Funktionieren einer demokratischen Gesellschaft ist.[10] Er findet eine erstaunliche Stabilität der Ausprägung sozialen Kapitals in Italien mindestens seit dem Mittelalter.

Insofern kann man erwarten, dass die Corona-Krise keine bleibenden Veränderungen des sozialen Kapitals bewirken wird. Inwiefern jedoch die Digitalisierung des Alltagslebens mit dem Aufkommen von Social Media und – in einigen Ländern neuen Formen der Überwachung – diese Kulturen langfristig verändern werden, ist eine offene Frage. Ob soziale Gruppen voneinander wissen oder sich eher voneinander abkapseln, ist das Ergebnis von Netzwerkstrukturen. Wenn schwache Bindungen, die üblicherweise Brücken zwischen dichteren Netzwerken sind, durch den Lockdown und seine Folgen schwinden, dann fehlt auch ein integrierendes Element der Gesellschaft. Auch wenn die Realität der Arbeitswelt eine zunehmend digitale und von Algorithmen vermittelte ist, reduziert dies nicht nur die Bedeutung von sozialen Netzwerken für individuelle Karrieren, sondern auch die Bedeutung der Arbeit als integrierendes Element der Gesellschaft.

FAZIT

Ausgehend von einer Reihe offener Fragen zu den Folgen der Corona-Krise, die uns Sozialwissenschaftler sicherlich noch länger beschäftigen werden, wurde im vorliegenden Beitrag eine Reihe von Überlegungen zum Zusammenhang von Netzwerken und Arbeitsmarkt in Zeiten der Corona-Krise formuliert. Dabei war es nicht die Absicht, künftige Entwicklungen vorherzusagen, sondern vielmehr mögliche Entwicklungen zu skizzieren. So konnte gezeigt werden, dass manche Entwicklungen die Bedeutung sozialer Netzwerke für Arbeitsmarktprozesse verstärken können, während andere sie wahrscheinlich reduzieren. Es bleibt ungewiss, welche Tendenzen dominieren werden.

Aktuell (im Mai/Juni 2020) werden viele Eindämmungsmaßnahmen gelockert oder ganz zurückgenommen. Damit haben in Deutschland die meisten Maßnahmen nur etwa zwei Monate angedauert. Diese Unterbrechung des sozialen Lebens wird kaum bleibende Folgen für die Netzwerke haben. Die Corona-Krise dauert in anderen Teilen der Welt aber an und hat darum einen längerfristigen Einfluss auf Zuliefer- und Abnehmerregionen für Produkte und Dienstleistungen aus Deutschland.

Einiges spricht dafür, dass die Corona-Krise den durch die Digitalisierung bedingten Strukturwandel beschleunigen wird. Vor allem die Möglichkeiten des Home Office und virtueller Besprechungen und Veranstaltungen fassen durch die aktuellen Erfahrungen sicherlich schneller Fuß. Das sind jedoch zugleich Entwicklungen, die nicht alle Arbeitsmarktsegmente gleichermaßen betreffen. Die soziale Trennlinie zwischen Hand- und Kopfarbeit (oder Präsenz erfordernder bzw. flexibler Arbeit) wird demzufolge durch digitale Möglichkeiten und durch die Corona-Krise weiter vertieft, ebenso wie die Teilung des dualen Arbeitsmarktes in einen prekären Jedermanns-Arbeitsmarkt und einen mit seinen Arbeitsbedingungen eher privilegierten Facharbeitsmarkt – auch wenn die Digitalisierung der Arbeitswelt langfristig alle Bereiche tiefgreifend verändern wird. Diese Entwicklung wird Folgen dafür haben, welche Rolle Netzwerke für den Arbeitsmarkt spielen, aber auch dafür, wie wichtig der Arbeitsmarkt für unsere Netzwerke ist. Denn selbst wenn die Bedeutung von sozialen Kontakten für die Arbeitswelt schwinden sollte, so bleiben diese doch ein menschliches Grundbedürfnis. Steigt dann die Bedeutung von anderen Lebensbereichen, in denen sie weiterhin vorherrschen?

DIGITALES LERNEN IN DER (CORONA-)KRISE

Beobachtungen unterschiedlicher Erwartungen, Herausforderungen und Erfahrungen in schulischen und universitären Netzwerken

Iris Clemens und Julia Thibaut

Nachdem sich das Bildungssystem hierzulande bislang bei digitalen Lernformen und Lernumgebungen eher in Zurückhaltung geübt hat,[1] erlebt das Land nun einen regelrechten Tsunami der elektronischen (schönen neuen) Lernmöglichkeiten. Die Erwartungen sind vielfältig und ehrgeizig, die Stoßrichtung indes klar: ab sofort wird digital gelernt, egal wer und was. Sie wollen wissen, ob Sie sich infiziert haben? Überprüfen Sie im Internet Ihre Symptome und informieren Sie sich, was Sie gegen eine Ansteckung tun können – Anleitung zum Maskennähen inklusive. Die Restaurants sind geschlossen? Dann werden selbst die *Digital Natives* kochen lernen müssen über *chefkoch.de* oder ähnliche Angebote. Das berufliche Projekt soll trotzdem weiterlaufen? Dann trifft sich das Team eben im virtuellen Videokonferenzraum. Die Plattform Zoom, die bereits seit 2011 virtuelle Videokonferenzen anbietet, vermeldet jüngst einen Benutzer*innenrekord nach dem anderen. Die Schulen: zunächst geschlossen, dann allenfalls stundenweise geöffnet. Eine Nation übt sich in Konsequenz im neudeutschen Homeschooling, lädt Apps herunter, tauscht nicht mehr Katzenvideos, sondern Lernclips aus oder versucht den Nachwuchs in virtuelle Museen oder Konzerte zu locken. Und Alba Berlin leitet digital zum Heimsport an.[2]

In der sogenannten Corona-Krise sind große Teile der Gesellschaft plötzlich zu digitalen Lernenden geworden, ob sie es nun wollten oder nicht. Es ist nicht mehr altmodisch, sich der bunten weiten Welt hinter den Bildschirmen zu verweigern, wenn es um Lernkontexte geht; es ist schlicht unmöglich. Je nach Position in und Zugang zu unterschiedlichen Formen sozialer Netzwerke – als Eltern, Schüler*innen, Angestellte, Vorgesetzte, Ärzte*innen, Lehrer*innen, Hausmann, Rentner*innen, Selbstständige etc. – sind die Erwartungen und Anforderungen an das Lernen und die

C. Stegbauer und I. Clemens (Hrsg.), *Corona-Netzwerke – Gesellschaft im Zeichen des Virus*, https://doi.org/10.1007/978-3-658-31394-4_13

Lernenden allerdings sehr unterschiedlich. Durch die Corona-Krise induzierte digitale Lernprozesse finden in den diversesten Bereichen statt. Wir möchten uns in unserem Beitrag auf zwei soziale Netzwerkformen beziehen: die Schule und die Hochschullehre. Wir tun das in unseren je unterschiedlichen Rollen als Elternteil und als Dozentin. Diese Auswahl von sozialen Netzwerken ergibt sich aus unserer persönlichen Involviertheit und deshalb setzen unsere notwendig subjektiven Beobachtungen gerade dort an. Beide Bereiche erfahren gerade radikale Umbrüche in ihren jeweiligen Lernsettings und damit einhergehend Netzwerkkonstellationen, und digitale Formate haben sprunghaft an Bedeutung gewonnen. Mit unseren Beschreibungen der Erfahrungen mit und in diesen diversen digitalen Lernräumen hoffen wir, Hinweise auf Netzwerkstrukturen, d.h. Strukturen von Beziehungen zwischen Akteuren unter den spezifischen Bedingungen dieser Krise freilegen zu können. Zu denken ist hier etwa an den Beziehungstyp ›Lehrende und Lernende‹, der sich möglicherweise gerade wandelt, aber auch Beziehungen zwischen Personen und digitalen Benutzeroberflächen sowie mögliche Veränderungen dieser im Kontext der neuen Lernarrangements.

KEVIN NICHT ALLEIN ZU HAUS – AM KÜCHENTISCH MIT DER ANTON-APP UND FRAU SPECHT

16.04.2020

Ich sitze mit meinem Sohn vor der Anton-App, einer Lernplattform für Kinder der 1.–10. Klasse für die Fächer Deutsch, Mathematik, Sachunterricht, Biologie und Musik. Er klickt und tippt sich durch die Aufgaben und ich schaue ihm dabei zu, helfe hin und wieder, wenn er nicht weiterkommt oder eine Aufgabe nicht versteht. Er ärgert sich immer unheimlich, wenn er einen Fehler macht und ein kleiner roter Strich im ansonsten grünen Balken erscheint. Dann macht er häufig die ganze Aufgabe neu, damit der Balken grün bleibt und er am Ende der Aufgabe nicht nur drei Sterne, sondern auch ein Krönchen bekommt. Seine Unerbittlichkeit stresst mich beim Zuschauen selbst – der enervierende Sound der App trägt nicht unerheblich dazu bei. Ich hoffe still, dass er beim Arbeiten nicht aus Versehen auf ein falsches Feld tippt, sich dann ärgert und alles von vorne anfängt, nur um ein Krönchen zu ergattern. Ist das nun eine sinnvolle Art des Lernens? Wird er etwas von dem, was er da macht im Kopf (oder wo/wie auch immer) behalten? Oder was ist, wenn Krönchen irgendwann nicht mehr attraktiv sind? Als er für heute fertig mit der App ist, wiederholt er singend und sprechend einige Sätze der soeben bearbeiteten Aufgabe. Er tut das so vor sich hin, ohne sich direkt an irgendjemanden zu wenden. Dabei läuft und hüpft er durch die Wohnung. Ist da doch etwas hängengeblieben? Ich habe aber auch während der Aufgabe immer mal wieder mit ihm gesprochen und etwa Sätze wiederholt oder Beispiele genannt. Liegt das nun daran? Wäre es auch ohne diese direkte, persönliche Ansprache passiert? (J. T.)

Eltern wurden mehr oder weniger von einem Tag auf den anderen damit konfrontiert, ab sofort und auf unabsehbare Zeit die Alleinunterhalter für ihre Kinder zu geben. Dem jedoch nicht genug, wurde eine ganze Nation über Nacht zu Zwangs-Pädagogen*innen, denn es soll ja weitergelernt werden. Dies zu moderieren, zu begleiten und/oder anzuleiten (bestimmt durch die Präferenz der Neu-Pädagogen*innen) stellt Eltern je nach Jahrgangsstufe vor sehr unterschiedliche Herausforderungen. Eltern müssen lernen, mit ihren Kindern zu lernen, und zwar jenseits z. B. etwaiger Hausaufgabenhilfen und Klassenarbeitsvorbereitungen. Schnell lernen die Eltern jedoch vor allem eins: sie sind nicht allein. Alle haben jetzt zum Beispiel gute Ratschläge. Da ist zunächst vor allem die Berichterstattung in der täglichen Presse. Es kursieren jede Menge Geschichten – der Netzwerktheoretiker Harrison White[3] würde von *stories* sprechen – über das Lernen von Kindern mit digitalen Medien in den Netzwerken von Familien, Schulen etc. Geschichten in Netzwerken geben den Akteuren Sinnangebote. Die Geschichten, die in Netzwerken kursieren, sind nicht beliebig. Netzwerke und Geschichten benötigen sich gegenseitig: der damit verbreitete Sinn strukturiert Netzwerke, die wiederum kanalisieren, welche Geschichten in ihnen kursieren. Geschichten müssen natürlich keinesfalls Realitäten abbilden, und White weist zudem darauf hin, dass in einem Netzwerk jederzeit problemlos auch sich widersprechende Geschichten gleichzeitig kursieren können, so auch in unserem Fall. Wahlweise können Eltern nun lesen, dass man die Schule zu Hause nicht imitieren solle und auf Freiwilligkeit und Interesse setzen solle: »Starten Sie ein von ihm selbstgewähltes Projekt mit Ihrem Kind!«. Oder aber wie wichtig Strukturen und Regelmäßigkeiten seien: »Geben Sie dem Tag Struktur!«. Die Erzählungen changieren zwischen den Aufforderungen, die Situation als einmalige Chance wahrzunehmen und der Interpretation des derzeitigen Zustands als eklatante Überforderung der Eltern und Zumutung, zumal, wenn sie nebenbei auch noch ihr Home Office organisieren sollen. Lern-Apps und -angebote werden in Rankings gelistet und virtuelle Bildungs(bürger)events angepriesen: »Allein mit der Nofretete!« oder »den Philharmonikern! Nutzen Sie die Gelegenheit!«. Ganz so, als bestünde die Elternschaft der Nation tatsächlich aus jenem bildungsbürgerlichen Klientel, für den die anspruchsvolle Presseelite in ihren Feuilletons schreibt, und das diese Eltern nun obendrein mit sehr viel Zeit gesegnet seien. Nur weil in Netzwerken kursierende Geschichten sich mitunter widersprechen, heißt das jedoch nicht, dass solche Sinnmuster nicht Orientierungen, Irritationen oder gar Handlungsdruck erzeugen können. Was aus den erzählten Möglichkeiten realisiert man, was nicht? Und warum (nicht)? In welchen Netzwerken stellen sich diese Fragen überhaupt, und in welchen eben nicht? Und welche Konsequenzen hat es für Schüler*innen, in deren Netzwerken solche Geschichten über diese neuen Lernformen und -angebote *nicht* kursieren und/oder deren Haushalte sich aufgrund einer ungenügenden Ausstattung mit digitalen Endgeräten gar nicht daran beteiligen können? Es zeichnet sich hier sehr deutlich ab, dass sich bereits bestehende Probleme der sozialen Benachteiligung im Bildungssektor durch digitale Lernumgebungen verstärken. So glauben etwa 86 % der Lehrer*innen, dass sich soziale Ungleichheit in der Schule in der Krise verstärken wird.[4] Wir werden später noch einmal darauf zurückkommen.

In jedem Fall sind Eltern auch nach Nofretete und den Philharmonikern wieder buchstäblich innerhalb ihrer eigenen vier Wände mit ihren Kindern, oft jedoch in ganz neuer Gesellschaft. Vielleicht hat bei ihnen nun zum Beispiel *Anton* Einzug gehalten. Die AntonApp verheißt pädagogisch durchdachten und dosierten Lernspaß für Grundschüler*innen. Über solche Apps besteht eine direkte Beziehung zwischen den Familien und den Schulen und Lehrer*innen, die sehen können, welche Aufgaben gelöst wurden und welche nicht und z.B. neue Aufgaben verteilen können. Über Anton ist also die Lehrer*in, nennen wir sie hier stellvertretend Frau Specht, Teil des Familiennetzwerkes und wirkt so ziemlich direkt in es hinein, wenn es um das Lernen des Kindes geht. Jedoch sind Frau Specht und Anton, also Lehrer*in und digitales Lernangebot, keinesfalls identisch. Ebenso wenig sind es ihre Einwirkungen auf das Familiennetzwerk. Im Falle der tatsächlichen AntonApp beispielsweise sammeln die Schüler*innen Punkte während sie Aufgaben abarbeiten, die direkt umgewandelt werden in Spieloptionen. Arbeitet ein Kind zügig an den Aufgaben, kann es sein, dass relativ schnell erhebliche Mengen an Spielmöglichkeiten zusammenkommen. Pro Lerneinheit gibt es eine bestimmte Anzahl an Spieloptionen. Die Kinder können dann wählen, welches der angebotenen Spiele sie wie oft spielen. Nun ist es aber so, dass mindestens in der uns zugänglichen Version die verfügbaren Onlinespiele Erstklässler*innen ziemlich überfordern oder auch überreizen können.[5] In Konsequenz dauern die Spiele jeweils meist nur sehr kurz und hinterlassen ein erregtes aber frustriertes Kind. Ganz real stellt sich irgendwann die Frage: was tun mit 240 Spieloptionen, die ein sechsjähriges Kind verdrießen, die es sich jedoch verdient hat? Zudem ist der repetitive Aufbau der Lerneinheiten selbst für ein sechsjähriges Kind schnell durchschaubar. Beständige Lobeshymnen der Art von: »super« oder »spitzenmäßig« ermüden auch dieses. Ernüchterndes Fazit: »So toll wie die immer sagen bin ich gar nicht, Mama ...!«.

In unserem Fall hatte die Attraktivität Antons wenigstens in einem Fall damit ein relativ jähes Ende. Die Beziehung über die App zur Lehrerin bleibt jedoch bestehen, sie sieht ja, dass nicht gearbeitet wird. Aber da es sich um einen Erstklässler handelt ist es ohnehin wichtig, auch die Motorik jenseits von Tablet tippen mit analogem Stift und Papier zu stärken. Damit ist klar: zurück zu den Aufgabenblättern. Ohne die Mittlerposition App und Tablet als Lernort macht sich in den Familien endgültig ein anderes Problem bemerkbar, nämlich die Übernahme neuer Positionen der Eltern und Kinder im Netzwerk. Sobald Aufgabenblätter in das Familiennetzwerk invadieren sind die Fronten klar, Projektlernen hin, selbstbestimmtes Lernen her. Aufgabenblätter bestimmen Positionen: wer was lernen muss und wer es schon weiß, wer sie ausfüllen muss und wer diesen Prozess einleitet und notfalls durchsetzen muss. Mit den Aufgabenblättern mutieren Eltern zu Lehrerstatisten*innen, ob sie wollen oder nicht. Das ist eine neue Position für alle involvierten Akteure. Natürlich kann man Aufgabenblätter auch einfach ignorieren. Es gibt auch die Fälle, in denen Kinder sie gerne selbstbestimmt und unaufgefordert ausfüllen. Wenn allerdings beides nicht oder nur partiell eintritt, kommt es beinahe notwendig zu der Netzwerkkonstellation, in der Eltern mindestens gelegentlich die Position eines*r Lehrers*in einnehmen oder genauer: imitieren. Denn anders als Frau Specht steht ihnen nicht die Institution Schule mit all ihren Regeln und Ritualen zur Verfügung, die Unterricht sonst absichern und ermöglichen. Das Gebäude, die Einrichtung und Ausstattung, die Mitschüler*innen, die Anordnung der Klasse, die Tagestaktung bis hin zum/r Hausmeister*in bilden eine Netzwerkfiguration, die als Institution absichert oder doch wenigstens stark vorstrukturiert, was dort wie stattfindet. Zurückgeworfen auf die Beziehung zwischen Eltern und Kindern muss diese Beziehung hingegen ganz neu ausgehandelt und Tag für Tag mühselig erst hergestellt werden. Es ist eben nicht selbstverständlich, dass der Vater den Lehrer spielt oder die Mutter sagt, in welcher Reihenfolge die Schulstunden ablaufen. Aber auch hier ist das Familiennetzwerk wieder nicht allein: Frau Specht ist als abwesende Anwesende mit von der Partie. Und gegen diesen anwesenden abwesenden Akteur können Eltern nur verlieren. Wer kennt es nicht, das wütende, unanfechtbare Argument: »Stimmt gar nicht! Frau Specht hat das aber anders gesagt!«. Verzagt wünscht man sich Anton zurück, samt der schönen neuen Welt in schwarz-weiß: »Richtig – Jubel! Falsch – probier's nochmal!«. Ganz ohne Diskussion. Denn Anton kennt wie alle Lernalgorithmen nur 0 und 1, Ambivalenzen unbekannt. Debattieren somit zwecklos.

Weit problematischer ist jedoch, wenn es zwischen Familie und Schule durch die Krise allenfalls nur noch eine sehr schwache Beziehung gibt, nicht selten ohne jeden Kontakt,[6] aber gleichzeitig die Eltern die Position eines Hilfslehrers, aus welchen Gründen auch immer, nicht übernehmen können. Stegbauer[7] weist zurecht darauf hin, dass die Nicht-Beziehung und die damit einhergehenden Diskriminierungseffekte häufig in der Netzwerkforschung übersehen werden.

DIGITALE UNIVERSITÄT

Wie sieht es nun demgegenüber mit dem Lernen in den Netzwerken der Universität aus? Lässt sich hier ein genauso radikaler Umbruch der herkömmlichen Lern- und Beziehungsformen beobachten? Die komplette Umstellung der universitären Lehre auf digitale Formate mutet in jedem Fall ähnlich radikal an. Waren wir zunächst durch unsere Kinder ungefragt plötzlich sehr viel stärker involviert in die schulischen Netzwerke und mussten unsere jeweiligen Positionen hier neu verhandeln, so sind wir jetzt selbst zuständig für das Erstellen neuer, digitaler Lernformate. Kaum war der Lockdown beschlossen und es zeichnete sich ab, dass das Sommersemester 2020 nicht mehr normal organisiert werden konnte, machte sich ein geradezu unheimlicher Optimismus in Teilen der Hochschule breit. Von E-Mail zu E-Mail konnten wir diesen »Wir schaffen das!« Optimismus, der in diesem Zuge hervorgehobenen ›Hochschulfamilie‹ wachsen sehen. Nachdenklichere Stimmen verwiesen darauf, dass es in digitalen Lernwelten viele benachteiligende Strukturen zu beachten gebe, einige dieser Bedenken kann man nachlesen in einem offenen Brief zweier Professorinnen.[8] Sie verweisen auf die fehlende Kinderbetreuung (Studierende können auch Eltern sein), die u. U. weggebrochenen Einkünfte aus nebenberuflichen Tätigkeiten, die ungleiche Verteilung von digitalen Zugängen und einer notwendigen, aber nicht zwangsläufig gegebenen lernfreundlichen räumlichen Infrastrukturen zu Hause u. v. m. Die digitale Kluft droht auch hier, solche latenten, ungewollten Benachteiligungsstrukturen weiter zu verstärken und zu festigen.

Aber ganz abgesehen von diesen potentiellen strukturellen Benachteiligungen: Es macht einen kommunikativen Unterschied, ob mit einer Studentin *gesprochen* oder *geschrieben* wird. Es ist nicht dasselbe, ob in einem

Seminarraum oder über eine *Videokonferenz* diskutiert wird, auch wenn es mitunter von unterschiedlichen Seiten heißt, das digitale Potential sei noch lange nicht ausgeschöpft. Die Bewertung der digitalen Lernprozesse an der Universität hängt wieder eng mit der Beurteilung derselben in den sozialen Netzwerken zusammen, in denen sich Akteur*innen bewegen. Man kann hier sehr diverse Geschichten kursieren sehen, die zwischen den Polen der bisweilen geradezu patriotisch anmutenden Digitaloptimisten*innen und den großen Bedenkenträgern*innen angesiedelt sind. Die Realitäten unterscheiden sich je nach der spezifischen sozialen Einbettung der Akteure deutlich. Für eine Studentin im höheren Semester, der das selbständige Lernen und Arbeiten leicht fällt und die es vielleicht schon gewöhnt ist, sich in der Sprache ihres Faches auszudrücken, ist u. U. auch der Zugang zu digitalen Lernformaten, die ein hohes Maß an Eigenständigkeit erfordern, leichter. Für einen Studenten im ersten Semester trifft das nicht unbedingt zu. Hochschullehrer*innen mit erwachsenen Kindern oder kleinen Kindern mit Vollzeitbetreuungspartner*in ist mitunter nicht unmittelbar einsichtig, warum nicht alle Kolleg*innen innerhalb sehr kurzer Zeit vollständig auf digitale Lernangebote umstellen können und somit neben der Kinderbetreuung und *Homeschooling* sogar noch mehr Arbeitsleistung erbringen können als vor der Krise. Schnell wird wahlweise mangelnde Flexibilität, fehlende Medienkompetenz oder gar zweifelhaftes Arbeitsethos unterstellt[9] und man selbst in entsprechenden kursierenden Geschichten als ideales Gegenbild in Stellung gebracht. Gerade auch in Krisenzeiten wird offensichtlich an der Hackordnung in Netzwerken, wie White sie nennt, gearbeitet und mögliche Gelegenheiten werden für Neupositionierungen genutzt.

Viele bestens bekannte soziale Dynamiken der Hochschullehre verlagern sich in den digitalen Raum (etwa die Positionen der Schweigsamen und der Vielredner*innen), ohne dass notwendig große Unterschiede zur Vor-Corona-Zeit erkennbar wären. Welche Dozentin kennt sie nicht, die mäßig engagierten, sprichwörtlichen ›Hinterbänkler*innen‹. Auf rein textbasierten Lernplattformen verschwinden sie nun allerdings in Diskussionsforen schnell gänzlich *von der Bildfläche.* Stellt eine Teilnehmerin eben keinen Diskussionsbeitrag ein, ist sie im Forum quasi nicht existent. Und doch muss ihr bis auf Weiteres wieder Anwesenheit von Seiten der Dozentin und der anderen Teilnehmer*innen unterstellt werden, sie bleibt einstweilig Teil des Netzwerkes. Beziehungen bleiben mindestens vorläufig bestehen, mit entsprechenden sozialen Konsequenzen. So kann es etwa zu einer Verunsicherung der aktiven Akteure kommen oder vielschichtige Prozesse sozialer Attribuierung werden in Gang gesetzt, wenn aktive Akteure wie auch insbesondere die Dozent*in darüber nachdenken, warum andere *nicht* aktiv sind – von hier ist es zu Watzlawicks Hammer[10] vielleicht nur ein kleiner Schritt. So kann alles Erdenkliche unterstellt werden – Desinteresse, Schüchternheit, Faulheit, Arroganz, die ganze Palette steht zur Verfügung – um die abwesende Anwesenheit zu erklären. Dasselbe gilt jedoch nicht selten auch für videobasierte digitale Veranstaltungen. Hier lässt sich sehr schön soziale Ansteckung sozusagen *in the making* beobachten. Je nachdem, welche Kultur sich in der jeweiligen Veranstaltung etabliert und je nach Aktionen einer kritischen Masse an Teilnehmern*innen, bleiben die Kameras der Zuhörer*innen an oder aus. Es kann dann leicht passieren, dass eine Akteurin, die die Sprecherinnenposition innehat, ausschließlich zu schwarzen Kacheln spricht, hinter denen sie eine Zuhörerschaft nur noch erahnen kann, wobei es irrelevant ist, ob es sich hier um Studenten*innen oder Kollegen*innen handelt.[11] Gleichzeitig kann sich über Chatfunktionen eine zweite (oder dritte usf.) Ebene der Kommunikation einziehen, die auch völlig quer zu den eigentlichen Inhalten der Videokonferenz verlaufen kann. Die Schriftlichkeit dieser Sozialität wiederum macht die Vielschichtigkeit sozialer Prozesse der Vorder- und Hinterbühne im Goffmanschen Sinne[12] deutlich sichtbar. Wenn der Chatraum zwischen einigen Studenten*innen parallel zum offiziellen (digitalen) Seminarraum an Bedeutung gewinnt, verschwimmt mit der Zeit vielleicht wo, wie und was hier eigentlich *tatsächlich* stattfindet. Mithin ist es kein Wunder, warum diese Form möglicher empirischer Daten (z. B. Protokolle von Chats und Posts in Foren) sich besonders in der quantitativen Datenauswertung so großer Beliebtheit erfreut, scheint hier das soziale Geschehen doch quasi eingefroren. Mit Blick auf Lernen ist die vielleicht größte Herausforderung auf Seiten der Dozentin, neben den medialen, didaktischen Fähigkeiten, eine neue Form der sozialen Kompetenz zu entwickeln, einschließlich des Umgangs mit neuen Abwesenheiten und Anwesenheiten,[13] die ja auch in herkömmlichen Veranstaltungen nicht auf das Physische beschränkt und immer leicht zu handhaben sind.

Aber auch Inhalte – Sinnstrukturen – wirken in vielfältiger Weise auf die Emergenz und Reproduktion von sozialen Netzwerken ein. In den wissenschaftlichen Disziplinen spricht man hier nicht ohne Grund z. B. von divergierenden Wissenskulturen.[14] Was für ein Fach Wissen definiert und auf welche Art dies erlangt werden soll, formt soziale Netzwerkprozesse. Inhalt und soziale Strukturen bedingen sich also gegenseitig, wie wir ja schon anhand der Geschichten in schulischen und familiären Lern-Netzwerken gesehen hatten. Entsprechend unterschiedlich handlungsfähig sind die verschiedenen Disziplinen nun in der Krise hinsichtlich der in ihnen vorgesehenen Lernprozesse. Während beispielsweise viele sportpraktische Übungen mit den strikten Kontaktregeln schlicht unmöglich sind, sollten sprachbasierte Veranstaltungen weniger problematisch sein, so die Annahme. Jedoch steht es noch aus, das gesamte Potential digitaler Lernsettings auszuloten und zu nutzen. Neue Inhalte (Geschichten) – wie Formeln, Handlungsanweisungen, Theorien, Methoden usw. – müssen gemeinsam mit den sozialen Netzwerken entstehen, in denen sie Sinn machen sollen. Luhmann würde sagen, sie müssen *strukturell gekoppelt*[15] sein, nur dann werden sie längerfristig anschlussfähig sein. Bisher werden teilweise digitale Lernformen in Netzwerke transferiert, in denen sie nur bedingt Sinn machen. Diese Sinnstrukturen treffen auf soziale Formationen, mit denen sie partiell nicht kompatibel sind. Um hier abschließend zugegebenermaßen plakativ an das oben Gesagte anzuschließen: Inhalte wie *Theorien des Sozialen* oder etwa die *Netzwerktheorie* lassen sich nicht über eine App vermitteln. Dies lässt sich auch mit einer weiteren Lernerfahrung der letzten Wochen aus universitären Netzwerken verdeutlichen. In einer Veranstaltung für Hochschullehrer*innen zum digitalen Lehren konnte man erfahren, dass die durchschnittliche Konzentrationslänge für ein aufgezeichnetes Video ca. 10 Minuten beträgt. Danach, so die Hochschuldidakten*innen, müsse man ein alternatives Lerntool einbauen. Als Beispiel wurde ein Quiz wie Kahoot! genannt, wie es bereits vielfach in der Lehre eingesetzt wird. Womit wir jedoch wieder bei der Unverträglichkeit von Antwortalgorithmen mit Uneindeutigkeiten und grundsätzlichen, unvermeidbaren Mehrdeutigkeiten wären, die sich einer Vereindeutigung in 0 und 1 prinzipiell entziehen. Nicht jede Form von Wissen lässt sich schlicht in den Abfragemodus eines Quiz pressen.

Welche Sinnstrukturen kann ich also mit welchen Werkzeugen abbilden und abfragen? Und wie kann und muss man handeln, damit die Form am Ende nicht doch den Inhalt bestimmt? Wenn das Wissen über algorithmusfähige Strukturen vermittelt und abgefragt werden soll, kann nur bestimmtes Wissen vermittelt werden. Jede Wissenskultur wird bei der Konzeption digitaler Lernprozesse in ihren Netzwerken auf diese Fragen ihren eigenen Versuch der Antworten probieren müssen.

GESUNDHEIT UND SOZIALE ARBEIT

DAS KRANKENHAUS ALS ANPASSUNGS-FÄHIGES NETZWERKARRANGEMENT?

Umgangsmodi und neue Verknüpfungen in Folge der Corona-Krise

Julian Wolf und Kaspar Molzberger

Die Netzwerkperspektive scheint für die aktuelle Corona-Krise wie die Faust aufs Auge zu passen. Epidemiologen, und damit auch wir Medienbeobachter, verfolgen Übertragungswege, Ansteckungsketten und eine schließlich pandemische Verbreitung von SARS-CoV-2. Die globalisierte Welt und die damit umspannenden Vernetzungen schaffen den Nährboden für die ›erfolgreiche‹ Ausbreitung. Zuerst Wuhan, dann China, Südkorea und Japan, schließlich Norditalien/Ischgl/Heinsberg, Europa und die ganze Welt. Kaum ein ›structural hole‹ (Ronald Burt), das die weltweiten Infektionen stoppen könnte – Covid 19 verbreitet sich viral. Mit Bruno Latour von einem hybriden Akteur-Netzwerk sprechen, das sich zwischen chinesischen Wildtiermärkten, Körperpolitiken des *social distancing*, globalen Reisewegen, epidemiologischen Rechenmodellen und Orten der Geselligkeit (Aprés Ski, Karneval, Fußball) aufspannt.[1]

Eine besondere Bedeutung zur *Bekämpfung* des ›erfolgreichen‹ Netzwerks kommt dem Gesundheitssystem zu. Dieses soll aus Kranken Gesunde machen, also die infizierten Menschen aufspüren und die schweren Verläufe medizinisch und pflegerisch behandeln. Allerdings sind Gesundheitseinrichtungen wiederum selbst ein fragiler Knotenpunkt. Wie wir aus den Medienberichterstattungen wissen, wurden die Maßnahmen zur Eindämmung des Virus mit dem Argument getroffen, diese vor einer zu großen Anzahl von Schwererkrankten *zu schützen.* Denn die Einrichtungen besitzen nur eine endliche Anzahl an Ressourcen (geschultes Personal, Intensivbetten und Beatmungsgeräte) und wenn diese voll ausgeschöpft sind, kann nicht mehr jeder Erkrankte behandelt werden. Das medizinische Personal müsste im *Worst-Case* also Sortierungen der Kranken (Triage) vornehmen. Zugleich können durch die Verdichtung an Infizierten an einem Ort Gesundheitseinrichtungen selbst zu einem gefährlichen Knotenpunkt

C. Stegbauer und I. Clemens (Hrsg.), *Corona-Netzwerke – Gesellschaft im Zeichen des Virus*, https://doi.org/10.1007/978-3-658-31394-4_14

der Pandemie werden. Die eigentliche Funktion, Kranke zu heilen, kann in ihr Gegenteil umschlagen, wenn die Einrichtungen selbst zum Infektionsherd und damit zu einem Komplizen des Virus mutieren.[2]

In diesem Text wird der Fokus auf Krankenhausnetzwerke gerichtet. Diese sind historisch gewachsene Gebilde, die einen bestimmten Umgang mit Impulsen aus der Umwelt institutionalisiert haben. Sie können als Netzwerkkonfigurationen betrachtet werden, die bestimmte interne und externe Verknüpfungen ausbilden und auf Dauer stellen. Die Netzwerke können dann so konfiguriert sein, dass sie mit Umweltveränderungen besser oder schlechter umgehen können. Denken wir an die globalen Lieferketten von Atemschutzmasken oder Schutzkleidung, die sich zwar im Normalmodus durch eine hohe Kosteneffizienz auszeichnen, im Krisenfall allerdings zusammenbrechen und damit die Krise verstärken. Folglich wollen wir im vorliegenden Artikel den Fragen nachgehen, ob Krankenhäuser in Folge der Corona-Krise neue Verknüpfungen ausbilden und im Sinne *anpassungsfähiger Netzwerke* die Krise erfolgreich bearbeiten.

Um die Fragen zu beantworten, werden wir zunächst zwei Typen von Netzwerkkonfigurationen betrachten (das professionell-bürokratische und das ökonomisierte Krankenhaus) und damit klären, wie sich das Krankenhaus als Netzwerkarrangement historisch herausgebildet hat. In einem zweiten Schritt wird die aktuelle Situation auf Grundlage von zwei Experteninterviews (Notfallmedizin und Psychosomatik) und Interviews aus der Frankfurter Allgemeinen Zeitung[3] (Innere Medizin) analysiert. Dabei wird der Fokus auf neue Formen der Zusammenarbeit und der Vernetzung zwischen unterschiedlichen Akteuren (Berufsgruppen, Gesundheitseinrichtungen) gelegt. Abschließend beantworten wir die gestellten Fragen, inwiefern im Krankenhauskontext neue Verknüpfungen entstanden sind und welche Rolle diese bei der Krisenbewältigung gespielt haben.

NETZWERKARRANGEMENTS PRÄ-CORONA

Bis in die 1990er-Jahre war das professionell-bürokratische Krankenhausarrangement die dominierende Form, die in den letzten Jahren nach und nach durch ökonomisierte Strukturmuster überlagert wurde. Beide Formen sind nach wie vor präsent und in welcher Gemengelage sie zueinanderstehen, ist eine primär empirische Frage. Wir wollen die beiden Netzwerkarrangements rekonstruieren, um besser zu verstehen, wie das aktuelle Beziehungsgeflecht Krankenhaus auf die Herausforderung einer Pandemie reagiert.

Das *professionell-bürokratische Netzwerkarrangement* kann als ein spannungsgeladenes Geflecht verstanden werden, das im Zuge des wohlfahrtstaatlichen Umbaus westlicher Gesellschaften zwischen den 1960er und 1990er Jahren Dominanz erlangt hat. Wie Talcott Parsons schon in Abgrenzung zu Max Weber feststellte, wird der Siegeszug des ›stahlharten Gehäuses‹ der Bürokratie durch eine andere Strukturform, der Profession, eingehegt. Die auch rechtlich garantierte Autonomie von Professionen, auf ihrem Spezialwissen basierende Entscheidungen zu treffen, steht in Spannung zur Bürokratie, die ihre innere Umwelt zu kontrollieren sucht. Im professionell-bürokratischen Krankenhaus ist der Konflikt insofern abgeschwächt, da erstens die ärztliche Profession gegenüber der Verwaltung im Regelfall ›das letzte Wort‹ hat. Zweitens ist an der Spitze des Krankenhauses eine Trias aus Medizin/Pflege/Verwaltung institutionalisiert, die gemeinsam über Konflikte entscheiden kann. Und drittens lebt die ärztliche (und pflegerische) Profession von bürokratischen Formen: Das kollektive Handeln wäre nicht ohne Regel- und Schriftgebundenheit, Hierarchie oder Arbeitsteilung vorstellbar.

Netzwerktheoretisch ist die Bürokratie recht uninteressant, da die Verknüpfungen zwischen den Knoten formalisiert und deshalb ›Netzwerkeffekte‹ vorhersehbar sind (z. B. Informationsfluss, Machtverteilung etc.). Einerseits sind die Kommunikationswege vertikal unterteilt: Man ist in engem Austausch mit seinen direkten Vorgesetzten bzw. Untergebenen und spricht in der Regel nicht mit dem Chef des Chefs. Andererseits ist der direkte Kontakt horizontal geregelt: Die Einteilung in Abteilungen bzw. Stationen hat Cliquenbildungen zur Folge. Interessanter ist dann der Blick ›unter die Motorhaube‹ – informelle Kämpfe um Einfluss haben mit Beziehungsmustern und Wissensdistribution zu tun. Man denke nur an Unterstützungsnetzwerke, die bei der Karriere hilfreich sind oder an vertrauensvolle Kollegialität, die Vorgesetzten erhoffte Einflussmöglichkeiten verwehrt. Aus netzwerktheoretischer Perspektive lohnt sich außerdem der Blick auf das Verhältnis zur Organisationsumwelt. Bürokratien sind auf ein Input- und Outputverhältnis gepolt, mit einer vorgegebenen Prozesskette dazwischen. Auf das Krankenhaus gemünzt: Patienten betreten das Krankenhaus, werden am Empfang registriert und untersucht. Nach der Untersuchung wird festgestellt, ob der Person ein Patientenstatus zugeschrieben wird oder nicht. Falls ja, folgen weitere Untersuchungs- und schließlich auch therapeutische Maßnahmen. Wenn der Patient als geheilt oder austherapiert gilt, wird er entlassen. Der Zugriff auf die Umwelt erfolgt somit reaktiv und stark regelgeleitet (z. B. der Arztbrief als primäre Kommunikationsform mit niedergelassenen Kollegen). Anders verhält sich das Verhältnis zur Umwelt bei Professionen, denn die Vernetzung transzendiert gewissermaßen die Organisationsgrenzen. Aus- und Weiterbildung, kollegiale Unterstützungsformen oder professionelle Normen werden auch außerhalb des Krankenhauses prozessiert. Ein professionelles Ethos wird in kollegialen Vertrauensnetzwerken gepflegt, die wiederum nach Disziplinen unterteilt sein können (z. B. Chirurgie, Innere Medizin etc., aber auch Medizin/Pflege).

Seit den 1990er-Jahren ist mit dem *ökonomisierten Krankenhaus* ein neues Netzwerkarrangement entstanden. In Folge politischer Entscheidungen wurden Marktelemente ins Gesundheitswesen implementiert, die ein unternehmerisches Handeln zur Folge haben. Gerade der zusätzliche ökonomische Druck hat dem klassisch professionell-bürokratischen Krankenhaus zugesetzt. Innerhalb der Krankenhäuser hat die ärztliche Profession ihre Machtstellung stark eingebüßt. Neue Rollen und damit auch Netzwerke, wie BWL-geschulte Manager, das Controlling oder Qualitätsmanager, achten darauf, dass die Zahlen ›stimmen‹. Steuerungselemente aus dem New-Public-Management (z. B. Zielvereinbarungen, Boni oder Benchmarking-Systeme) wurden mit dem Zweck implementiert, die wirtschaftliche Orientierung zu stärken. Dies wird zusätzlich von privaten Trägerschaften befeuert, die Renditen im zweistelligen Bereich erwarten. Viele Ärzte klagen, dass Entscheidungen nicht mehr allein nach medizinischen, sondern auch nach wirtschaftlichen Kriterien getroffen werden müssten und dass sich die Bürokratie und der Dokumentationsaufwand weiter erhöht hätten. Paradoxerweise, so zeigen auch sozialwissenschaftliche Studien, erhöht sich der bürokratische Verwaltungsaufwand, wenn Marktelemente in zumal staatlich gesteuerten Systemen eingeführt werden. Innerhalb des Krankenhauses hat dies zur Folge, dass die Stationen vermehrt in Konkurrenz zueinander stehen. Damit kapseln sich die Stationen in Silostrukturen weiter voneinander ab, was netzwerktheoretisch bedeutet, dass sich die ›strukturellen Löcher‹ zwischen den Stationen eher vermehren und Kooperationsformen erschwert werden.

Während im professionell-bürokratischen Netzwerkarrangement das finanzielle Input-Output-Verhältnis vernachlässigt werden konnte, spielt dieses im ökonomisierten Krankenhaus eine gewichtigere Rolle. Aus Netzwerkperspektive ist dabei insbesondere die Betrachtung der Krankenhausumwelt interessant. Bereiche werden *outgesourced* (z. B. Apotheke, Küche, Putzpersonal, aber auch diagnostische Bereiche, die davor zum Krankenhaus gehörten), Zuliefernetzwerke auf Kosteneffizienz getrimmt (je mehr Marktmacht ein Träger hat, desto stärker kann dieser die Kosten drücken). Die negativen Folgekosten sind dann mangelnde Qualität der gelieferten Materialien oder Spannungen in der Zusammenarbeit zu den outgesourcten Organisationseinheiten. Um die Einnahmen zu erhöhen, wird die Krankenhausumwelt als ein Interventionsraum entdeckt. Metaphern wie ›Patientenströme‹ beziehen sich auf die Krankenhausumwelt – es wird in den niedergelassenen Sektor ›eingedrungen‹, um die Ströme zu kanalisieren. Damit wächst auch die Bedeutung des niedergelassenen Arztes, als Gatekeeper zwischen Patienten und Krankenhäusern, den man zu beeinflussen versucht. In Folge der Einführung von Marktelementen entstehen somit ein aktiver Bezug zur Umwelt, d.h. auch eine Ausbreitung des Netzwerks, und neue Konkurrenzverhältnisse um ökonomisch wertige Patientenfälle.

NEUE NETZWERKARRANGEMENTS IN DER CORONA-PANDEMIE

Wie verhalten sich die skizzierten Netzwerkarrangements nun in Zeiten einer Pandemie? Werden die angesprochenen bürokratischen Strukturen und der ökonomische Druck eingehegt, um die Anpassungsfähigkeit an die sich wandelnden Umweltbedingungen zu steigern oder ›blockieren‹ gewissermaßen ›stabile‹ Strukturelemente die Anpassungsfähigkeit? Und wie reagieren die Berufsgruppen? Können neue zentrale Akteure und Netzwerkarrangements der Zusammenarbeit identifiziert werden? Erste Erkenntnisse werden nun anhand von Experteninterviews mit leitenden Ärzten aus Krankenhäusern der Maximalversorgung zweier Fachbereiche (Notfallmedizin, Psychosomatik) und aus Interviews in der Frankfurter Allgemeinen Zeitung mit einem Facharzt für Innere Medizin und Pneumologie, der in einer Covid-19 Intensivstation arbeitet, dargestellt.

SUSPENDIERUNG ÖKONOMISCHER KONTROLLE

Wie uns ein leitender Arzt einer Klinik für Psychosomatik berichtete, hat die Pandemie eine ganze Reihe von Anpassungen nach sich gezogen, die sich auf das intra- und interorganisationale Netzwerk des Krankenhauses beziehen. Er verweist im Interview auf die Bedeutung der Suspendierung der ökonomischen Anforderungen (»Zahlen spielen hier keine Rolle«), die von der Krankenhausleitung für den Zeitraum der Pandemie verlautbart wurde. Die in vielen Kliniken schwindenden Fallzahlen, abgesagte oder verschobene Operationen, Mehraufwendungen für Materialien, Geräte und Stationsumbauten hätten große finanzielle Belastungen erwarten lassen, die die Erreichung von in Zielvereinbarungen fixierten Erlöszielen in weite Ferne rückten. Ein bewusst herbeigeführter Wechsel in den Krisenmodus habe derlei Befürchtungen zunächst entkräftet, wie auch die aus kaufmännischen Kreisen kolportierte Information, erfolgsabhängige Vergütungsanteile womöglich trotzdem auszuschütten. In eine ähnliche Kerbe schlägt die Ärztin aus der Notfallmedizin. Das Management hätte zwar nicht explizit gemacht, dass die ökonomische Kontrolle für den Zeitraum der Pandemie suspendiert sei. Aber am Verhalten des Controllings könne sie das ablesen, da typische Nachfragen der Geschäftsführung bezüglich beschränkender Maßnahmen bei der Kapazitätssteuerung der Notaufnahme seit Krisenbeginn ausblieben.

An den beiden Beispielen lässt sich ablesen, dass die wirtschaftliche Rahmung zeitweise ausgesetzt wird. Gleichwohl berichtet der leitende Arzt der Psychosomatik, dass wirtschaftliche Überlegungen vom Krankenhauspersonal wieder vermehrt antizipiert werden. Er berichtet von einer verbreiteten Sorge um einen weitreichenden Patientenverlust, dem wiederaufflammenden strukturellen Misstrauen gegenüber der Gültigkeit der Vereinbarungen sowie von individuellen Bemühungen, für die Zeit nach der Pandemie dementsprechend vorzusorgen, »sich in Position zu bringen« für die Auseinandersetzung um eine Bewertung der Folgen der Pandemie samt Neujustierung der Gesundheitsfinanzierung.

Das Krisenmanagement der Krankenhäuser

Ein zweiter wesentlicher Aspekt betrifft das Krisenmanagement der Krankenhäuser insgesamt. Wie der Arzt für Psychosomatik berichtet, habe sein Klinikum sehr frühzeitig damit begonnen, einen Pandemiestab einzusetzen, der die Pandemiepläne des Landes in Zusammenarbeit mit den virologischen und infektiologischen Kliniken der aktuellen Lage angepasst habe. Der Status-Quo werde via virtuell abgehaltener Video-Konferenzen des Vorstandes mit den Vertretungen aus Fakultät und Klinik täglich eruiert. Ferner wurde eine organisationsübergreifende Pandemie-Arbeitsgruppe eingesetzt, an der alle Abteilungen des Klinikums beteiligt sind und die insbesondere mit Personalplanung und Koordinierung der Institute und Kliniken betraut ist. Dort wurde etwa eine neue Untersuchungseinheit entwickelt, die Covid-19-Verdachtsfälle in einem separaten Gebäudeteil testet und hierdurch zur Entlastung der Notaufnahme beiträgt. Unter Zuhilfenahme des Controllings, das täglich die aktuellen Fallzahlen, Schutzmaterialbestände, Bettenbelegungen und Operationen aufbereitet, und der Unternehmenskommunikation, die letzte Erkenntnisse und Entscheidungen an die Projektbeteiligten und im Intranet an die Belegschaft kommuniziert, sei ein dichtes, *hierarchieübergreifendes Informations- und Interaktionsnetz zwischen den Organisationseinheiten* entstanden. Der Interviewte hebt überdies die Rolle der Abteilung für Unternehmensentwicklung hervor, die eine operative Ausrichtung und Koordination der Covid-bezogenen Projekte unterstützt habe.

Die zweite Interviewte aus der Notfallmedizin berichtet, dass sich die *Hierarchien* am gesamten Standort grundsätzlich *verschoben* hätten: Es trat ein ›Alarmplan‹ in Kraft, der die ärztliche Leitung und alle damit verbundenen Vollmachten von der geschäftsführenden Krankenhausleitung an die ärztliche Leitung der Notaufnahme übertrug, die fortan auch den Krisenstab und alle pandemiebedingten Restrukturierungen leitete. Ein Hauptaugenmerk des Krisenmanagements lag in der Bereitstellung eines neuen ›räumlichen Arrangements‹, das eine isolierte Unterbringung und Versorgung von Infizierten sicherstellte. Die bereits vor der Krise eingeleitete gebäudebezogene Restrukturierung sei für das Klinikum ein ›Glücksfall‹ gewesen, da aufgrund eines größer angelegten Neubauprojekts noch leerstehende, alte Gebäudeteile vorhanden waren, die kurzfristig aufgerüstet und zu Corona-Stationen (eine für Covid-19-Infizierte und eine für Verdachtsfälle) umgebaut werden konnten. Aus Sicht der Interviewten zeigten sich hier die Stärken einer »bedarfsgerechten Gesundheitsversorgung«, wodurch ihr Krankenhaus nun für den Fall einer zweiten Infektionswelle »gut vorbereitet« sei.

INTRA- UND INTERPROFESSIONELLE ZUSAMMENARBEIT

Die Notfallmedizinerin berichtet von der Schwierigkeit ausreichend intensivmedizinisch geschultes Ärzte- und Pflegepersonal zu finden. Die gefundene Lösung bestand letztlich darin, einerseits »fachfremdes« chirurgisches Pflegepersonal von einer kürzlich zusammengelegten, über eine dickere Personaldecke verfügende Station, abzuziehen. Andererseits wurden auf ärztlicher Seite »Sonderverträge« mit kürzlich approbierten

Ärzten geschlossen, die zuvor am Standort im Praktischen Jahr bereits Arbeitserfahrung gesammelt hatten. Umgekehrt wurden die auf den Corona-Stationen eingesetzten internistischen Fachärzte auf den internistischen Normalstationen von Kollegen aus anderen Fachbereichen, wie der Chirurgie und Augenheilkunde, vertreten. Zwar sei damit ein hoher Mehraufwand verbunden, denn man müsse den fachfremden Kollegen »viel hinterher arbeiten«. Trotzdem herrsche laut der Befragten, die einhellige Meinung vor, damit »das Beste aus der Situation« zu machen.

Die Notfallmedizinerin berichtet außerdem, dass der Zusammenhalt nicht nur auf den Corona-Stationen zugenommen habe, sondern auch zwischen den Funktionseinheiten. Insbesondere beobachtet sie einen intensiveren Austausch zwischen den notfall- und intensivmedizinischen Stationen. Wo man früher kaum miteinander kommuniziert habe, entstehe ein neues Verhältnis, das die Befragte als »bemerkenswert« beschreibt und das ihrer Meinung auch über die Pandemie hinaus Bestand haben werde.

Ähnlich wichtig sieht der Facharzt für Innere Medizin und Pneumologie die *interprofessionelle Zusammenarbeit*. Dieser hebt insbesondere den Wissensaustausch zwischen den unterschiedlichen Disziplinen hervor, da man es bei Covid-19 anfänglich mit einer »Lungenkrankheit« zu tun hatte und mittlerweile »bei einer Systemerkrankung« angelangt sei. Auf Grund der ständig neuen Erkenntnisse unterschiedlicher Disziplinen zu dem Thema, sei es schwierig den Überblick zu bewahren, was »eine interdisziplinäre Zusammenarbeit« notwendig mache. Beispielsweise gebe es eine intensivere Zusammenarbeit »mit Fachärzten der Nephrologie, der Neurologie und der Kardiologie« in seinem Krankenhaus, die seiner Meinung nach auch »sehr gut« funktioniere.

NEUE FORMEN PSYCHOSOZIALER UNTERSTÜTZUNG

Die im gesundheitspolitisch-medialen Diskurs kolportierten Worst-Case Szenarien, wonach ein exponentielles Wachstum der Infiziertenzahlen zur Überlastung der Versorgungskapazitäten sowie zum Ausfall des Personals und damit Zusammenbruch der gesamten Gesundheitsversorgung führen könnte, förderten im professionellen Netzwerk der Mediziner eine neue Risikobewertung zutage. Eine wichtige Frage innerhalb der medizinischen Fachgesellschaften wie der ärztlichen Leitungsgremien in den Krankenhäusern war es, einen Umgang für den möglichen Fall zu finden, dass angesichts knapper Mittel (Betten, Beatmungs- und andere intensivmedizinische Geräte) eine vollumfängliche Akutversorgung nicht mehr allen Patienten zuteilwerden kann. Für diese sogenannten Triage-Entscheidungen, die für Personal und Patienten sowie deren Angehörige eine große psychosoziale Belastung darstellen, entstanden am Standort des befragten Arztes für Psychosomatik nicht nur neue Arbeitskreise und Richtlinien, es wurde darüber hinaus eine *psychosoziale Notfallversorgung samt telemedizinischer Beratung* entwickelt.

Wie der Arzt weiter berichtet, wurden hierfür zunächst Kontakte aus einem Forschungsnetzwerk in ein norditalienisches Krankenhaus aktiviert, um die dortigen Erfahrungen zu Auswirkungen von Triage-Entscheidungen zu erfragen. Wie sich herausstellte, war das dortige Konzept stärker auf Patienten und weniger auf das eigene Personal orientiert, dessen Arbeitsfähigkeit aber dringend zur weiteren Pandemiebekämpfung erhalten werden müsse. Die intern getroffene Ableitung der beteiligten Arbeitskreise war, dass ärztliche Kollegen – z. B. der intensivmedizinischen Abteilungen – durch die Pandemie in größerem Maßstab als bislang psychosoziale Unterstützungsbedarfe aufweisen und damit zu hauseigenen Patienten werden könnten. Das Problem bei der Umsetzung war allerdings, dass die ärztlichen Kollegen das Angebot nur sehr spärlich in Anspruch genommen haben, was der Interviewte auch auf die ausbleibenden Versorgungsengpässe samt Triage-Verfahren zurückführt. Parallel habe man aber bereits die Integration von Psychologen in Intensivteams erprobt, um direkt einen Ansprechpartner bei psychosozialen Belastungen zu haben. Durch die Maßnahme erhalten die Psychologen Informationen aus erster Hand und können situationsbezogen »bei einer Kaffeetasse« psychologisch intervenieren. Die Maßnahme wurde, wie der Interviewte ausführte, gut aufgenommen, da so eine niederschwelligere Form als bisher gefunden werden konnte.

Eine andere Variante berichtete uns die zweite Interviewte, an deren Klinik für Notfallmedizin es nach den Empfehlungen des RKI sowie einer hausinternen Schulung zum Umgang mit der Pandemie zur Einsetzung eines ›Peer-Systems‹ kam. Dieses sieht einen mehrmaligen Austausch pro Woche über das eigene Befinden und den Umgang mit den psychosozialen Belastungen am Arbeitsplatz zwischen zwei Kollegen der gleichen Station vor. Die Interviewte bewertet das »Unterstützungsformat« als hilfreich, zumal etwas Vergleichbares in ihrer notfallmedizinischen Klinik »bislang nicht praktiziert« worden sei und auch vor dessen Einführung kein offener Austausch im Kollegium über die neuartigen Belastungen stattgefunden habe.

UMGANG MIT ANGEHÖRIGEN UND DIE NEUE ROLLE DES SOZIALDIENSTES

Weiterhin rückten im Verlauf der Frühphase der Pandemie Angehörige von Covid-19-Patienten verstärkt in den Blickpunkt, wie der befragte Arzt für Psychosomatik erzählt. Die von ihnen erlebten Belastungen (Unsicherheit über Infektionsstatus, Behandlungsaussichten und nicht zuletzt das eigene Infektionsrisiko) erzeugten weitere Probleme für das Versorgungsgeschehen. Um einem möglichen Ansturm bei der Kontaktaufnahme (telefonische Anfragen oder das direkte Aufsuchen vor Ort) und damit einhergehenden Infektionsrisiken und Personalbelastungen vorzubeugen, sei beschlossen worden, den *Sozialdienst* in das Prozessgeschehen verstärkt zu integrieren. Dieser richtete einen Telefondienst für Angehörige ein, erstellte Informationsmaterialien und übernahm eine entlastende *Scharnierfunktion* bei der poststationären Anschlussversorgung. Letzteres war doppelt herausfordernd: Covid-19-Patienten, die keiner intensivmedizinischen Betreuung mehr bedurften, sollten so schnell wie möglich das Bett für neu ankommende Infizierte frei machen. Andererseits waren diese Patienten häufig noch behandlungsbedürftig und infektiös, so dass der Sozialdienst Einrichtungen finden musste, die in der Lage und willens waren, Covid-19-Infizierte unter den gegebenen Hygiene- und Infektionsschutzmaßnahmen aufzunehmen. Gleichzeitig musste die Überführung nicht zuletzt im Einvernehmen mit den Angehörigen vollzogen werden. Der Sozialdienst wurde zu einer Covid-19-Schnittstelle ausgebaut und übernimmt hier koordinative Aufgaben, die sonst in der Regel der ärztlichen wie pflegerischen Stationsleitung bzw. dem dezentralen Patientenmanagement obliegen.

ZUSAMMENARBEIT MIT EXTERNEN GESUNDHEITS-EINRICHTUNGEN

Nicht nur innerhalb des Krankenhauses, sondern auch in der Vernetzung zu externen Gesundheitseinrichtungen haben Veränderungen stattgefunden. Das Krankenhaus, in dem der Facharzt für Innere Medizin arbeitet, ist beispielsweise ein »koordinierendes Krankenhaus«, das positive Fälle und Verdachtsfälle aufnimmt, behandelt und stabile Patienten »so schnell wie möglich in ein peripheres Haus verlegt [...] damit wir immer Platz für neue und schwere Fälle haben«. Um den Versorgungsauftrag auszufüllen, wäre man »auf diese wirklich gut funktionierende Zusammenarbeit mit anderen Häusern angewiesen«.

Aber nicht nur die Zusammenarbeit zwischen Krankenhäusern ist ein wichtiger Bestandteil des Netzwerks, sondern auch die neu entstandene Zusammenarbeit mit den Gesundheitsämtern bei der Nachverfolgung von Patienten und Infektionsketten. Diese werde auch zukünftig »Früchte tragen«, ist die Notfallmedizinerin überzeugt. Andererseits mangele es ihrer Meinung nach aber nach wie vor an einer »sektorenübergreifenden Versorgungspraxis«. Während der Pandemie sei der ambulante Sektor, bis auf eine partielle Unterstützung bei Massentestungen in einer Mehrzweckhalle durch (zumeist pensionierte) niedergelassene Kollegen, noch kein echter Kooperationspartner gewesen. Dort bestehe noch »viel Luft nach oben«, wie die Befragte resümiert.

FAZIT: NEUE BEZIEHUNGSSTRUKTUREN UND DAS KRANKENHAUS ALS ANPASSUNGSFÄHIGES NETZWERK?

Betrachtet man die Ergebnisse unserer Interviews, ist auffällig, wie weitreichend die Änderungen durch die Covid-19-Pandemie in deutschen Krankenhäusern gehen. Ökonomische Zwänge werden suspendiert, zentrale Aufnahmezentren ins Leben gerufen und geschäftsführende Aufgaben kurzerhand an die ärztliche Leitung übertragen.

Darüberhinausgehend ist überraschend, dass recht unbürokratisch neue Formen der interdisziplinären Zusammenarbeit ins Leben gerufen werden. Chirurgische Pflegekräfte werden intensivmedizinisch eingesetzt, Kollegen der Chirurgie und Augenheilkunde vertreten die Intensivmediziner, Fachärzte der Nephrologie, Neurologie und Kardiologie tauschen sich aus, um Wissen über die neue Krankheit zu teilen und Kollegen der Inneren Medizin und der Intensivmedizin, die sich zuvor kaum gekannt haben, arbeiten mittlerweile eng zusammen. Hier dokumentiert sich das Selbstorganisationspotenzial von wissensbasierten Professionen. Ein geteilter Orientierungsrahmen (Wissensaustausch, Patienten- bzw. Versorgungsorientierung und kollegiale Zusammenarbeit) stellt die Basis für neue, interdisziplinäre Netzwerke dar.

Gleichzeitig dokumentiert sich an den Interviews, dass nicht nur ärztliches und pflegerisches Personal, von Politik und Medien als ›systemrelevante Berufe‹ eingestuft, für das Funktionieren der Anpassungsleistungen bedeutend sind. Auch ›fachfremde‹ Berufsgruppen übernehmen zentrale Rollen in der Koordination. Beispielsweise nimmt der Sozialdienst eine zentrale Koordinationsinstanz hin zu den Patientenangehörigen ein, Psychologen werden Teil von Intensivteams und übernehmen die psychosoziale Behandlung von Ärzten und Pflegekräften und Organisationsteile wie die Unternehmenskommunikation koordinieren den Prozess der projektbasierten Vernetzung zwischen den Berufsgruppen.

Schließlich zeigt sich anhand der Interviews, dass die patientenbezogene Kooperation zur Krankenhausumwelt an Bedeutung gewinnt. Krankenhäuser und andere Gesundheitseinrichtungen müssen miteinander kooperieren, um die lückenlose Versorgung von erkrankten Patienten aufrecht zu erhalten. Marktgetriebene Konkurrenzbeziehungen zwischen Gesundheitseinrichtungen werden damit in Frage gestellt.

In Folge der neuen Vernetzungen erfolgt die Anpassung an die Erfordernisse der Krise recht schnell und anlassbezogen. Voraussetzung für eine solche Form der Koordination ist die Suspendierung bürokratischer und ökonomischer Vorgaben. Nur dadurch wird quasi ein Raum geschaffen, in dem spontane Vernetzung und iterative Problemlösung ermöglicht wird. Das bedeutet, dass Strukturänderungen erst dann gelingen können, wenn die Voraussetzungen dafür geschaffen sind. Im Normalbetrieb kostet der Austausch Geld, bzw. ist aufgrund der Organisationsstruktur gar nicht vorgesehen. Nun aber nachdem die Krise bürokratische und ökonomische Zwänge suspendiert hat, entstehen neue Verbindungen, eine neue Netzwerkstruktur, welche auch in Zukunft für Problemlösungen genutzt werden kann.

Betrachtet man die Ergebnisse aus den Interviews, kann von einem sich herausbildenden *anpassungsfähigen Netzwerk* gesprochen werden, in dem die Herausforderungen bislang gut gemeistert worden sind. Und die positive Resonanz aus den Interviews zu all den Änderungen spricht dafür, dass Ärzte und Pflegekräfte, die unter dem ökonomischen und bürokratischen Druck gelitten haben, gerade in der Krisensituation *zu sich finden.* Allerdings dokumentiert sich am »sich in Position bringen« bereits, dass die ökonomischen Zwänge wieder zu greifen beginnen. Man traut dem Frieden nicht und fragt sich schon, was nach der Krise passiert. Ob das Krankenhaus somit aus der Krise lernt und sich stärker in Richtung eines bedarfsorientierten Versorgungsnetzwerkes entwickelt, also die Krankenhaus- und Professionsgrenzen ein Stück weit transzendiert, oder bürokratische und ökonomische Muster das Geschehen wieder primär bestimmen, wird die Zukunft weisen.

SOCIAL DISTANCING UND DIE PERSÖNLICHEN BEZIEHUNGSNETZE VON PATIENTEN IN DER PSYCHOTHERAPIE: VIER FALLBERICHTE

Holger von der Lippe, Andrea Goll-Kopka, Christoph Klein, Olaf Reis und Ulrike Röttger

---

Dass persönliche Netzwerke etwas mit physischer und psychischer Gesundheit zu tun haben, ist seit längerem bekannt und wird seit einiger Zeit systematisch beforscht.[1] Der Begriff des ›Netzwerks‹ fungiert hierbei in den Sozial- und Gesundheitswissenschaften als eine Art Rorschach-Test, in dem jeder Betrachter etwas Anderes entdecken kann: Persönliche Beziehungsnetze (z.B. Freundes-, Bekannten- oder Kollegenkreise), Nachbarschaften (in denen z.B. Einrichtungen oder Personen lokale Möglichkeiten bieten), vernetzte Organisationen (z.B. die regionalen Versorgungsnetze der Gesundheitsfürsorge) oder Infektionsnetzwerke, in denen direkte Kontakte zur Weitergabe von Krankheitserregern führen können, werden im Gesundheitskontext mit dem Netzwerkbegriff beschrieben und mit den Methoden der Netzwerkanalyse untersucht.[2]

Solche Netzwerke können an den unterschiedlichsten Stellen einer hypothetischen Kausalkette mit der Gesundheit und dem Gesundheitsverhalten von Personen verknüpft sein. Sie können eine *ursächliche* Bedeutung einnehmen, etwa wenn ein Erreger erst über ein Kontaktnetzwerk den Weg zum Patienten findet oder wenn bestimmte Verhaltens-›Moden‹ im Netzwerk kursieren, die auf die Gesundheit des Einzelnen einwirken (z.B. vegane Ernährung, Yoga). Netzwerke können sich aber auch erst *in Folge* eines Gesundheitsphänomens markant verändern, wenn beispielsweise aufgrund einer Erkrankung ein Umzug des Patienten notwendig wird und/oder wenn durch eine Erkrankung erst neue Beziehungen entstehen oder alte Beziehungen abbrechen (das bekannte ›Neu-Sortieren‹ von Kontakten nach einer Diagnose: *network change* oder *churn*).[3] Und schließlich fungieren Netzwerke bisweilen auch als relevante *Begleitmusik* (Konkomitante) eines Gesundheitsphänomens, etwa wenn das Umfeld einem Patienten mit Rat

C. Stegbauer und I. Clemens (Hrsg.), *Corona-Netzwerke – Gesellschaft im Zeichen des Virus*, https://doi.org/10.1007/978-3-658-31394-4_15

und Trost zur Seite steht; was dann hilfreich sein kann, wenn die richtige Unterstützung gegeben wird – sonst nicht.

Dieses Kapitel widmet sich den persönlichen *Beziehungsnetzen von Patient*innen im Kontext von psychotherapeutischen Interventionen* aus der Sicht von Forscher*innen und Therapeut*innen. Es stellt in Form persönlicher Erfahrungsberichte die subjektiven Erfahrungen der Autor*innen mit ihren konkreten Fällen klinischer Therapien in verschiedenen Kontexten psychischer Gesundheit vor.[4] Dabei erfolgte die Zusammenstellung dieser Berichte entlang keines strengen Repräsentativitäts-Kriteriums. Vielmehr ging es darum, persönliche Erfahrungen von Autoren zu erhalten, bei denen der Blick auf ihre Patienten ohnehin bereits vor Corona durch eine gewisse ›Netzwerkbrille‹ oder systemische Perspektive erfolgte und die aus diesem Grunde etwas Erhellendes über die Veränderungen dieser Netze und ihrer Effekte durch die Zeit der Kontaktsperre und des gesellschaftlichen Lockdowns berichten können.

Psychotherapie-Patienten haben – wie alle Menschen – eine Vielzahl unterschiedlicher persönlicher Beziehungen, die sie in der einen oder anderen Weise stets in eine psychotherapeutische Behandlung mit einbringen. Manchmal geschieht dies in der Therapie ganz gezielt und *direkt,* etwa wenn die systemische Therapeutin sagt: »Bringen Sie zum nächsten Termin doch bitte wichtige Personen aus Ihrer Familie oder dem engen Freundeskreis mit!« und im Folgenden konsequent dieses Netzwerksegment der Patienten mit einbezieht, z. B. in Form einer systemischen Familientherapie. Manchmal beziehen sich Therapeuten aber auch eher am Rande und *indirekt* auf das Beziehungsnetz eines Klienten, wenn man etwa fragt: »Ach, sagen Sie, mit wem außer mir haben Sie eigentlich schon einmal über Ihr Thema gesprochen, und was meinen diese Personen dazu?« Von beiden Varianten des direkten und des indirekten Netzwerkbezugs in der Psychotherapie und Psychiatrie handelt dieser Beitrag. Vier Erfahrungsberichte thematisieren den Netzwerkbezug im Vergleich *vor und nach* Corona, d. h. vor und nach der Kontaktsperre und dem gesellschaftlichen Lockdown, wobei sich die Beobachtungen deutlicher voneinander unterscheiden, als wir zunächst vermutet hatten.

Um unseren Beitrag gleich einzuordnen: Die Rede wird ausschließlich von durchschnittlichen, meist ausreichend versorgten und eingebundenen Psychotherapie-Patienten im Kindes-, Jugend- und Erwachsenenalter sowie den Veränderungen ihrer persönlichen Netzwerkbeziehungen sein. Unsere Einblicke sind dabei aber weder repräsentativ noch vollständig. Die wichtigen Bereiche extremerer sozialer Deprivation, häuslicher Gewalt oder des Opferschutzes werden nicht behandelt – nicht etwa, weil wir sie für inexistent hielten, sondern weil uns hierfür einfach die Beobachtungsmöglichkeiten fehlen. Zudem beziehen sich sämtliche Beobachtungen ausschließlich auf die ersten acht Wochen des strengen Lockdowns in Deutschland, darauf wird an mehreren Stellen des Kapitels explizit hingewiesen werden.

AKZENTUIERT DER LOCKDOWN DIE NETZWERKEFFEKTE BEI JUGENDLICHEN PATIENTEN IN DER TEILSTATIONÄREN PSYCHIATRISCHEN VERSORGUNG? (O. REIS)

Diese persönlichen Beobachtungen stammen aus zwei Jugendlichen-Stationen einer Universitätspsychiatrie in Mecklenburg-Vorpommern. Dort werden unter Normalbedingungen im vollstationären wie tagesklinischen Setting junge Menschen zwischen 12 und 21 Jahren behandelt, die das gesamte Spektrum psychiatrischer Diagnosen jener Altersgruppe mitbringen: von einer milden depressiven Verstimmung bis hin zu wahnhaften Psychosen. Mit den verschärften Hygienebedingungen musste eine Tagesklinik, die neben einer Kinderonkologie lag, vorübergehend geschlossen werden, während eine andere – ländlich isoliert gelegene – offen bleiben konnte. Der stationäre Betrieb blieb während der gesamten Lock-Down Phase erhalten und musste an die neuen Regelungen, z. B. bei Elternbesuchen, angepasst werden. Dennoch mussten einige Patient*innen auf die tagesklinische Betreuung für etwa einen Monat verzichten.

In einer besonderen Patientengruppe fielen mir als Forschungskoordinator dieser Einrichtung – über die regelmäßigen Gespräche mit den Therapeuten oder den Patienten selbst vermittelt – schon seit geraumer Zeit deutliche Effekte *der persönlichen Beziehungsnetze* im Zusammenhang mit der Behandlung auf. Bei dieser besonderen Patientengruppe handelt es sich um die sogenannten ›Selbstverletzer‹ oder ›Ritzer‹,[5] d. h. Patienten, die sich vorsätzlich Schnitte meist an Beinen oder Armen zufügen. Diese Patienten sind häufiger weiblich als männlich, häufiger nicht-suizidal als suizidal und stylen sich oft entlang von Codes aus der *Emo-Szene* (Piercings, schwarze Kleidung, gefärbte Haare).

Diese Patientinnen bringen in Bezug auf das Thema dieses Kapitels eine ganz besondere Art von Beziehungsnetzen mit, wenn sie die tagesklinische Behandlung antreten. Es fällt auf, dass diese Jugendlichen häufig seltener in statistisch *alterstypische* Beziehungsnetze eingebunden sind: Kontakte zur Herkunftsfamilie sind vergleichsweise selten oder liegen gar nicht vor, und in übliche andere Beziehungskontexte dieser Altersgruppe (z.B. Schule, Vereine) sind diese Patientinnen selten eingebunden. Stattdessen leben sie häufiger in betreuten oder unbetreuten WGs. Viele Sozialkontakte werden bevorzugt in der eigenen ›Ritzer-Szene‹ gepflegt, und hier spielen Online-Gruppen oder Foren häufig eine sehr bedeutsame Rolle (*Online Social Networks, ONS*). Diese sozialen Netzwerke reichen über die direkten Kontakte vor Ort hinaus und überwinden so die oft therapeutisch gebotene Separierung von Teilen des Netzwerks von der Therapie.

Bereits vor dem Corona-Lockdown spielten diese (geschlossenen oder öffentlichen) Online-Gruppen von meist 3–10 Personen mit selbstverletzenden Verhaltensweisen für die Patientinnen eine große Rolle. Es schien, dass diese *Online Social Networks* besonders für vulnerable Mädchen wie eine Art Brandbeschleuniger der Symptomatik fungieren können. Angesagte mediale Vorbilder (Stichworte: Billie Eilish, »Tote Mädchen lügen nicht«) formen Stereotype über den coolen Umgang mit und Ausdruck von Weltschmerz, tiefem Seelenleid oder Todessehnsüchten. Hier wird über die Online-Gruppen ein bestimmter Kleiderstyle und Ausdruck (bis hin zu mimischen und gestischen Modellen) propagiert und interaktiv verbreitet, in welchem am Rande dann auch suizidale oder parasuizidale Handlungen angedeutet oder gezeigt werden. Der Austausch mit Anderen (und das sind häufig die Leidensgenossinnen) über die eigene Person, über das Zufügen von Schmerzen und Verletzungen, aber auch über die Erfahrungen in der Psychotherapie (mit Therapeuten und Mitpatientinnen) findet – bezogen auf die Therapie – über das Smartphone gewissermaßen in Echtzeit statt oder zeitlich nur recht knapp versetzt.

Aus therapeutischer Sicht unterläuft dieses *Online Social Networking* zunächst einmal ein Grundprinzip jeglicher Klinik,[6] nämlich das Herauslösen eines Patienten aus seiner Umwelt, deren Einfluss häufig Teil des Problems ist. Die Idee des Unterbrechens von (teilweise problematischen) Kontakten eines Patienten,[7] was in vielen Bereichen psychiatrischer Therapie eine Relevanz besitzt, kann in diesem Fall kaum noch mit realistischer Aussicht auf Erfolg umgesetzt werden. Die Online-Gruppenmitglieder sitzen auch in der Gruppentherapie zum Teil gleich nebeneinander und das gesamte Forum ist unmittelbar vor und nach der Therapie mit dabei. Therapeutinnen berichten, dass sie es zunehmend mit einer »gemischt offline-online Gruppentherapie« zu tun hätten.

Vor Corona waren sowohl positive als auch negative Effekte dieser *Online Social Networks* für die Therapie festzustellen. Auf der positiven Seite ist hier zu nennen, dass gute Therapieerfahrungen des Einzelpatienten rasch geteilt und durch das Netzwerk bekräftigt werden konnten, sodass sich auch weitere Selbstverletzerinnen als Patientinnen in der Klinik meldeten (Schneeball-Effekte). Daneben war es möglich, dass der Anblick von Verletzungsfotos Anderer auch zu einer Spannungsreduktion bei den Betrachterinnen führen konnte, womit die Wahrscheinlichkeit einer eigenen Selbstverletzung sogar kurzfristig gesenkt werden konnte. Auf der negativen Seite der Effekte des *Online Social Networkings* im Selbstverletzungskontext konnten dieselben Fotos allerdings auch zu einem fatalen Wettbewerb der Patientinnen untereinander um ›Erfolge‹ hinsichtlich Häufigkeit und Tiefe des Ritzens führen. Im Sinne eines *Groupthink* solcher Foren und Gruppen konnten so bisweilen auch weniger hilfreiche geteilte Überzeugungen entstehen, dass Therapien beispielsweise nutzlos seien oder neue Selbstverletzungen ausprobiert werden sollten.

Über die Netzwerkfolgen der *sozialen Kontaktsperre und Schließung der tagesklinischen Betreuung* im Selbstverletzungskontext in der klinischen Forschung ist freilich noch nichts bekannt. Meine Hypothese geht daher von der Theorie der *Akzentuierung* aus, d.h. der These, dass kritische Lebensereignisse (wie sie soziale Isolation, plötzliche Krankheitsängste oder abrupte Therapieunterbrechungen nun einmal darstellen)[8] dazu führen, dass Unterschiede zwischen Individuen, die bereits zuvor bestanden, weiter verstärkt (d.h. akzentuiert) werden. Für unseren Fall könnte dies bedeuten, dass sich die selbstverletzenden Patientinnen noch stärker als zuvor in ihre Online-Netzwerke zurückziehen und dass das, was vor Corona für sie dort bereits wichtig war, nun noch wichtiger wird. Das könnte dann etwa bedeuten, dass diejenigen, die in den *Online Social Networks* vor allem einen Spannungsabbau durch den Austausch erlebten, dies auch unter Corona intensivieren, während diejenigen, bei denen der Wettstreit um möglichst dramatische Handlungen im Vordergrund stand, auch dies verstärkt verfolgen. Eine Akzentuierung durch Netzwerkeffekte würde hier gleichsam dem Matthäus-Prinzip folgen, d.h. dass vor allem derjenige profitiert, dem es auch zuvor schon besser ging.

Im Mittel beobachteten wir während der ersten Wochen der Kontaktsperre und des Lockdowns allerdings weder zu- noch abnehmende Fallzahlen in der akutpsychiatrischen Notaufnahme. Da auch suizidale oder parasuizidale Handlungen von Ritzerinnen hier mitunter eintreffen, könnte es ein erstes Indiz dafür sein, dass sich – bei aller unzweifelhaften Seelennot der Patientinnen – die positiven wie negativen Effekte der *Online Social Networks*, die die zentralen Beziehungsnetze der Patientinnen darstellen, hier tatsächlich die Waage halten könnten: Im Mittel kämen hypothetisch also weder mehr noch weniger Ritzerinnen in die Notaufnahme. Wenn es (natürlich nur gegen eine Einverständniserklärung der Beteiligten) zukünftig einmal forschungsseitig möglich wäre, die Chatverläufe in diesen Foren und Gruppen mit dem individuellen Erleben und Verhalten der Akteure während der Krise in Beziehung zu setzen, wüsste man diese Frage um einiges genauer zu beantworten – und diese Netzwerkeffekte für die jugendpsychiatrische Behandlung möglicherweise auch mit Gewinn nutzbar zu machen. Natürlich kommen auch diverse andere Erklärungen in Frage, die es alle zu untersuchen gälte – z.B. durch die Pandemie veränderte Muster der Kontaktaufnahme zu klinischen Einrichtungen durch »signifikante Andere«.

SOCIAL DISTANCING ALS ENTLASTENDE UND BEZIEHUNGSSTÄRKENDE ERFAHRUNG IN DER AMBULANTEN SYSTEMISCHEN KINDER- UND JUGENDLICHEN-PSYCHOTHERAPIE (CH. KLEIN)

Die folgenden Reflexionen über die Effekte von Corona auf die Beziehungsnetze psychiatrisch oder psychosozial auffälliger Kinder und Jugendlicher stammen aus einer psychotherapeutischen Praxis in Berlin. Dort werden schwerpunktmäßig Kinder und Jugendliche im Alter zwischen 6 und 16 Jahren mit der gesamten Bandbreite internalisierender (u.a. Angst, Depression) und externalisierender oder herausfordernder Verhaltensauffälligkeiten (u.a. Gewalt, Sachbeschädigungen) behandelt. Dem systemischen Ansatz gemäß werden von Beginn an immer auch die Eltern, Familienmitglieder oder bestehende Helfersysteme für den therapeutischen Auftrag berücksichtigt und in unterschiedlichen Settings wie Unterstützertreffen, Mehrfamiliengruppen oder Familienskulpturarbeit aktiv einbezogen.[9] Die Einbindung von Menschen aus dem sozialen Netzwerk in die Intervention bei jungen Klienten betrachte ich in meiner therapeutischen Tätigkeit als unverzichtbar. Im ersten Elterngespräch beschreibe ich Therapie gerne auch als Gemeinschafts- oder Netzwerkaufgabe.

Zum Netzwerk gehören für mich dabei sowohl reale Beziehungspersonen als auch bedeutsame Akteure in Institutionen (quasi bi-modale Netzwerke). Damit meine ich nicht nur, dass das Jugendamt als Instanz zur Überweisung und Kostenübernahme eine Relevanz besitzt. Vielmehr stehen immer auch die personalen wie die institutionellen Netzwerke meiner Klienten als *wichtige Problem- und Lösungskontexte* im Zentrum meiner Aufmerksamkeit. Beispielsweise sucht das Elternsystem in den meisten Fällen Hilfe für die Bewältigung der Elternfunktionen und des Familienalltags. Mehr als die Hälfte meiner Klienten und ihrer Familien erleben Hilflosigkeit und Überforderung angesichts der Herausforderungen familialer Organisation in Patchwork-Konstellationen und/oder konfliktreichen Trennungssituationen, und mitbetroffen davon ist immer auch das erweiterte Familiennetzwerk.[10] Aber auch Vor-Ort-Besuche in der Schule oder in Schulersatzprojekten sind sinnvoll, um die dortigen Leistungserwartungen mit den Möglichkeiten der Klienten in Einklang zu bringen. Und natürlich sind die Peer-Netzwerke der Klienten ebenfalls ein wichtiges Thema in der Therapie, sei es, weil sie als mobbende und belastende Cliquen eine Rolle spielen oder weil sie als unterstützend und hilfreich erlebt werden.

Dieses gleichzeitige Eingebunden-Sein in jeweils anforderungsreiche und unterschiedliche Kontexte (in heterogene Netzwerksektoren, würde man in der Sprache der Netzwerkanalyse sagen), die häufig eher als belastend und weniger als unterstützend wahrgenommen werden, war vor Corona kennzeichnend für meine Klienten. Durch die behördlich verhängte Kontaktsperre ergaben sich daher auch merkliche Veränderungen in den ›sozialen Anforderungsnetzen‹ für die Klienten, die ich gut beobachten konnte, da ich als Therapeut explizit von den sozialen Kontaktverboten ausgenommen und von mir sogar erwartet wurde, Termine stattfinden zu lassen, was auch geschah. Die zwei auffälligsten von mir beobachteten Merkmale waren das der *Entlastung* und der *Unterbrechung starrer Verhaltensmuster* im engeren und erweiterten Lebensumfeld der jungen Klienten. So wurden Leistungserwartungen der Institution Schule neu definiert und meist deutlich reduziert. Durch die Schulschließungen entfielen die alltägliche Konfrontation und die Konfliktherde mit dem sozialen Milieu ›Schule‹ von heute auf morgen. Schulische Aufgaben wurden dann in der Familie auf ungewohnte Weise – eher kreativ als streng nach Plan – bearbeitet, und wenn überhaupt gab es nur noch sehr ausgewählten Kontakt mit Freunden, sodass auch diese ausschließlich als unterstützend empfunden werden konnten. Der Großteil meiner Klienten wirkte während des Lockdowns entspannter und symptomärmer. Eine Mutter brachte es auf den Punkt, indem sie über ihren Sohn sagte: »Für ihn könnte immer Corona sein!«

Fraglos waren die meisten Familien durch das erhöhte Maß an Selbstorganisation und das Zurück-geworfen-Sein auf den eigenen Haushalt in der Zeit der Kontaktsperre auch stärker gefordert und belastet. Die hauptbetreuenden Elternteile berichteten von neuen An- bzw. Überforderungen zwischen Berufstätigkeit, Hausaufgaben- und Kinderbetreuung. Eltern erzählten davon, sich häufiger zu streiten und abends deutlich erschöpfter zu sein. Aber auch das konnte Neues bewirken: Für alle überraschend sprach beispielsweise ein bisher scheinbar wenig einsichtiger 9-jähriger Junge dem Vater seine Anerkennung dafür aus, dass er seine Wutausbrüche bisher gut aushalte. Ein 12-Jähriger mit vaterseitigem und eigenem hohen Leistungsanspruch klagte überraschend einsichtig über den Zustand der verloren gegangenen Strukturierung seines Alltags und darüber, sich deshalb zu sehr von Computerspielen hinreißen zu lassen. Beim Zuhören war der kindliche Spaß, den er dabei hatte, deutlich zu spüren.

Mit systemischem ›Netzwerk-Blick‹, welcher die Wirkung von Unterbrechungen bisheriger Verhaltensmuster ohnehin neugierig betrachtet, war offensichtlich, dass durch die abrupten Netzwerkveränderungen auch neue Arrangements in der Familienorganisation notwendig waren und zum Tragen kamen. Beispielsweise schätzten Eltern durchaus die Erfahrung, über mehr Zeit für sich und die Kinder zu verfügen, da z. B. die Fahrzeiten zu Großeltern, Vereinen und Schulen wegfielen. Aus gegebenem Anlass entstanden dann neue Rituale im Tagesablauf für Spiel-, Essens- und Pausenzeiten. Handynutzung und Bildschirmzeiten wurden neu verhandelt. Ein Vater gab seinen Kindern die Aufgabe, täglich eine Tierdokumentation zu schauen, und viele entschieden sich nun doch für das lang diskutierte Netflix-Abonnement für gemeinsame Filmabende.

In dieser Ausnahmesituation übernahmen viele Erwachsenen tatsächlich wieder mehr die ›Kapitänsrolle‹ oder ›Ankerfunktion‹[11] in den Familien und konnten dadurch von ihren Kindern stärker als präsente und handlungsfähige Eltern wahrgenommen werden – zweifellos ein erfreulicher familientherapeutischer Effekt im Sinne familiärer Bindungen und Resilienz. Und es kam ebenso vor, dass sich Eltern, die bisher kaum nach Unterstützung fragten, jetzt überwinden konnten, Hilfe und Unterstützung anzunehmen, sei es von Freunden, Familienangehörigen oder auch Ex-Partnern. Zusammengenommen waren all dies für meine Klienten positiv zu bewertende Erfahrungen, die ihre persönlichen Beziehungsnetze eher stärkten. In dieser Hinsicht ist das *Social Distancing* in seiner Wirkung vergleichbar mit einer Paradoxen Intervention in der systemischen Therapie: Durch das Verordnen einer Kontaktsperre haben Beziehungserfahrungen an neuer Bedeutung gewonnen.

Zur Einordnung muss natürlich gesagt werden, dass hier an keiner Stelle die Rede von kindeswohlgefährdenden Kontexten war. Für die in meinem Arbeitsbereich vor allem unter persönlichen, familialen und/oder schulischen Belastungen leidenden Klienten war der zweimonatige Corona-Lockdown, den ich bislang beobachten konnte, in den allermeisten Fällen also eine zwar anforderungsvolle, aber eben auch entspannende und reorganisierende Zeit, in der sie von den Effekten auf ihr soziales Umfeld überwiegend profitierten. Es ist nicht vorhersehbar, wie sich die hier beschriebenen Auswirkungen auf längere Sicht weiterentwickeln. Vermutlich wird aber eine Erinnerung an eine kollektive Erfahrung bleiben, dass niemand allein und wir alle betroffen waren und dass der Umgang mit der neu empfundenen Ungewissheit immer auch eine Gemeinschafts- bzw. Netzwerkaufgabe ist.

SOCIAL DISTANCING UND PATIENTENNETZWERKE IN EINER MULTIFAMILIENTHERAPEUTISCHEN KINDER- UND JUGENDLICHEN-TAGESKLINIK (U. RÖTTGER)

Diese Beobachtungen stammen aus dem Kontext einer kinder- und jugendpsychiatrischen sowie psychotherapeutischen Tagesklinik in einer sachsen-anhaltinischen Universitätsklinik, in der ich als systemische Familientherapeutin und Oberärztin den multifamilientherapeutischen Behandlungsansatz als Baustein in die tagesklinische Behandlung integriert habe.[12] Die Patienten werden im gesamten Altersbereich von 3 bis 18 Jahren behandelt, die typischen Probleme und Störungsbilder reichen von dysregulierten Affektstörungen in der frühen Kindheit, Entwicklungs- und Schlafstörungen, Trauma-Belastungs- und Deprivationsstörungen über Schulangst, Mobbing, Identitätskrisen, Ängste, Spielsucht, depressive Verstimmungen und Essstörungen bis zu aggressivem, impulsivem und selbstverletzendem Verhalten im Jugendalter. Der Baustein der Multifamilientherapie bedeutet hierbei, dass wir während der tagesklinischen Behandlung mit den Eltern und/oder anderen Familienangehörigen, die für die Erziehung verantwortlich sind, in Form von Multifamiliengruppen wöchentlich arbeiten und sie so aktiv in die Therapie der Kinder und Jugendlichen einbezogen werden. Dabei haben wir es mit sehr unterschiedlichen Familienkonstellationen zu tun, überzufällig häufig sind es nach wie vor alleinerziehende Mütter, die an den wöchentlichen Gruppen teilnehmen und sehr von der Vernetzung und Unterstützung mit den anderen Eltern der MFT-Gruppe profitieren. Aufgrund der behördlichen Kontaktsperre musste die tagesklinische Station während des Corona-Lockdowns geschlossen werden. Die Patienten wurden nach Hause entlassen, und wir hielten therapeutenseitig einmal pro Woche telefonisch sowie bei Bedarf notfallmedizinisch Kontakt zu ihnen.

Bereits vor Corona waren die Beziehungsnetze der jungen Patienten und ihrer Familien ein zentraler Aspekt des gruppen- und familientherapeutischen Ansatzes. Wir beobachteten bei der Aufnahme der Familien – in einer stark verknappenden Typologie – zwei Haupttypen von Beziehungsnetzen: Einerseits gibt es in unserem Behandlungskontext Familien mit sehr kleinen bis inexistenten Unterstützungsnetzen, weil sich die Familie vor der Aufnahme beispielsweise aus Scham über ihre Probleme oder aus dem erlebten Unverständnis des Umfeldes heraus sozial sehr stark zurückgezogen hatte. Andererseits gibt es aber auch die expansiveren Familien, bei denen im Beziehungsnetzwerk ein ständiges Kommen und Gehen zu herrschen scheint und die vor lauter ›Einbindung‹ in Nachbarschaften, Leidensgenossen oder Familie und Freunde manchmal kaum zu wissen scheinen, wo ihnen »der Kopf steht«. Beide Netzwerktypen erscheinen zunächst als nicht immer vorteilhaft für die jungen Patienten, die in diesen leben, und so profitieren unter Normalbedingungen beide meist von der neuen therapeutischen Gruppenkonstellation, die ihnen durch die tagesklinische Behandlung und im Rahmen der Multifamilientherapiegruppen angeboten wird.

Denn zum einen entsteht für die Patienten und ihre Familien auf Station und unter Normalbedingungen ein neues Kontaktnetzwerk, in dem sich verlässlicher, spezifischer und therapeutisch angeleitet über die Belange ihrer Kinder ausgetauscht werden kann, als es zuvor üblich war. Virtuelle Gruppen übernehmen für diesen Austausch auch jenseits des Stationssettings eine zentrale Funktion. Zum anderen haben wir aber auch die Beobachtung gemacht, dass im erfolgreichen Fortgang der Therapie das ›Mikro-Netzwerk‹ der eigenen Familie im Hinblick auf Ressourcen und Grenzen deutlich stärker betont und wahrgenommen wird. Im Laufe der Therapie findet für die meisten Familien somit – in netzwerkanalytischen Begriffen ausgedrückt – eine Hierarchisierung und Zentralisierung der Kernfamilie als Netzwerksegment mit der höchsten Kohäsion statt, und auch das Grenzmanagement zwischen den Netzwerk-Segmenten wird verbessert.[13] Dies ist für beide Familientypen ein durchaus sehr positiver therapeutischer Effekt. Von einigen wenigen Ausnahmen abgesehen profitieren die Familien (und darüber auch die jungen Patienten) von diesen Netzwerkveränderungen der Therapie erheblich.

Diese therapeutisch angeleiteten ›Netzwerkinterventionen vor Ort‹ verschwanden durch den abrupten Lockdown von heute auf morgen vollständig – und wurden doch von den Patienten, wie wir erfahren haben, eigenständig und meist per Online-Gruppen und Telefon fortgesetzt, teilweise sogar intensiviert. Gespräche zwischen den Patientenfamilien wurden im Privaten abgehalten, und unserer Wahrnehmung nach waren diese ganz überwiegend positiver Natur für die Familien. Die höhere Selektivität dieser Netzwerkkommunikation schien sich durchweg hilfreich auszuwirken. Denn unseren Beobachtungen zufolge hatte die Zeit des Lockdowns wenige negative und dafür recht viele neutrale oder positive Effekte für die Patienten und ihre Netzwerke.

Viele Kinder erhielten zuhause so viel Aufmerksamkeit wie noch nie zuvor (siehe oben zum ›Mikro-Netzwerk‹ der eigenen Familien), und insgesamt war das gesamte Problemverhalten spürbar rückläufig. Am deutlichsten war dies bei den Patienten zu beobachten, bei denen soziale Kontaktstörungen und Diagnosebilder aus dem Autismus-Spektrum vorlagen: Diese Patienten waren regelrecht ›glücklich‹ über die Ausnahmezeit. Allerdings öffnete diese Erfahrung, gemeinsam mit den eigenen Kindern den Schulalltag zu bewältigen, so manchen Eltern auch die Augen, was die Probleme im Lernverhalten ihrer Kinder anging. Einige verstanden auf einmal die Probleme mit den Lehrern und der Schule auf eine ganz neue Weise. Sobald die Schule mit den Leistungsanforderungen als Stressor wegfällt, kommt es generell bei Jugendlichen mit psychischen Problemen zu einer ›Spontanheilung‹, was wir auch häufig zu Beginn der Sommerferien beobachten. Doch ließ diese anfangs durchaus willkommene Entlastung auch schnell nach und die Sehnsucht nach Kontakt und Austausch mit anderen Jugendlichen in der Schule wurde sogar mit dem Wunsch verbunden, doch endlich wieder in die Schule gehen zu können.

Selbst bei den kinder- und jugendpsychiatrischen Notfallaufnahmen, die in den ersten zwei Monaten des Lockdowns weder häufiger noch seltener als zuvor vorkamen, waren positive Effekte zu bemerken. Der gemeinsame Grund für diese Entwicklungen schien uns im Behandlerteam tatsächlich die Kontaktsperre zu sein: Die meisten Eltern waren präsenter, da die schulischen oder sonstigen Kontakte und Leistungsanforderungen für die Familie reduziert waren. Auch die Mitarbeiter der Jugendämter waren besser zu erreichen. Für die Notaufnahmen und die wenigen verbliebenen stationär behandelten Jugendlichen führte das strikte Besuchsverbot (bis auf die Eltern) zu einer deutlichen Reduktion des Beziehungs- und Gesprächsstresses für die jungen Patienten, da so auch die häufig belastenden Besucher fernblieben; was wiederum mit den nicht immer nur unterstützenden Netzwerksektoren zusammenhängt, die Jugendlichen häufig ›mitbringen‹.

Auch ich möchte einschränken, dass diese Beobachtungen hier ausdrücklich aus den ersten acht Wochen der Kontaktsperre und aus dem teilstationären Bereich von Patientenfamilien stammen, die wir bereits in Behandlung hatten und die den Kontakt zu uns meist fernmündlich oder per

Videotelefonie aufrecht hielten. Ich kann keine Aussage über die Veränderungen bei Familien treffen, die wir nicht erreichen. Und auch hier wird die weitere Entwicklung natürlich abzuwarten sein.

SOCIAL DISTANCING UND BEZIEHUNGSNETZE IN DER AMBULANTEN ERWACHSENEN-PSYCHOTHERAPIE MIT KÖRPERLICH ERKRANKTEN RISIKOPATIENTEN (A. GOLL-KOPKA)

Meine Eindrücke zu den Veränderungen in den Beziehungsnetzen von Patienten stammen aus einer psychotherapeutischen Kassenpraxis in Baden-Württemberg, in der ich als Psychologische Psychotherapeutin in einem Schwerpunkt mit erwachsenen Patienten und/oder ihren Angehörigen arbeite, die aktuell oder vergangen einschneidende oder gar lebensbedrohliche Erkrankungen zu bewältigen haben bzw. hatten. Darunter fallen beispielsweise Krebserkrankungen, chronische Lungenkrankheiten (COPD), andere körperliche Funktionseinschränkungen oder die Auswirkungen von schweren orthopädischen oder akuten somatischen Erkrankungen. Einzelne Patienten begleite ich dabei bis in den Tod. Diese Patienten gehören vielfach zu den Risikogruppen der aktuellen Corona-Situation (z. B. durch chemotherapeutisch oder anderweitig unterdrückte Immunsysteme), und häufig haben sie über ihre körperlichen Diagnosen hinaus auch mit emotionalen traumatisierenden Stresserfahrungen in ihrer Biografie zu tun.[14]

Bereits vor dem Ausbruch des Virus und den in Baden-Württemberg vergleichsweise strengen Kontaktbeschränkungen lässt sich über die sozialen Unterstützungsnetze dieser Patienten sagen: Sie sind buchstäblich (über-)lebensnotwendig. Partner, Familienangehörige, Freunde und gute Bekannte begleiten den Weg meiner Patienten häufig über viele Jahre, sie sind für diese in vielerlei Hinsicht unentbehrlich im Behandlungs-, Reha-, Pflege- und Alltagsmanagement einer schweren akuten oder chronischen körperlichen Erkrankung. Nicht selten würden die Patienten die Informationsflut, das Gefühl des Alleingelassen-Werdens im immer spezialisierteren und personalreduzierteren Medizinsystem oder die erheblichen finanziellen Lasten durch ihre Erkrankungen ohne ihre Netze gar nicht durchstehen können. In den emotionalen Ausnahmezuständen, die die Bewältigungswege darstellen, übernehmen Netzwerkpartner fast immer die Funktion von ›Anwälten‹ oder Begleitern meiner Patienten und stehen an ihrer Seite – durch Höhen und Tiefen (gleichsam als Geleitzug im Sinne der *Social Convoy Theory*).[15]

Diese Patienten haben meiner Wahrnehmung nach vom Lockdown in keiner Form profitieren können, für mich als Therapeutin klangen die wohlmeinenden medialen Ratschläge der Anfangszeit daher fast wie Hohn: »Genießen Sie die Ruhe! Entdecken Sie neue Möglichkeiten und Hobbys!« Ganz im Gegenteil litten meine Patienten von Anfang an unter dem Wegbrechen ihrer bisherigen Netzwerke und Bewältigungsmöglichkeiten. Der Lockdown wirkte hier zudem wie eine Art Brandbeschleuniger im Bezug auf schwierige oder unbearbeitete Themen.

Die Risikopatienten empfanden die Bedrohung und den Zwang zur (Selbst-)Isolation existentiell. Eine Patientin sagte mir in einer unserer Videosprechstunden: »Bei meiner Krebserkrankung hatte ich eine intensive Unterstützung durch Familie und Freunde! Krebs ist nicht ansteckend und es gibt klare medizinische Behandlungsvorgaben. Jetzt kann ich keinen mehr direkt außerhalb meines Haushaltes sehen, bei Corona kennt man noch keine Behandlungsmöglichkeiten, und ich traue mich nicht mal mehr vor die Tür zu einem notwendigen Arztbesuch.« Die bisherigen Unterstützungsnetze wurden buchstäblich weggesperrt, die regelmäßigen Besuche beispielsweise in der großen und unterstützenden Familie oder die regelmäßigen Treffen mit Freunden in Cafés oder Sportvereinen – alles war mit einem Mal weg. Die extreme Kontaktreduktion in Nachbarschaft und Wohnumfeld (Stille!) fungierte bei einem Teil meiner Patienten sogar als ein psychologischer Trigger (Auslöser) für Rückerinnerungen oder Regressionen in frühere emotionale Ausnahmezustände oder Bindungserfahrungen, etwa wenn sie sich als Kind stark isoliert gefühlt hatten oder anderen emotionalen Vernachlässigungen ausgesetzt waren. Die abgeschnittenen Netzwerke führten somit zu Beginn der Ausgangsbeschränkungen oft auch zu Therapierückschritten oder -stagnationen, die es galt aufzufangen und zu bearbeiten, oder zu einem blockierten Weg ›zurück ins Leben‹ nach frisch überstandener Behandlung.

Trotz dieser aus psychologischer Sicht erheblichen Netzwerk-Brüche war ich positiv beeindruckt von der Offenheit und Bereitschaft meiner Patienten, sich auf neue Formen der Vernetzung wie Videosprechstunden und das Nutzen der ganzen Breite von Online-Medien oder therapeutischen Treffen in der Natur mit weitem Sicherheitsabstand – notgedrungen – einzulassen. Über das elektronische Teilen von Gesprächen, Fotos, Videos, Briefen, Gedichten, gemalten Bildern oder auch Körper- und Bewegungseinheiten mit mir als Therapeutin oder ihren relevanten, vermissten Netzwerkpartnern wird eine Stützung der verletzten und isolierten Seele versucht, die jedoch die persönliche Begegnung nicht ersetzen kann. Manche Patienten haben Partner und Kinder, mit denen sie zusammenleben und die für sie die einzigen Personen sind, mit denen sie körperliche Nähe leben können. Dies führt zuweilen aber auch zu konfikthaften Entwicklungen in der Enge der ›unausweichlichen‹ Nähe.

Die Kombination aus mehreren problematischen Faktoren (Zugehörigkeit zu Corona-Risikogruppen, Wegfallen von Netzwerken als zentrale bisherige Bewältigungsressourcen, z. T. Aktualisierung früher emotionaler Traumatisierungen) führte für diese Patienten mit schweren akuten (lebensbedrohlichen) körperlichen oder chronischen körperlichen Erkrankungen in der Zeit der Kontaktsperre und des Lockdowns überwiegend zu einer fatalen Kumulation von schwierigen Effekten, die bislang – in den ersten acht Wochen des Ausnahmezustandes – keine positive Wirkungen zeitigen. Für diese Patienten galt es also, belastende isolierende und zuweilen sehr einsame Lebenssituationen auszuhalten. Für mich als Therapeutin bedeutet(e) dies, einen kontinuierlichen, sehr verlässlichen und zu erreichenden Kontakt- und Schutzraum (incl. kreativer Lösungen in Park und Natur) zu gestalten mit allen Medien und Möglichkeiten, die uns therapeutisch zur Verfügung stehen; gewissermaßen hilfsweise fast einen gesamten Netzwerkverlust partiell zu kompensieren.

FAZIT

Die vorliegenden Berichte widmeten sich den Corona-bedingten Veränderungen in den persönlichen Beziehungsnetzen von Psychotherapie-Patienten unterschiedlichen Alters und Diagnosen aus der Sicht von Forschenden und Therapeuten. Dabei wird deutlich, wie sehr Netzwerke bereits vor Corona eine zentrale Rolle im Psychotherapieprozess spielten – und wie unterschiedlich die Einzelpatienten durch die Kontaktsperre und den gesellschaftlichen Lockdown betroffen wurden. Während die gesellschaftlichen Maßnahmen der Netzwerkkappung für die Einen (es scheint: vor allem psychisch belastete Kinder und ihre Familien) überwiegend subjektiv entlastende und reorganisierende Wirkungen mit sich brachten und für die Zweiten (es scheint für Jugendliche und junge Erwachsene) akzentuierend gewirkt haben mögen, waren sie für die Dritten (belastete und/oder traumatisierte Erwachsene aus den Risikogruppen) subjektiv eine regelrechte Katastrophe.

Man mag hier geneigt sein, an Jakob Moreno zu denken, den Entwickler der Soziometrie und des Netzwerkdenkens in der Psychotherapie. Moreno hatte bereits ab den 1920er Jahren in den Grundlagen seiner psychodramatischen Therapie postuliert, dass das seelische Wohl und Wehe von Menschen von ihren persönlichen Beziehungen sowie gesellschaftlichen Bezügen abhänge, in denen sie lebten; und insbesondere das Wehe der Menschen davon, dass sie in belastenden oder defizitären, ihnen nicht gemäßen oder wenig zuträglichen Beziehungen oder Bezügen zu leben gezwungen seien.[16] Wenn bei allen Patienten, über die wir unsere Eindrücke berichtet haben, zentrale Beziehungen und Bezüge durch Corona wegbrachen oder stark reduziert wurden, so lassen sich mit Moreno auch die unterschiedlichen Erfahrungen entlang der verschiedenen Altersphasen verstehen.

Die Fallberichte von Ulrike Röttger und Christoph Klein bringen uns ins Bewusstsein, welch enorme Beziehungs- und Bezüge-Arbeit Kinder unter Normalbedingungen jeden Tag leisten. Klassen-, Sport- oder Vereinskameradschaften, die sie vielleicht nicht immer mögen, wollen gestaltet, die zahlreichen und nicht immer konfliktfreien Familienbeziehungen gelebt und Leistungsanforderungen bewältigt werden. Sensiblere Kinder können sich so unter Normalbedingungen bisweilen geradezu ›übernetzt‹ und überfordert fühlen – ein Risikofaktor für die psychische Entwicklung. Für diese Patienten erscheint es womöglich geradezu als eine Wohltat, wenn diese ›Übernetzung‹ von außen für einige Zeit einmal gekappt wird und Raum für neue Handlungs- und Erlebensweisen entsteht.

Der Fallbericht von Olaf Reis führt uns das besondere Lebensalter der Jugend und des jungen Erwachsenenalters hinsichtlich persönlicher Beziehungen und gesellschaftlicher Bezüge vor Augen. Vernetzung ist hier zum Teil schon stärker selbstgewählt als im Kindesalter, zum Teil aber auch noch fremdbestimmt. Hier können – als Hypothese formuliert – die selbstgewählten, häufig elektronischen Kontakt- und Sympathienetzwerke in der verordneten Isolation durch Corona sowohl gesundheitsförderliche als auch gesundheitsabträgliche Entwicklungen forcieren. Dies geschieht allerdings viel stärker ›unterhalb des Radars‹ der Beobachtung durch Therapeuten, Familien oder professionellen Helfern als in anderen Altersgruppen. Hierdurch erschien die Vorhersage der tatsächlichen Effekte des Lockdowns im Vergleich am schwierigsten.

Der Fallbericht von Andrea Goll-Kopka zeigt eindringlich auf, dass wir die netzwerkkappende und subjektiv massiv belastende Seite des Lockdowns und der Kontaktsperre nicht übersehen dürfen. Hier haben wir die Erfahrungen von erwachsenen Patienten aus Risikogruppen gehört, welche trotz aller einschneidender Lebenserfahrungen *vor Corona* in selbstgewählten, hochgradig unterstützenden und wohltuenden Netzwerken eingebettet waren. Diese sozialen Möglichkeiten und persönlichen Bewältigungsmechanismen (*Coping-Stile*) wurden durch die Eindämmungsmaßnahmen quasi von heute auf morgen unterbrochen. Die Patienten wurden auf sich selbst, teilweise auf den Partner und ihre Kinder sowie zuweilen auf frühe, traumatisierende Erfahrungen zurückgeworfen, was das Wohlergehen, das ihre früheren Netzwerkbeziehungen für sie bedeutet hatten, erheblich minderte und gefährdete. Gleichwohl wird auch der hoffnungsvolle Blick auf das kompensatorische neue Nutzen von elektronischen Medien und kreativtherapeutischen Lösungen quasi als Silberstreif sichtbar.

Wir möchten abschließend noch einmal wiederholen, dass diese Fallberichte selbstverständlich keine Form von statistischer oder theoretischer Repräsentativität beanspruchen wollen oder können. Sie sind nicht mehr, aber auch nicht weniger, als persönlich-professionelle Momentaufnahmen der subjektiven Lebenswirklichkeiten meist psychisch erkrankter Menschen aus den ersten acht Wochen der verordneten Kontaktsperre und des Corona-Lockdowns in verschiedenen deutschen Bundesländern. In allen Berichten wird aber deutlich, und das ist vielleicht eine allgemein gültige Aussage, dass Netzwerke und seelische Gesundheit stärker, als man bisweilen liest, gemeinsam zu denken sind und zusammengehören.

NISCHEN IN KRISEN – FAMILIÄRE REGULATION WÄHREND DER PANDEMIE

Olaf Reis

Der folgende Beitrag widmet sich dem noch immer wichtigsten Teil des lebenslangen Beziehungsnetzes einer Person, der Familie. Für diese Beschreibung sollen einige Definitionen eingeführt werden. Wenn von einer Familie als ›System‹ gesprochen wird, dann sollten im Sinne von Ford und Lerner betont werden, dass Familien sich selbst regulieren, sich selbst konstruieren und damit lebenslang entwickeln.[1] ›Regulation‹ meint, dass z.B. Informations- oder Kapitalflüsse gelenkt werden, Konstruktion meint, dass Beziehungen gestaltet werden und z.B. bestimmt wird, wer zur Familie gehört und wer nicht. Gleichzeitig sind Familien als ›Netzwerke‹ im Sinne Vonneilichs[2] beschreibbar, d.h. als Geflechte von Beziehungen, die bestimmte Qualitäten haben. Familien sind dabei sowohl in größere Systeme als auch in größere Netzwerke eingebettet, von denen sie sich einerseits abgrenzen, mit denen sie andererseits aber auch verbunden sein müssen. Die ›Privatsphäre‹ einer Familie entsteht, indem Familieninterna von Familienexterna unterschieden werden, oder anders gesagt: Privatheit meint, dass nicht alles aus dem inneren Netzwerk nach außen dringt und nicht alles aus dem äußeren Netzwerk in das innere Netzwerk.

Die Organisation beider Beziehungsnetze, des inneren und des äußeren, und ihren wechselseitigen Zusammenhang habe ich für ostdeutsche Familien gezeigt, in denen zwei Generationen damit beschäftigt waren, die Krise nach der deutschen Wiedervereinigung zu bewältigen.[3] Der folgende Text wendet einige der damaligen Erkenntnisse auf die gegenwärtige Situation an und verknüpft sie mit aktuellen Beobachtungen zur familiären Regulation. Zur ›Regulation‹ in der Familie gehört auch die Gestaltung der Beziehung zwischen Eltern und Kindern, die immer dyadisch und reziprok, d.h. in der Zweierbeziehung, gemeinsam und wechselseitig erfolgt. Derartige Beziehungen können konflikthaft sein oder ›dysfunktio-

C. Stegbauer und I. Clemens (Hrsg.), *Corona-Netzwerke – Gesellschaft im Zeichen des Virus*, https://doi.org/10.1007/978-3-658-31394-4_16

nal‹, wenn z. B. Austauschprozesse unterbrochen werden. ›Dysfunktional‹ meint nicht unbedingt ›konflikthaltig‹, denn Konflikte sind normaler Bestandteil des Familienlebens. Vielmehr ist mit ›dysfunktional‹ gemeint, dass die Beziehung oder deren Regulation dem Ziel der Familie, dem möglichst erfolgreichen Überleben ihrer Mitglieder, entgegensteht. Langanhaltende Eltern-Kind-Konflikte haben dieses Potenzial allerdings. Die ›Funktionalität‹ einer familiären Regulation bemisst sich also an ihrem Erfolg, im Überleben ihrer Mitglieder während einer sozialen Krise beispielsweise.

In einigen Merkmalen unterscheiden sich ›Wende‹ und ›Corona-Krise‹ wenig: In hoher Dichte und Geschwindigkeit traten neue Gesetzesregelungen in Kraft. Arbeits-, Partner- und Freizeitmärkte brachen zusammen oder veränderten sich wesentlich, Millionen von Existenzen wurden und werden bedroht. Der Wohlfahrtsstaat unternimmt erhebliche Anstrengungen, die Folgen der Krise durch steuerfinanzierte Programme abzumildern, wobei die CDU/CSU damals wie heute die politische Führung innehat. Sowohl die ›Wende‹ als auch die ›Corona-Krise‹ sind Zeiten beschleunigter makrosozialer Entwicklung, wie etwa der Digitalisierung oder zunehmender Segregation. Die wichtigsten Unterschiede liegen vermutlich darin, dass das ›Chaos‹ diesmal *alle* Deutschen betrifft und die Ereignisse noch weniger planbar sind als vor 20 Jahren. Darüber hinaus hat die mediengesteuerte Verbundenheit des Einzelnen enorm zugenommen. Die Welt der Online-Beziehungen hat die traditionellen Familiengrenzen extrem perforiert und viele Sozialisationsagent*innen der elterlichen Kontrolle entzogen – trotz der geringeren räumlichen Distanzen zwischen Eltern und Kind.

Die Rahmentheorie für diesen Vergleich ist die *Individuationstheorie,* die annimmt, dass soziale Beziehungen auf den unabhängigen Dimensionen ›Verbundenheit‹ (connectedness) und ›Abtrennung‹ (separateness) beschreibbar sind.[4] Beide Konzepte lassen sich ebenso als soziale Distanzen (›Nähe‹ und ›Abstand‹),[5] aber auch als Machtdifferentiale (Fremdbestimmtheit versus Selbstbestimmtheit) darstellen. Soziale Distanzen wiederum können sowohl mit emotionalen als auch räumlichen Parametern beschrieben werden. Gesellschaften produzieren Skripte für die Balance von Verbundenheit und Abtrennung und sozialer Wandel manifestiert sich nicht selten in der Veränderung von Beziehungsskripten, also von Netzwerkorganisatoren. Beispiele für veränderte Familienbeziehungen und Individuationsskripte sind etwa die zunehmende Selbstbestimmung von Frauen und Kindern. Inwieweit die mit dem sozialen Wandel zunehmenden Selbstbestimmungen auch ›einsamer‹ machen, wird bis heute diskutiert. Die Frage, die sich damals wie heute für die Familie stellte, heißt: Bringt die Krise die Generationen weiter zusammen oder treibt sie sie auseinander? Das vielleicht wichtigste Skript der Pandemie heißt *›social distancing‹* und sollte damit die gewohnten Balancen von Nähe und Distanz zumindest räumlich erheblich verändern. Eine weitere Frage ist, wie wirksam das *›distant socialising‹*, etwa zwischen Familienmitgliedern, die nicht in einem Haushalt wohnen, traditionelle Austauschprozesse, sei es Zuwendung oder Zwang, ersetzen kann.

Doch zunächst soll eine Vergangenheit betrachtet werden, die in einigen Details immer wieder verblüffende Ähnlichkeiten mit der Gegenwart aufweist. Die autoritäre Staatsgesellschaft der DDR trachtete danach, den Abstand zwischen sich und der Familie zu verringern – und möglichst abhängige Netzwerke zu konstruieren, das heißt: Selbstregulative Prozesse innerhalb von Familien, wie etwa die Berufswahl, die Wertevermittlung oder Kindererziehung, sollten zugunsten staatlicher Präskriptionen geschwächt werden. Auf diese Übergriffe über die Systemgrenzen hinweg reagierten die DDR-Familien unterschiedlich, indem sie verschiedene ›Nischen‹ errichteten, die sie dann bewohnten. Der Begriff der ›Nische‹ wurde Anfang der 1980er Jahre von Günter Gaus für die Beschreibung der DDR-Gesellschaft verwendet[6] und meinte die Besetzung von *Rückzugsräumen*, aus denen herauszutreten, Gefahr bedeuten könne.

Solche Nischen ließen sich im qualitativen Material der Rostocker Längsschnittstudie identifizieren und als Netzwerkgestaltung außerhalb der Familie beschreiben, oder in anderen Worten: Nischen sind die ›Gestalt‹ der Beziehungen, die eine Familie mit der Gesellschaft eingeht und so ihren Privatraum absteckt. Diese Gestalt definiert auch die Grenze zwischen Familie und äußerem ›System‹, auf deren Seiten unterschiedliche Gesetze, Werte oder Austauschroutinen gelten können. Solche Gestalten und Grenzbefestigungen sind nicht selten in Familienorientierungen oder ›Familienbildern‹ gebündelt, die auch die Wahrnehmung der Umwelt durch die Familie,[7] in diesem Fall der ›Krise‹, organisieren. Derartige Familienbilder lassen sich beispielsweise auf der Dimension ›Modernität-Traditionalität‹ beschreiben. In ihnen sind nicht nur Grenzkontrollen, sondern auch Machtbalancen, Identitäten oder Netzwerkstereotype enthalten. Ein Familienbild, welches in den Interviews zur Wendebewältigung nicht selten auftrat, war das der ›Retromoderne‹ oder ›Re-Traditionalisierung‹. Diese betraf Geschlechterverhältnisse ebenso wie Skripte der Eltern-Kind-Beziehung. So gab es durchaus Frauen, die der ›DDR-Zwangsemanzipation‹ (Vollbeschäftigung, institutionelle Kindererziehung) nach 1990 den Rücken kehrten, um sich als traditionelle Mütter oder Großmütter verstärkt dem Nachwuchs zuzuwenden. Gleichzeitig waren einige

Kinder bemüht, ihre Eltern nicht allzu schnell zu ›entthronen‹, sondern sie sich und ihren Kindern als traditionelle ›Teilautoritäten‹ zu erhalten. Hier boten traditionelle Muster Orientierungen für unübersichtliche Situationen an, in denen Familien Energie sparen mussten. Mitunter waren derartige Familienbilder auch an die Nischenform gebunden. Dem Lewinschen Gedanken sozialer Topographien folgend, wurden drei Nischentypen für die DDR gefunden (Abbildung).

Separierte Nischen (in der Abbildung 1 links) waren solche, in denen die Eltern eine große Zahl von außerfamilialen Beziehungen so weit wie möglich unterbrochen hatten – sie verkehrten kaum mit der Schule, verbaten ihren Kindern, in Jugendorganisationen einzutreten, oder suchten die Freunde für sie aus. Diese Nischen beanspruchten kleinere Räume, waren weniger ›angepasst‹ (elliptisch statt eckig) als die anderen und in ihnen vermittelten Eltern fast ausschließlich eigene Werte. Nicht selten waren diese Familien entkoppelt und abgeschlossen, weil sie ein Geheimnis oder Trauma vor dem Staat zu verbergen suchten. Dafür nahmen sie in Kauf, von den Boni der Unauffälligkeit ausgeschlossen zu sein – etwa bei Abitur- oder Studienplätzen für die Kinder. In verbundenen Nischen (Mitte in der Abbildung 1) herrschte weitgehende Kongruenz der offiziell propagierten und innerhalb der Familie vermittelten Werte, womit sie sich wenig vom sozialen ›Hintergrund‹ abhob. Soziale Netze von außen reichten weit in die Familie hinein (Pfeile). So waren Elternhaus und Schule beispielsweise eng verbunden, oder wurden Erziehungsaufgaben freiwillig ausgelagert. Die Austauschprozesse zwischen Familie und sozialer Umge-

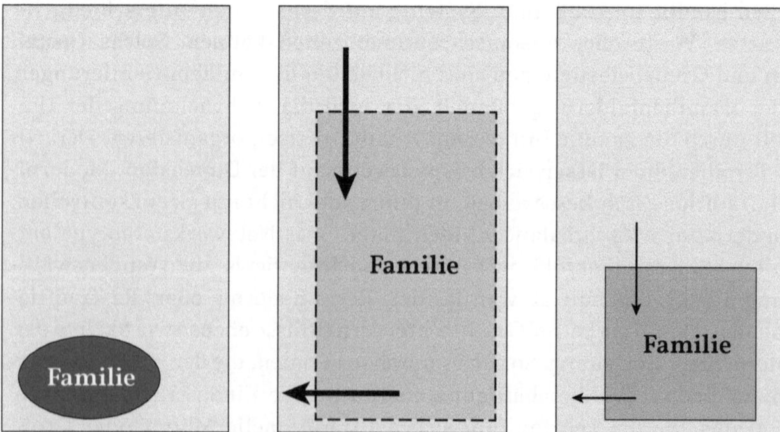

Abbildung 1 Familiäre Nischen in der DDR, topographisch

bung waren intensiv (dicke Pfeile) und passierten vergleichsweise offene (gestrichelte) Grenzen. Die balancierte Nische (rechts in der Abbildung 1) versuchte, einen Mittelweg zu finden. Einerseits passten sich die Familien den totalitären Strukturen soweit (symbolisiert durch die gleiche Form des Vierecks) an, dass sie den Konformitätsbonus nutzen konnten und ließen dementsprechende Verbundenheiten zu. Beispielsweise war die Bundeskanzlerin einerseits Pfarrerstochter, andererseits in der FDJ, womit sie Physik studieren konnte. Diese Eltern zahlten einerseits ihre Zinsgroschen, behielten aber einige elterliche Hoheiten, etwa in der Kindererziehung. Sie pflegten Beziehungen auch zu wenig geliebten Institutionen außerhalb der Familie, kommunizierten dieses Mimikry jedoch offen mit ihren Kindern. Weitreichende Übergriffe ins Private, wie etwa das Eindringen von Spitzeln, konnten diese Familien besser abwehren, wobei sie sich auf größere Mengen physischen, sozialen und kulturellen Kapitals stützen konnten als die Familien in den anderen Nischen.

Der Nischentyp hatte erhebliche Auswirkungen, sowohl auf die Funktionalität der innerfamilialen Netze als auch auf die Bewältigung der Nachwende-Zeit. Im Chaos der 1990er Jahre hatten die separierten Familien die größten Probleme, sich anzupassen, während die balancierten Nischen die Krise am erfolgreichsten bewältigten. Der Erfolg der verbundenen Nischen hing wesentlich von der innerfamiliären Regulation ab. Wenn es diesen (oft Funktionärs-)Eltern gelang, ihre Kinder als Expert*innen zu verstehen, schafften diese Familien den Übergang vergleichsweise besser. Diese Eltern waren besser imstande, sich von ihren Kindern belehren zu lassen, was den Gebrauch neuer Medien anging, das Abschließen von Verträgen oder die Orientierung auf dem Arbeitsmarkt.

Über alle Nischentypen hinweg erwies sich die *Qualität der Eltern-Kind-Beziehung* als wichtigster Prädiktor der familiären Bewältigung sozialen Wandels. Familien mit langanhaltenden Konflikten waren viel weniger in der Lage, die ›Wende‹ zu verkraften – erst recht, wenn sie aus separierten oder verbundenen Nischen kamen. Konnten Eltern und Kinder etwa ihre Konflikte gut regeln, dann gelang es auch Familien aus verbundenen Nischen, sich während der Transformation zu behaupten. Einige dieser verbundenen Familien errichteten nach 1990 balancierte Nischen; verbundene Familien mit Konflikten separierten sich eher. Die Veränderungen in den Eltern-Kind-Beziehungen während dieses Übergangs wurden von beiden Generationen auch auf den sozialen Wandel selbst zurückgeführt, d. h. der ›Krise‹ zugeschrieben. »Ohne die Wende wäre das nicht passiert« ist ein Satz, den Familien im Rückblick auf die Gegenwart vermutlich ähnlich und genauso häufig sagen werden.

Während der damaligen Krise änderten sich die Familien und wurden verschiedener, d.h. sowohl die Streuung als auch der Abstand zwischen dem größten und dem kleinsten Wert in der Stichprobe wurden mit der Zeit größer. Dabei behielt jede Familie ihre statistische Position gegenüber den anderen bei, d.h. die Rangplätze blieben gleich. Anders ausgedrückt: In Familien, in denen vor der Wende überwiegend konflikthafte Eltern-Kind-Beziehungen bestanden hatten, wurden die Konflikte mit der Krise größer. Diese Familien brachen oft auseinander. In Familien, die es bereits vor dem Ereignis gut verstanden, das Verhältnis von Eltern und Kindern auszuhandeln, wurde deren Beziehung weiter gefestigt. Dieses Muster des ›Verschiedenerwerdens‹ ist aus Sozial- und Entwicklungspsychologie bekannt und wird als ›Akzentuierung‹ bezeichnet.[8] Meine Hypothesen für die gegenwärtige Pandemie sind daher denkbar einfach: 1) Wie andere soziale Krisen ist die gegenwärtige Pandemie geeignet, Familienbeziehungen zu akzentuieren, sowohl innerhalb (Eltern-Kind-Beziehungen) als auch außerhalb (Nischenform). 2) Wichtigster Prädiktor dieser Veränderungen sind die bereits bestehenden Eltern-Kind-Beziehungen, aber auch bisherige Erfahrungen mit der Nischenform und natürlich familiäre Ressourcen an physischem, sozialem und kulturellem Kapital.

Im Folgenden sollen kurz einige Mechanismen diskutiert werden, die in der aktuellen Krise wirksam zu werden scheinen.

FAMILIE UND ÜBERGRIFFIGE INSTITUTIONEN

Die mit der Pandemie verbundenen Maßnahmen wurden nach einer etwa zweiwöchigen Schockperiode zunehmend als das verstanden, was sie waren: erhebliche Einschränkungen der Grundrechte und Eingriffe in familiäre Selbstregulationen. Viele Veränderungen waren total: alle Schulen und KiTas schlossen, bis auf eine Notbetreuung. Kein Geschäft, das nicht ›systemrelevant‹ war, durfte Kund*innen empfangen usw. Der Staat regierte tief in die familiale Organisation hinein: ›Familie‹ wurde auf den ›Haushalt‹ beschränkt. Großeltern und andere Verwandte wurden damit aus den direkten Austauschprozessen ausgeschlossen. Auch in den Haushalt wurde hineinregiert. Eltern sollten, zumindest für eine Zeit, die Rolle von Lehrer*innen annehmen. Raumaufteilungen und Machtbalancen mussten neu verhandelt werden, da die Ausgänge beschränkt waren. Die Auslagerung von Versorgungsprozessen, das sogenannte crowding out, wurde für Essenszubereitung, Unterhaltung oder Sport räumlich erschwert. Familien mit geringen Ressourcen, in denen die Eltern etwa nicht in der Lage waren, ihre Kinder mit Unterrichtsstoff zu belehren, stehen dabei in größerer Gefahr, die Beziehungen ›nach draußen‹ zu unterbrechen. Vor der Krise offene Nischen, etwa solche Familien, die Hilfen vom Jugendamt in Anspruch genommen hatten, litten unter plötzlich unterbrochenen Beziehungen und hatten plötzlich definierte Grenzen, meist die Wohnungstür. Die freien Träger von SGB-8 Maßnahmen, beispielsweise in der Betreuung von Wohngemeinschaften, in sonderpädagogischen Familienhilfen oder Hilfen zur Erziehung, reagierten nach meinen Beobachtungen sehr unterschiedlich auf die Pandemie: Die Spannweite reicht von geschlossenen WGs und der unangekündigten ›Rückgabe von Problemkindern‹ an ohnehin belastete Eltern über effektive mediale und schnelle Hilfen, etwa in der Erziehungsberatung, bis hin zu Sozialarbeiter*innen, die in ihrer professionellen Unerschrockenheit dem medizinischen Personal glichen.

KRISENSITUATIONEN UND AKZENTUIERUNG

In seiner Osteransprache zitierte der Bundespräsident jene alte Weisheit, nach der Krisen das Beste und das Schlechteste in uns hervorbringen. Es ließe sich ergänzen – und sie machen uns damit noch verschiedener. Das betrifft zunächst die Funktionalität des Netzwerks ›Familie‹. Bereits vor dem Lockdown konfliktbelastete Familien zeigen ein gesteigertes Risiko für Verstärkung von ›negative ties‹, bis hin zur intrafamilialen Gewalt. Bisher (Stand 26.05.) sind wenige Daten hierzu erhältlich. Bevölkerungsbezogene Daten, wie die Anzeigenstatistik oder die Nutzung von Hotlines, weisen auf eine Steigerungsrate von circa einem Fünftel hin. Derartig akzentuierte Risikolagen entstammen nicht nur den Vorgeschichten der Familien, sondern auch deren Ausstattung. Der Fernunterricht beispielsweise lässt sich über Mobiltelefone schlechter verwirklichen als über Tablet oder Laptop, der Hausfrieden in beengten Wohnungen schlechter aufrechterhalten. Psychische und physische Vorerkrankungen und Risikoverhalten, die ungleich über die Gesellschaft verteilt sind, wie Depression, Diabetes, Adipositas oder das Rauchen, akzentuieren die sozialen Corona-Effekte auch auf Familienebene. Familien mit gut balancierten Eltern-Kind-Beziehungen und einem großen Repertoire an Verhandlungsstrategien sollten besser in der Lage gewesen sein, den Lockdown zu bewältigen, da sie den effektiven Umgang miteinander nicht erst lernen mussten.

FAMILIENBILDER

Wie frühe sozialpsychologische Untersuchungen zeigten, orientieren sich Familien in ihren Interaktionen (sowohl innerhalb als auch außerhalb der Familiengrenzen) an Leitbildern, die mitunter auch ›Familienparadigma‹ genannt werden.[9] Derartige Orientierungsmuster können Teil der Widerstands- und Bewältigungsfähigkeit einer Familie sein, d.h. der ›Familienresilienz‹[10] und gehören immer zum kulturellen Kapital einer Familie. Neben der Bildung der Familienmitglieder betrifft dies familiäre Traditionen, Werte, Kommunikationsformen oder Einstellungen. Krisensituationen wie die gegenwärtige Pandemie sollten geeignet sein, auch hier Akzentuierungen hervorzurufen, was einige Beispiele verdeutlichen sollen.

(1) Familie als autonomer Kampfverband – diesem Leitbild habe ich seinerzeit eine Renaissance vorhergesagt, welcher durch die Pandemie Vorschub geleistet zu werden scheint. Hierzu gehört das gemeinsame ›Hamstern‹, aber auch die gegenseitige Bestärkung zur Anhaltung zur Beachtung von Hygieneregeln, die Organisation von familieninternen Kapitalflüssen bei relativer Abriegelung nach außen. In Abhängigkeit vom Familienkapital nahm diese Orientierung nach der Wende verschiedene Formen an. Gab es beispielsweise ausreichend Platz, so wurden erwachsene Kinder ›nach Hause‹ geholt, Funktionen im Verband aufgeteilt, und entsprechende Kommunikationsformen gefunden.

(2) Separationen und unterbrochene Beziehungen. Nicht selten lernen Familienmitglieder, sich nach außen relativ unauffällig zu verhalten und die Familienorientierungen zu verbergen. Zur statistischen Häufigkeit von ›Prepper‹-Familien und ihrer höchst funktionalen Netzwerke beispielsweise gibt es nach meinem Wissen keine Daten. Das ›Preppen‹ wird hier als alltagssprachlicher Sammelbegriff für Praktiken verstanden, deren Ziel eine weitgehende Versorgungsautonomie in Erwartung einer Katastrophe ist. Höchst funktional sind die Netzwerke solcher Familien mitunter, weil die Familien ihrerseits in Großnischen mit hohen Austauschraten, eng geknüpften Netzwerken und stark geregelten Beziehungen leben. Als ›Großnische‹ bezeichne ich hier soziale Systeme, die sich, ähnlich wie Familien, von der sie umgebenden Gesellschaft unterscheiden, dabei nicht ohne weiteres zugänglich sind, eigene ›Welten‹ und ›Weltbilder‹ ausbilden, ihre Mitglieder abschirmen, aber größer als Familien sind. Diese Großnischen reichen von vergleichsweise ›modernen Ökolog*innen‹ wie den ›urban gardeners‹ bis hin zu antimodernen Nischen, wie den Identitären. Die

starke emotionale Besetzung des öffentlichen Diskurses zur möglichen Katastrophe, die hohe Unsicherheit und die Komplexität der Informationslage lassen die Pandemie wie eine ›Moderne auf Speed‹ wirken, deren Bedrohlichkeit durch Abkopplung oder Verengung des Informationsflusses scheinbar reguliert werden kann. Nicht nur Familien können sich hier separieren, sondern ganze Großnischen. Nicht umsonst feiern ›Aluhüte‹ und andere abgeschottete Nischen, die eine vermeintliche Sicherheit gegen eine totale Bedrohung bieten, fröhliche Urständ. Unter makrosozialer Perspektive sind nicht nur die Netzwerke dieser Nischen interessant, sondern auch ihre räumliche Ausdehnung. Ein bisher in Deutschland unterbeforschtes Gebiet ist die ›Zonierung‹ des Raumes, d.h. seine zunehmende Unterteilung in nach außen voneinander getrennte und unähnliche, nach innen eher ähnliche und verbundene Regionen. Für die Stadt betrifft das Nachbarschaften oder Stadtviertel. In ländlichen Gebieten kann die Zonierung ganze Dörfer oder Landstriche betreffen, die sich zum Beispiel durch Migrationsbewegungen voneinander weg entwickeln. In Mecklenburg-Vorpommern entstanden beispielsweise Dörfer der Neo-Artamanen, die ökologische Ideen mit rückwärtsgewandten Ideen zu sozialen Beziehungen verbinden, in Süddeutschland etwa Netzwerke von Anhänger*innen des Anastasia-Kultes, die ähnlich traditionell ausgerichtet und dabei etwas esoterischer sind. Anhänger*innen solcher Bewegungen gestalten ihre sozialen Beziehungen oft nach traditionellen Skripten, etwa patriarchalen Rollenverteilungen, womit sie vergleichsweise schnell auf Krisen wie die gegenwärtige reagieren können. Zur Akzentuierung sozialer Prozesse gehört auch das Sichtbar-Werden dieser Nischen, die ohne Weltuntergangsbedrohung weniger auffällig geworden wären. Greift die Pandemie-Angst weiter um sich, so dürfte es zu verstärktem ›*social distancing*‹ kommen, d.h. zur Abwanderung aus den ›Chaos-Zonen‹ der inhomogenen Großstädte. Derartige Absonderungsprozesse und die Flucht aufs Land gehören zu traditionellen Mustern bei der Bewältigung von Pandemien. Es ist gut denkbar, dass der Immobilienmarkt für Eigenheime hier einen Schub erfährt und auch ›moderne‹ Familien sich zunehmend auf selbstbestimmte Parzellen in dazugehörigen ›Zonen‹ zurückziehen.

(3) Retromoderne Orientierungen. Die Erfahrungen aus der Nischen-Studie zeigen, dass es zu kurz gegriffen wäre, die sogenannte ›Re-Traditionalisierung‹ allein der sozialen Strukturation im Giddenschen Sinne, also der Festlegung von Interaktionsgrenzen durch die Gesellschaft, zuzuschreiben. Vielmehr bleiben traditionelle, retro- oder antimoderne Stereotypien länger in den Köpfen der Menschen erhalten, als es beispielsweise der vor-

gebliche Stand der Gleichstellung oder der Kinderrechte vermuten lassen. Mit anderen Worten: Soziale Entwicklungen auf Gesellschaftsebene, wie etwa in der Gesetzgebung, bedeuten nicht, dass die überwunden geglaubten Einstellungen nicht noch handlungsleitend werden könnten. Krisensituationen sind bestens geeignet, um solche Ur-Bilder wieder sichtbar zu machen. Auch die 40 Jahre DDR hatten es beispielsweise nicht vermocht, die arbeitsrechtliche Gleichberechtigung der Geschlechter zu einer impliziten Norm, d.h. einer alltagsrelevanten Norm, werden zu lassen. Eine wichtige retromoderne Orientierung für die ostdeutschen Familien, die mit hoher Arbeitslosigkeit zu kämpfen hatten, war deshalb die ›Rückentwicklung‹ von Kranführerinnen, Dreherinnen oder Malerinnen zu Hausfrauen. Die Nischen-Studie zeigte allerdings ebenso, dass solche retromodernen Orientierungsmuster nicht einem ›Alles-oder-Nichts‹-Muster folgten. Vielmehr wurden sie mit ›modernen‹ Werten kombiniert. In Netzwerksprache hieße das, dass eine Ehefrau, die während des Lockdowns das Home Office überwiegend ihrem Mann überließ, ihr Netzwerk zwar nach diesem Bild homogenisiert, aber deshalb nicht dauerhaft zur Hausfrau wird. Auch in der Bewältigung der Nachwende wurde die retromoderne Netzwerkverkleinerung unter dem Motto ›zurück an den Herd‹ mit ›modernen‹ Elementen kombiniert. Dazu gehörten Kompetenzen, die diese Frauen erwarben, obwohl sie Hausfrauen geworden waren: Finanztechniken, kreative Kompetenzen, neue Netzwerkformen, z.B. im Ehrenamt. Neben die retromodernen Orientierungen traten moderne, denn auch Männer konnten sich in Rollen wiederfinden, die ohne Erwerbsarbeit auskamen. Die Orientierungen während der Wende-Krise nach 1990 waren also eher ›Hybride‹, flexible Kombinationen aus Altbewährtem und Moderne. Sollte es der Familie nützlicher werden, dass die momentanen Hausfrauen das größere Geld verdienen, werden sich die Beziehungsnetzwerke beider Eltern an diese Herausforderung anpassen. Retromoderne Orientierungen scheinen augenblicklich das Verhaltensrepertoire der Betroffenen zu verkleinern – ich denke, sie vergrößern es eher. Wie ich glaube, gezeigt zu haben, haben sie keinen Ewigkeitswert und treten eher an die Seite der modernen Orientierungen ohne diese zu ersetzen. Inwieweit aus diesen Verhaltensweisen soziale Erwartungen werden, z.B. festgeschriebene Rollen von Müttern, Vätern oder Kindern, muss die postpandemische Zukunft zeigen.

(4) Verbundenheiten über Familiengrenzen hinweg. Ein erheblicher Unterschied zwischen 1998, der Zeit der Nischen-Studie, und heute ist, dass mittlerweile alle Familienmitglieder ab einem bestimmten Alter ver-

gleichsweise autonom und fortdauernd mit anderen, meist gleichaltrigen, Personen verbunden sind. Die fortwährenden Parallelbeziehungen verändern seit Jahren die traditionelle Eltern-Kind-Beziehung, indem sie die Familiennische öffnen. Was seinerzeit ›hinter verschlossenen Türen‹ stattfand, wird öffentlicher. Die ›Filterfunktion‹ von Eltern, die sich vordem auf die Reglementierung von offline-Kontakten (»Spiel nicht mit den Schmuddelkindern«) beschränkte, findet ihren Niederschlag in White- oder Blacklists (Positiv- bzw. Negativliste) für Kontakte im Internet oder der gemeinsamen Nutzung von sozialen Plattformen oder Messenger-Diensten. Einerseits haben diese Öffnungen der Familie ihre Vorteile, denn schon immer lagen in der Vielgestalt sozialer Beziehungen wichtige Ressourcen, die unter anderem in den verbesserten Möglichkeiten bestanden, Verluste in einer Domäne (bzw. einem Netzwerksektor, wie etwa Freunde, Familie, Kolleg*innen), mit Gewinnen in einer anderen zu kompensieren. Diese sogenannten ›spill-over Effekte‹ sind vermutlich ein wichtiger Grund für die Befriedung der Netzwerkgesellschaft, denn beispielsweise können individuelle Wahrscheinlichkeiten für Gewaltanwendung durch derartige Kompensationen sinken. Mit anderen Worten, die Verbundenheit in einer familienfremden Domäne, etwa dem Freundesnetzwerk, ist geeignet, Eltern-Kind-Konflikte zu entschärfen oder zu moderieren. Die Kommunikation über die Kernfamilie hinaus kann man als eine Nischenöffnung betrachten, durch die Beziehungen über die Familie hinaus selbst unter der Bedingung der Isolation aufrechterhalten werden können. Auf diese Weise können z. B. Gleichaltrige ihre eher gleichberechtigten Beziehungen aufrechterhalten. Andererseits bergen Nischenöffnungen auch erhebliche Risiken für die Beziehungen innerhalb der Familie. Kinderwagenschiebende Eltern, die auf ihr Mobiltelefon schauen, sind ebenso schädlich für Eltern-Kind-Beziehungen wie Teenager, die während einer Mahlzeit chatten. Damit ist eine neuartige Familienentwicklungsaufgabe definiert, die im konstruktiven Umgang mit den allzeit parallelen Beziehungen außerhalb der Familie besteht. Die Pandemie hat vermutlich die Bedeutung dieser Entwicklungsaufgabe erhöht. Der von der Sars-Covid-19 Pandemie ausgehende Digitalisierungsschub hat verdeutlicht, wie sehr ›anwesend‹ die scheinbar ›abwesenden‹ Freundes- und anderen außerfamiliären Beziehungen im Familienalltag sind.

Am Ende bleibt anzunehmen, dass die Auswirkungen der Pandemie mindestens so gravierend und beängstigend sind, wie es die der deutschen Vereinigung vor 30 Jahren für die Ostdeutschen waren, und sich die ›Systemrelevanz‹ der Familie heute ebenso beweisen wird wie deren Wandlungs- und Bewältigungsfähigkeiten. Angesichts eingeschränkter staatlicher Unterstützungen und einer Gesellschaft, die die Grenzen des privaten Alltags durchlässiger gemacht hat, wird die Familie mit neuen Nischenkonstruktionen aufwarten, um einerseits Privatheit und Selbstorganisation zu erhalten und andererseits Teil der Gemeinschaft zu bleiben. Je ausgewogener (im Fachjargon der Entwicklungspsychog*innen ›individuierter‹) die Eltern-Kind-Beziehungen sind, desto eher wird es Familien gelingen, die Anforderungen der Pandemie zu meistern. Es werden Familienbilder entstehen oder sichtbar werden, die in einigen Details an Traditionelles anknüpfen, in vielen Details jedoch die Moderne einschließen, sei es in Gleichstellungen oder in der Komplexität der sozialen Beziehungen, ob on- oder offline.

NETZWERKE SOZIALER ARBEIT IM CORONA-KRISENMODUS

Folgen des Lockdowns und Perspektiven ihrer Systemrelevanz

Werner Schönig und Heiko Löwenstein

EINLEITUNG

Keine moderne Gesellschaft ohne Sozialstaat und kein Sozialstaat ohne Soziale Arbeit. Sie fokussiert auf jene sozialen Probleme, die mit den generalisierenden Institutionen der Sozialversicherung, des Bildungssystems, der Wohnungsversorgung, der Justiz u. a. allein nicht hinreichend bearbeitet werden können. Immer dann, wenn präventiv oder kurativ in besonderen, häufig besonders komplexen Fällen interveniert werden muss, dann tritt die Soziale Arbeit auf den Plan, sei es aus eigenem Antrieb oder weil sie gerufen wird, sei es durch eigene Angebote und Maßnahmen oder sei es, dass sie eine Türöffner- und Vermittlerfunktion in andere Systeme hinein wahrnimmt. Je funktional differenzierter und damit komplexer eine Gesellschaft organisiert ist, desto eher kommt es zu schwierigen Friktionen und Blockaden, in denen die Handlungsmöglichkeiten des/r einzelnen eingeschränkt sind, und desto mehr professionelle Soziale Arbeit wird benötigt, um neue gesellschaftliche Perspektiven zu eröffnen und die Autonomie der Lebenspraxis (wieder) herzustellen.[1] Von selbst – so viel ist sicher – werden sich die zunehmend komplexeren sozialen Probleme nicht auflösen, sondern sie tendieren vielmehr zu einer kumulativen Verstärkung. Soziale Arbeit tut also not.

Wird sie auch im Alltag oftmals wenig wahrgenommen, so läuft die Soziale Arbeit im Krisenmodus zu großer Form auf und steht auf einmal im Rampenlicht. Sei es im Kontext der Flüchtlingskrise ab 2015, in der die Soziale Arbeit einen Großteil der Integrationsleistungen erbrachte, sei es bei der Arbeit gegen Rechtsextremismus, sei es zunehmend im Handlungsfeld Alter und Altersarmut oder seit jeher in der Kinder- und Jugendhilfe.

Die Corona-Krise ist somit nur eine weitere der Bewährungsproben So-

C. Stegbauer und I. Clemens (Hrsg.), *Corona-Netzwerke – Gesellschaft im Zeichen des Virus*, https://doi.org/10.1007/978-3-658-31394-4_17

zialer Arbeit. So ist die Soziale Arbeit in Zeiten von Corona nur einmal mehr im Krisenmodus: sie zeigt ihre gesellschaftliche Funktion, aber auch ihre Verwundbarkeit und Grenzen. Ihr Beitrag wird wertgeschätzt, ja, sie ist nun als systemrelevant anerkannt, sie ist jedoch auch wieder einmal an der Grenze zur Überforderung und sie wird – so ist zu befürchten – nach überstandener Krise bald wieder in den Schatten der öffentlichen Aufmerksamkeit zurücktreten.

Netzwerke spielen für die Soziale Arbeit seit jeher eine sehr große Rolle, vor allem mit Blick auf die Strukturmuster der Angebote und Maßnahmen, durch die unterschiedliche Ressourcen mobilisiert und koordiniert werden. Komplexe soziale Probleme erfordern komplexe, mithin netzwerkartig organisierte Interventionen, so dass die Netzwerkeorientierung sowohl in der Theorie als auch in der Praxis der Sozialen Arbeit einen großen Stellenwert hat.

In der Corona-Krise bleiben diese Netzwerke – dies ist die zentrale Aussage des folgenden Beitrags – im Prinzip intakt, da die Beziehungen zwischen den Akteur/innen nicht in Gänze abreißen, d.h. wesentliche Strukturmerkmale der Hilfenetzwerke bleiben bestehen. Allerdings scheint sich nach heutiger Beobachtung die Qualität der Beziehungen angesichts von Kontaktbegrenzungen und veränderten Kommunikationsformen zu wandeln. Differenzierungen etwa von weak und strong ties bzw. eindimensional und komplex/multiplex verstärken sich so eher noch. Trifft dies zu, dann erhalten die Verbindungen im Sozialraum und in Freundschaftsnetzwerken wie auch Zugänge zu professionellen Hilfen oder Unterstützungsstrukturen geringere Gewichtung; familialen Netzwerken droht dagegen Überforderung und Kollusion im Sinne von regressiven Verfestigungen in den Beziehungsarrangements mitsamt den darin etablierten Verhaltensroutinen. Gerade angesichts des steigenden sozialen Problemdrucks ist dies kontraproduktiv. Netzwerke Sozialer Arbeit sind infolge der aktuellen Krise nicht weniger zahlreich oder nach der Anzahl der Verbindungen weniger dicht; im Corona-Krisenmodus liegt die Herausforderung für die Soziale Arbeit vielmehr in der Kombination eines steigenden sozialen Problemdrucks einerseits mit einer Abnahme der Qualität dieser Verbindungen.

SOZIALE ARBEIT UND NETZWERK

Soziale Arbeit ist Arbeit am Sozialen, an Strukturen und Beziehungen. Daher ist die Netzwerkperspektive sehr fruchtbar, um sowohl morphologisch die lebensweltlichen Handlungskontexte der Sozialen Arbeit zu erfassen als auch funktionale Steuerungsmechanismen auf Systemebene herauszuarbeiten. Diese Thematik kann hier nicht in extenso ausgebreitet werden, jedoch mag die folgende Tabelle illustrieren, wie unterschiedlich sich die Netzwerke in der Sozialen Arbeit darstellen.

In der Tabelle werden neun unterschiedliche Strukturmuster von Netzwerken in der Sozialen Arbeit systematisiert und mit Beispielen unterlegt, so dass ein genaueres Bild entsteht und eine bunte Vielfalt von Strukturmustern deutlich wird. Mithin illustriert diese Matrix die sogenannte zweite Phase der Netzwerkorientierung in der Sozialen Arbeit,[2] die etwa mit dem Jahr 2000 einsetzt. In dieser Phase sind Netzwerke geradezu ubiquitär geworden und neben den vier Extremen (exemplarisch Familie, Freundeskreis, Hilfeverbund und Projektnetzwerk) sind auch die Mischungen (exemplarisch Wahlverwandtschaft, Kollegium, Jugendhilfeausschuss, Stadtteilkonferenz und Handlungsfeldnetzwerk) von zunehmender Bedeutung.

	Operativer Aspekt		
Distanzaspekt	**Geschlossen (systemisch)**	**Teiloffen (systemisch vernetzt)**	**Offen (vernetzt)**
Nähe (komplex)	Geschlossene Nähe (z. B. Familie)	Teiloffene Nähe (z. B. Wahlverwandtschaft)	Offene Nähe (z. B. Freundeskreis)
Teildistanz (mehrdimensional)	Geschlossene Teildistanz (z. B. Kollegium)	Teiloffene Teildistanz (z. B. Jugendhilfeausschuss)	Offene Teildistanz (z. B. Stadtteilkonferenz)
Distanz (eindimensional)	Geschlossene Distanz (z. B. Hilfeverbund)	Teiloffene Distanz (z. B. Handlungsfeldnetzwerk)	Offene Distanz (z. B. Projektnetzwerk)

Abbildung 1 Matrix neun unterschiedlicher Strukturmuster von Netzwerken in der Sozialen Arbeit[3]

Kurzum: Netzwerke sind in der Sozialen Arbeit allgegenwärtig und in ihrer spezifischen Ausprägung jeweils funktional spezialisiert – häufig lassen sich Fehlentwicklungen auch dadurch beschreiben, dass der funktional adäquate Interaktionsmodus verlassen wird und es zu Dysfunktionen in den Netzwerken kommt. Es gibt daher nicht ›das‹ Netzwerk in der Sozialen Arbeit, sondern ein breites Spektrum von Strukturmustern, Chancen und Problemen.

FOLGEN DES CORONA-LOCKDOWNS: HOCHBETRIEB, KURZARBEIT, NORMALZUSTAND UND REALEXPERIMENT

Aufgrund der Vielfalt von Netzwerken in der Sozialen Arbeit sind diese auch unterschiedlich von der Corona-Krise betroffen. Dies wird im Folgenden mit einigen kursorischen Schlaglichtern illustriert:

- Die wohl größte Besonderheit der Sozialen Arbeit im Corona-Lockdown ist, dass sie *vielfach im Hochbetrieb* läuft, da die Lage vieler Menschen äußerst prekär ist und sich zunehmend verschlechtert. Besonders deutlich ist der Stressfaktor in den Familien (geschlossene Nähe), was sich in einer sprunghaft steigenden häuslichen Gewalt und in der Folge in Kriseninterventionen, Notunterbringungen und Inobhutnahmen zeigt.[4] Auch professionelle Handlungsfelder (geschlossene Distanz) wie Allgemeiner Sozialer Dienst, psychosoziale Beratung, Schuldner/innenberatung, offene Ganztagsbetreuung für Kinder systemrelevanter Eltern oder jene aus problematischen Familien erleben einen dramatischen Zuwachs an Fällen. Hier ist angesichts der oftmals eskalierenden Lage Krisenmanagement auf der Fallebene notwendig.
- Andererseits müssen aufgrund der Abstandsregelungen und von Vorsichtsmaßnahmen zum Schutz der Mitarbeiter/innen *einige soziale Dienste schließen.* In diesen Einrichtungen z.B. der Wohnungslosenhilfe herrscht dann *Kurzarbeit und Existenzgefährdung,* wenn sich die Dienste durch Abrechnung von Einzelleistungen refinanzieren und sie diese Leistungen nun nicht erbringen können. Hier tritt noch eine weitere Problematik hinzu: Sofern die Tarif- und Arbeitsverträge auf die Kurzarbeit mangels eines Präzedenzfalles nicht ausgerichtet sind, ist nun eine rechtliche Nachbesserung notwendig, um überhaupt Kurzarbeit beantragen zu können. Aus Sicht der Adressat/innen ist der Ausfall die-

ser sozialen Dienste in jedem Fall kritisch, nicht selten sogar fatal, da ihre zunehmend belastete Situation nicht mehr aufgefangen wird.

- Die Kombination aus Überlastung der einen Einrichtungen und Schließung bzw. eingeschränktem Betrieb der anderen Einrichtungen führt dazu, dass in wichtigen Teilbereichen der gesamte, sonst fein *austarierte Hilfeverbund (sei es ein offenes Netzwerk oder ein geschlossenes System) in Unordnung gekommen* ist. Wenn etwa chronisch psychisch kranke Menschen gerade in der momentanen Krise erhöhtem Stress ausgesetzt sind und dekompensieren, ihrem Behandlungsbedarf aber aufgrund von Aufnahmestopps stationärer Einrichtungen aktuell nicht entsprochen werden kann, muss durch Soziale Arbeit etwa im ambulant betreuten Wohnen kompensiert und stabilisiert werden. Zwar kann dies durch gutes Krisenmanagement großer Träger und (z.B. Gemeindepsychiatrische) Verbünde realisiert werden; jedoch ist es offenkundig, dass der Hilfeverbund insgesamt auf diese Krise nicht vorbereitet war und zukünftig so ausgerichtet werden muss, dass flexibler auf Krisen reagiert werden kann.
- Doch ist es ja geradezu kennzeichnend für Krisen und problematische Situationen, dass sie immer auch auf die Grenzen bisheriger Settings und Routinen verweisen und *experimentelles Handeln* erfordern. Und so liegt in der Krise auch die Chance, mit *agency*[5] oder *fresh action*[6] zu neuen, tragfähigeren Arrangements, Strukturen und Handlungsstrategien zu gelangen, sozialen Wandel mitzugestalten und zum Fortschritt durch soziale Innovationen beizutragen. Da aktuell noch nicht abzusehen ist, wie die aktuelle Krise die Welt verändern wird, wie lange diese Krisensituation andauern wird, und da Maßnahmen, welche bisherige Normalitätsvorstellungen verunsichern, eher zurückgenommen werden, ist eine Überwindung des Krisenzustandes in Form veränderter relationaler Arrangements nicht zu erwarten. Stattdessen wird innerhalb bestehender Netzwerkstrukturen vielmehr das Schaffen kurzfristiger Lösungen und das unmittelbare Reagieren auf deren Scheitern zu einer höheren Dynamisierung des Sozialen beitragen, die auf Dauer aber keinen Fortschritt bedeutet, sondern die Unsicherheit erhöhen, sofern sozialer Wandel nicht auch durch experimentelle Methoden professionell mitgestaltet wird.[7]
- Vor diesem Hintergrund ist der Einsatz digitaler Medien, durch welche die Professionellen der Sozialen Arbeit in einigen Handlungsfeldern versuchen, möglichst niedrigschwellig online weiter mit den Adressat/innen zu arbeiten, nicht per se als Innovation, sondern differenzierter zu betrachten. Besonders in der Offenen Kinder- und Jugendarbeit

ist das üblich und teilweise auch notwendig, um den Kontakt zu halten und die Adressat/innen letztlich nicht zu verlieren. Dies ist aber nicht immer als wirkliche Umstellung oder Reform, sondern oftmals als Versuch zu werten, irgendwie noch *Normalbetrieb* aufrechtzuerhalten – im Hoffen darauf, bald wieder zum Regelbetrieb im Präsenzkontakt zurückkehren zu können. Mehr noch als datenschutzrechtliche Problemanzeigen drängen sich hier jedoch fachliche Fragen auf, da über digital zu knüpfende *ties* nur in Ausnahmefällen die konstitutive Qualität einer professionellen Sozialbeziehung hergestellt werden kann. Gehen wir davon aus, dass Netzwerke Sinn und Bedeutung durch *stories* erhalten, mittels derer Identität transferiert wird – oder besser: sich Identität relational aufspannt –, so sind sie auch von den Möglichkeiten zur Erzählung abhängig.[8] Digitale Kommunikation reduziert die Komplexität einerseits und überformt sie andererseits durch Algorithmen. Das Erstarken von Verschwörungstheorien in digitalen Medien, der zunehmende Unmut oder die Isolation und Resignation der Adressat/innen sind sicher ein Warnsignal. Werden andererseits Personengruppen von der Kommunikation über digitale Medien ausgeschlossen, so trifft dies in der Regel gerade jene, deren soziale Teilhabe auch bisher schon prekär war.

- Aus Hochschulsicht sei noch ein weiterer ungewöhnlicher Aspekt ergänzt, dass nämlich die Studierenden in der Sozialen Arbeit meist in den sozialen Diensten als Honorarkräfte tätig sind und dort *in der Corona-Krise Mehrarbeit leisten.* Daher ist es hier nicht die Regel, dass die Studierenden gravierende Einbußen bei ihren Studierendenjobs verzeichnen – eher ist das Gegenteil der Fall. Diese Mehrarbeit eröffnet den Studierenden durchaus Chancen, da sie selbst ihre Netzwerke erweitern und im realen Arbeitsleben erfahren, wie Netzwerke unter Stress funktionieren, d. h. welche Bindungen sich wie verändern und wie man darauf Einfluss nehmen kann. Nicht selten werden sie sich hier, z. B. im Thema Digitalisierung, auch praktisch bewähren und auszeichnen können. Jedoch darf diese Möglichkeit zur Netzwerkerfahrung nicht darüber hinwegtäuschen, dass die Studierenden in ihrem Hauptjob, dem Studium, ebenfalls voll belastet sind und dass mit dieser Doppelbelastung eine Grenze erreicht, wenn nicht schon überschritten wird. Das steigende Arbeitsaufkommen in den Studierendenjobs macht zudem die Online-Lehre der Hochschulen zusätzlich anspruchsvoller, da viele Studierende mit der Online-Lehre in Stress geraten. Während allerdings in der Öffentlichkeit jede Jura-Studentin bejubelt wird, die ihren Job in der Gastronomie verloren hat und nun für ein paar Tage beim

Spargelstechen dilettiert, wird diese Mehrbelastung von Studierenden der Sozialen Arbeit öffentlich nicht wahrgenommen.

FAZIT: VON DER LATENTEN ZUR EVIDENTEN SYSTEMRELEVANZ

Fasst man diese Aspekte zusammen, so bietet sich netzwerkanalytisch aktuell das Bild, dass die formale Struktur der Netzwerke der Sozialen Arbeit in Verbünden und Handlungsfeldern grundsätzlich stabil bleibt. Damit bleibt sie selbst auch grundsätzlich funktionsfähig. Netzwerke, welche die Soziale Arbeit adressiert, erscheinen ebenso in ihrer formalen Struktur weitgehend unverändert; eher noch verfestigen und verschärfen sich typische Strukturmuster und Ungleichheiten. Jedoch erfordert die Bewältigung sozialer Problemlagen und gesellschaftlicher Krisen eine Transformation sozialer Strukturen ausgehend von relationalen Identitätsprojekten. Dagegen ist die Kommunikation in diesen Netzwerken reduziert und überformt, so dass über *stories* vermittelte Identitäten drohen, verzerrt zu werden und zunehmende Inkohärenzen aufzuweisen. *Während die formalen Strukturmuster also weitgehend bestehen bleiben, wird die Qualität der Verbindungen sukzessive prekär.* Versuchen professionelle Akteur/innen dem entgegenzuwirken, empfiehlt sich ein Befähigen zum Umgang mit alternativen Kommunikationsformen im kritischen Bewusstsein um Verzerrungen und ein experimentelles Inszenieren veränderter Sozialität; sie werden jedoch nicht verhindern können, dass, zumindest vorübergehend, eine Beschädigung der Netzwerke entsteht, indem sie an sinnstiftender Kohärenz einbüßen.

Soziale Arbeit ist Arbeit in Beziehung und an sozialen Strukturen. Sie knüpft und stabilisiert Hilfenetzwerke, wenn irgend möglich, auch und gerade in der Corona-Krise. Dabei ist die Soziale Arbeit ohne Zweifel systemrelevant, da ohne sie wesentliche Teile des deutschen Sozialstaats nicht funktionieren würden; insbesondere jene Bereiche wären betroffen, in denen die besonders komplexen Fälle bearbeitet werden und die in der Krise einem besonderen Stress ausgesetzt sind. Wegschauen und nichts tun geht hier schon aus rechtlichen Gründen schlichtweg nicht und so werden Wege gefunden, am Ende doch weiter vernetzt und in Hilfesystemen arbeiten zu können.

Wie schon in anderen Krisen zuvor, man denke nur an die deutsche Wiedervereinigung oder an verschiedene Krisen bei der verstärkten Notwendigkeit zur Integration geflüchteter Menschen, so spielen auch heute die Wohlfahrtsverbände eine Schlüsselrolle bei der Sicherstellung des Bereichs der kommunalen Daseinsvorsorge. Es waren daher auch die Wohlfahrtsverbände, die vehement Einspruch gegen die ursprüngliche Nicht-Anerkennung der Systemrelevanz Sozialer Arbeit eingelegt haben und erst durch ihren Einspruch das Sozialschutzpaket ermöglichten, das nun doch eine Teilanerkennung beinhaltet.[9] Sein Ziel ist der leichtere Zugang zu sozialer Sicherung und zum Einsatz und zur Absicherung sozialer Dienstleister.

Offenkundig bedurfte es eines Umwegs der Skandalisierung, um die Soziale Arbeit aus dem Dunkel einer latenten Systemrelevanz zu befreien und sie ins Licht einer evidenten Systemrelevanz zu setzen. Ihre Latenz liegt darin, dass sie außerhalb des Rampenlichts, im Hintergrund, an der Basis, im Einzelfall netzwerkorientiert arbeitet. Die Evidenz ihrer Systemrelevanz ist nun die staatliche Anerkennung dieser Arbeit, bei der schwache Bindungen neu geknüpft und starke Bindungen gestärkt werden, so dass insgesamt der Sozialstaat vor allem mit Blick auf seine komplexesten Fälle arbeitsfähig bleibt.

Letztlich geht es in der Sozialen Arbeit immer um Krisenbewältigung und eben diese ist aktuell notwendiger denn je und zugleich ein schwieriges Geschäft. Je länger ein ökonomischer und psychosozialer Ausnahmezustand anhält bzw. dessen Bewältigung aufgeschoben wird, desto komplexer werden die sozialen Problemlagen werden, was dann letztlich auch die Soziale Arbeit und ihre Netzwerke überfordern kann. Bislang jedoch haben die Soziale Arbeit, wie auch andere soziale Berufe, einen erheblichen Beitrag zur Bewältigung der Krise geleistet. Es ist zu hoffen, dass dies Lernprozesse auslöst: in der weitergehenden Professionalisierung der Sozialen Arbeit als stellvertretende Krisenbewältigung[10] und progressive Gestalterin sozialen Wandels wie auch in Politik und Öffentlichkeit, von der Latenz dauerhaft zur Evidenz der Systemrelevanz Sozialer Arbeit überzugehen.

ERST KAM DIE FLUCHT, DANN CORONA – ODER: WELCHE FOLGEN WERDEN DIE CORONA-BEKÄMPFUNGSMAẞNAHMEN FÜR DAS LEBEN UND NETZWERKEN VON GEFLÜCHTETEN IN DEUTSCHLAND HABEN?

Stefan Bernhard

EINLEITUNG

Die Beobachtung, dass Corona ›alle Menschen gleich‹ treffe, hat sich in der öffentlichen Debatte (glücklicherweise!) nicht lange gehalten.[1] Schnell wurde deutlich, dass der Wegfall des Präsenzschulunterrichts für Kinder von bildungsorientierten Akademikereltern etwas anderes bedeutet als für Kinder von Eltern ohne formale Bildungserfahrung, dass Kontaktverbote Menschen in Altenheimen härter trafen als (digital) gut vernetzte Jüngere, dass gering bezahlte Helfertätigkeiten (wie Paketboten oder Kassiererinnen) mit einem höheren Infektionsrisiko verbunden sein können als zum Beispiel das Programmieren im Home Office oder dass wegfallende Betreuungsangebote von Kita, Schule und Hort Mütter stärker in die Pflicht nimmt als Väter. Es ist der bisher vielleicht wichtigste Beitrag der Sozialwissenschaften zur öffentlichen Corona-Debatte auf diese Differenzierungen hingewiesen zu haben. Corona wirft ein Schlaglicht auf tiefsitzende Sozialstrukturen: Nicht zufällig verlaufen die genannten Differenzierungen entlang bekannter gesellschaftlicher Bruchlinien von Arm und Reich, Männern und Frauen, Alt und Jung, hohem und niedrigem Bildungsniveau, Insidern und Outsidern.

In diesem Beitrag geht es um die Folgen der Anti-Corona-Maßnahmen für das Einleben von Geflüchteten (anerkannte Flüchtlinge und subsidiär Geschützte) in Deutschland. Ein Schwerpunkt liegt auf der Frage, wie sich die Maßnahmen auf die persönlichen Netzwerke auswirken, wie sie also die Kontakte beeinflussen, die die Neuangekommenen in Deutschland unterhalten. Anhand der Lebenswege und Netzwerke der Geflüchteten in Deutschland lässt sich zeigen, wie in Corona-Zeiten Bruchlinien zwischen innen und außen – zwischen Etablierten und Neuangekommenen – aber

C. Stegbauer und I. Clemens (Hrsg.), *Corona-Netzwerke – Gesellschaft im Zeichen des Virus*, https://doi.org/10.1007/978-3-658-31394-4_18

auch Unterschiede innerhalb der Gruppe der Neuangekommenen deutlicher zu Tage treten als zuvor. Grundlage des vorliegenden Beitrags ist die IAB-Studie ›Netzwerke der Integration‹, in der 42 überwiegend syrische Geflüchtete mit Bleibeperspektive in ausführlichen persönlichen Interviews zu ihrem Leben und zu ihren sozialen Kontakten in Deutschland befragt wurden.[2] Die Erhebungen in dem Projekt fanden *vor* dem ersten Ausbruch von Corona statt und zwar in den Jahren 2017 und 2018. Bei den hier getroffenen Aussagen zur aktuellen Lage handelt es sich daher um einen ›educated guess‹, d.h. um Aussagen zu einem Phänomen (dem Leben und Netzwerken von Geflüchteten ›nach Corona‹) auf Basis von wissenschaftlichen Befunden zu einem hinreichend verwandten Phänomen (dem Leben und Netzwerken ›vor Corona‹). In der nachfolgenden Darstellung werde ich zunächst einige zentrale Befunde zu den Netzwerken der Geflüchteten vorstellen und in einem zweiten Schritt auf absehbare Folgen der Corona-Bekämpfung zu sprechen kommen.

ALLER ANFANG IST SCHWER

Mahmud[3] kann sich an die ersten Monate in Deutschland noch gut erinnern. Es sind keine guten Erinnerungen: Als er nach Monaten der Flucht und Aufenthalten in verschiedenen deutschen Flüchtlingsunterkünften endlich länger an einem Ort bleiben kann, gerät er in eine Krise. Er weiß nicht, wie es weitergehen soll, fühlt sich desorientiert, niedergeschlagen und einsam. In dieser Zeit wird ein anderer Geflüchteter zur wichtigsten Bezugsperson in Deutschland, darüber hinaus ›kennt er niemanden‹, wie er rückblickend bemerkt. Das Blatt wendet sich als Mahmud sich ein Herz fasst und sein Leben wieder in die Hand nimmt. Er beginnt Sport zu treiben, freundet sich mit Ehrenamtlichen an und engagiert sich in einem Kulturverein. Mit spürbaren Folgen: Gut zwei Jahre nach seiner Einreise steht er mitten im Leben, spricht Deutsch, hat einen Job, eine Freundin und ein kleines aber aktives Netzwerk, das ihn tagtäglich begleitet und unterstützt.

Die Erfahrung einer schweren Anfangszeit teilt Mahmud mit anderen Geflüchteten. In die Freude, endlich in Sicherheit zu sein, mischen sich Fragen wie es weitergehen soll: Wie kommt man durchs Asylverfahren? Wie geht es der Familie im Herkunftsland? Dürfen Angehörige nach Deutschland nachkommen? Wo kann man Deutsch lernen? Wie findet man Arbeit? Die Fragen deuten darauf hin, wie grundlegend die Veränderungen sind, vor denen die Geflüchteten stehen. Sie müssen sich ein neues Leben aufbauen und das in sehr schwierigen Umständen. Sie kennen sich in Deutschland nicht aus, befinden sich anfänglich in einem hochgradig institutionalisierten Asylsystem, das ihre Spielräume erheblich einschränkt und nicht zuletzt büßen sie in Folge der Flucht neben Geld auch weitere wichtige Ressourcen ein, darunter ihre sozialen Netzwerke, in deren Fehlen auch Mahmuds Einsamkeitsgefühle ihren Ursprung haben. Zumindest in der ersten Zeit können neue Kontakte in Deutschland den Wegfall alter Unterstützungsnetzwerke zu Freunden, Familienangehörigen und Bekannten im Herkunftsland nicht kompensieren. Zwar ist es Mahmud mittlerweile gelungen, neue Kontakte zu knüpfen und seinen Lebensmittelpunkt nach Deutschland zu verlegen. Dies ist aber nicht selbstverständlich. Mahmud profitiert von guten Voraussetzungen, die keineswegs bei allen Geflüchteten gegeben sind: Er ist gebildet, jung, lebt in Deutschland ohne Familienangehörige, um die er sich kümmern muss und er wohnt anfangs in einem Flüchtlingswohnheim, das von Ehrenamtlichen engmaschig betreut wird.

SOZIALE KONTAKTE KÖNNEN DIE BRUCHLINIE ZWISCHEN INSIDERN UND OUTSIDERN ÜBERBRÜCKEN

Dass soziale Kontakte einem weiterhelfen können, davon handelt schon die sprichwörtliche Rede vom ›Vitamin B(eziehung)‹. Die Netzwerkforschung differenziert diese Faustregel: Neben sehr hilfreichen Kontakten entstehen demnach auch weniger hilfreiche und sogar nachteilige Wirkungen aus Verflechtungen mit anderen Personen oder Gruppen. Dieser Befund bestätigt sich bei den Geflüchteten. Hier lohnt die Unterscheidung von Beziehungen nach den Adressaten, also danach, ob es um transnationale Beziehungen (zumeist zu Menschen im Herkunftsland), um Eigengruppenbeziehungen zu anderen Geflüchteten in Deutschland oder um Brückenbeziehungen zu Etablierten in Deutschland geht. Letztere erweisen sich als zentral für das Ankommen der Geflüchteten. Die Metapher der ›Brücken‹-Kontakte veranschaulicht, dass zwei Seiten miteinander verbunden werden: hier die neuangekommenen Geflüchteten, dort die altansässigen Etablierten (also Deutsche oder Menschen mit Migrationshintergrund, die schon länger in Deutschland leben). Der Wert der Brückenbeziehungen für die Geflüchteten ergibt sich aus den unterschiedlichen Lebenssituationen der beiden Teile und insbesondere aus der größeren Vertrautheit der Etablierten mit dem Aufnahmeland.

Brückenkontakte bieten Unterstützungsmöglichkeiten, die für das Ankommen in Deutschland unabdingbar sind. Die Befragten erzählen von Unterstützung bei der Wohnungssuche, beim Ausfüllen von Formularen, bei Behördengängen oder beim Spracherweb. Ein großes Betätigungsfeld eröffnet sich hinsichtlich der Teilhabe am Arbeitsmarkt. Sabah, zum Beispiel, informiert sich hinsichtlich ihrer beruflichen Zukunft bei ihrem Bruder, der schon länger in Deutschland lebt. Bei Emin entsteht aus einer zufälligen Bekanntschaft an einer Bushaltestelle die Möglichkeit zu einem Praktikum. Und Nadine verlässt sich bei ihrer Entscheidung für ein Chemiestudium auf den Rat eines engen Vertrauten, der vor Jahrzehnten als Gaststudent nach Deutschland kam.

Einige Formen der Unterstützung gehen über Informationen, Empfehlungen und Ratschläge deutlich hinaus. Sabire beispielsweise lässt sich anfangs beim Jobcenter von einem Bekannten begleiten, der als Sprach- und Kulturdolmetscher fungiert. Wafaa und Ahmad übertragen anderen gleich die Federführung bei der Suche nach Praktika und Jobs. Diese Unterstützungsformen setzen engere Bindungen zwischen Geflüchteten und Etablierten voraus und verweisen damit auf eine weitere Unterscheidung von Brückenkontakten, nämlich die zwischen schwachen und starken Brückenbeziehungen, die von Louise Ryan in wegweisenden Artikeln aus den Jahren 2011 und 2016 diskutiert werden.[4] In starken Brückenbeziehungen begegnen sich Geflüchtete und Etablierte zum Beispiel als Freunde oder Lebenspartner anstatt als Ehrenamtliche und Hilfsbedürftige. Solche Rahmungen von Beziehungen als Freundschaft oder Partnerschaft ermöglichen umfassendere und individuelle Formen der Unterstützung. Zudem vermitteln sie den Neuangekommenen das in Deutschland selten empfundene Gefühl, angenommen zu sein. Endlich wird man mal wieder primär als Mensch wahrgenommen und nicht über die Kategorie des Flüchtlings. Damit leisten starke Brückenbeziehungen einen erheblichen Beitrag zur psychosozialen Verankerung der Geflüchteten in Deutschland.

DIE CORONA-BEKÄMPFUNG ERSCHWERT ARBEITSMARKTINTEGRATION UND SPRACHERWERB UND SCHWÄCHT UNTERSTÜTZUNGSNETZWERKE

Mit den aktuellen Maßnahmen zur Eindämmung der Corona-Pandemie ändern sich die Rahmenbedingungen des Ankommens für die Geflüchteten ebenso schlagartig wie grundlegend. Um die Wirkungen dieser Veränderungen zu verstehen, hilft es, sich die Lebenssituation der Geflüchteten vor Augen zu führen. In den mehrstündigen Gesprächen mit den Betroffenen zeigt sich, dass das Ankommen auch ohne die hinzugekommenen Erschwernisse ein langwieriger, schwieriger Prozess ist – ein ›uphill battle‹ wie es im Englischen treffend heißt. Dabei stehen in einem zunächst vollkommen unbekannten Land Entscheidungen in unterschiedlichen, miteinander zusammenhängenden Lebensbereichen an, darunter Arbeit, Wohnen und Gesundheit. Diese Entscheidungen werden vor dem Hintergrund massiver Ressourceneinbußen getroffen, die aus der erzwungenen Migration folgen. Damit sind nicht nur die zum Teil erheblichen finanziellen Mittel gemeint, die für die Flucht aufgebracht wurden, oder der Verlust von Sachwerten im Herkunftsland (ökonomisches Kapital). Häufig werden Bildungsabschlüsse und Berufserfahrungen abgewertet und die Muttersprache verliert einen guten Teil ihres Verkehrswertes (kulturelles Kapital). Und in den persönlichen Netzwerken hinterlässt die räumliche Trennung von einem Großteil der früheren Kontakte zu Nachbarn, Freunden, Bekannten, Familienmitgliedern und Arbeitskolleg*innen in der alten Heimat tiefe Spuren (soziales Kapital). Ankommen bedeutet für die Geflüchteten also, eine extrem herauffordernde Aufgabe mit begrenzten Ressourcen zu meistern.

Und in dieser Lebenssituation müssen die Geflüchteten auf einmal auch noch mit den Corona-Beschränkungen zurechtkommen. Drei Bereiche verdienen hier besondere Aufmerksamkeit: a) die Arbeitsmarktintegration, b) der Spracherwerb und c) die Unterstützungsnetzwerke.

a) Die Arbeitsmarktintegration der Geflüchteten nimmt eine herausgehobene Stellung ein. Während einige der Geflüchteten mittel- und langfristige Berufsziele verfolgen und ganz auf ein Studium oder eine Berufsausbildung setzen, versuchen andere über Nebenjobs, Helfertätigkeiten oder Praktika so bald wie möglich erste Erfahrungen am deutschen Arbeitsmarkt zu sammeln.[5] Bis vor Kurzem kam ihnen dabei die günstige Wirtschaftslage zugute. Doch wo eben noch von Fachkräftemangel, einer Rekordzahl von Erwerbstätigen und Deutschland als ›Wachstumslokomotive

Europas‹ die Rede war, spricht man jetzt von Unternehmenspleiten, Rezession, Kurzarbeit und von steigender Arbeitslosigkeit. Der wirtschaftliche Einbruch erfolgt in einem Moment, in dem die Arbeitsmarktintegration von Geflüchteten gerade Fahrt aufgenommen hatte, aber immer noch die Hälfte der Kohorte nicht erwerbstätig ist.[6] Wer noch eine Arbeit sucht, sieht sich tendenziell sinkender Arbeitsnachfrage und einem von Entlassungen getriebenen wachsenden Arbeitskräfteangebot gegenüber. Wer in den letzten Jahren bereits eine Arbeit gefunden hat, dem droht aufgrund kürzerer Beschäftigungsdauer eher eine Entlassung als dienstälteren Kolleg*innen, gerade, wenn die Tätigkeit nicht zum krisensicheren inneren Segment des Arbeitsmarktes zählt. Die verschlechterten wirtschaftlichen Rahmenbedingungen verschärfen also die ohnehin großen erwerbsbiografischen Brüche in den Lebensläufen der Geflüchteten. Sie nehmen Chancen, sich zu beweisen, Berufserfahrung zu sammeln und zügig ein Einkommen aus eigener Erwerbstätigkeit zu erzielen.

b) Auch beim Spracherwerb tauchen mit den Einschränkungen des öffentlichen Lebens und des sozialen Umgangs plötzlich neue Hürden auf. Eine Vielzahl von Faktoren gefährdete – zum Teil im Zusammenspiel – das erfolgreiche Erlernen der Sprache in Sprachkursen schon ›vor Corona‹. Eltern mit Kindern haben Probleme Sprachkurse und Kinderbetreuung unter einen Hut zu bringen. Immer wieder erzählen die Befragten von langen Wartezeiten für passende Sprachkurse. Andere sind mit den angebotenen Kursen unzufrieden, etwa weil das Lerntempo zu hoch oder zu niedrig ist oder weil die Lehrenden keine Muttersprachler*innen sind. Mitunter sorgen fluchtspezifische psychische Belastungen oder Sorge um Angehörige dafür, dass das Sprachlernen nicht an erster Stelle steht. Mit Beginn der Maßnahmen zur Eindämmung der Corona-Pandemie fallen nun Sprachkurse aus, werden verschoben oder nur online angeboten. Vermehrte Belastungen in Folge langer Wartezeiten auf passende Anschlusskurse und Einbußen der Lerneffizienz sind damit absehbare Konsequenzen. Zudem wird es bei sinkender Arbeitsnachfrage schwieriger werden, die Zwischenzeit bis zum Beginn des nächsten Sprachkurses mit Praktika oder Nebenjobs zu füllen. Auch der zeitweise Ausfall von Betreuungsmöglichkeiten in Schulen, Kitas und Horten wirft Probleme für Eltern und Kinder auf. Die Kinder, die die neue Sprache in der Regel schneller erlernen als die Elterngeneration, büßen die alltägliche Sprachpraxis mit Muttersprachler*innen ein und bei den Eltern reduzieren die zusätzlichen Betreuungspflichten die Möglichkeiten zum Heimstudium. Diese Beeinträchtigung wird besonders groß, wenn Familien beengt wohnen.

Die Einschränkungen des öffentlichen Lebens treffen auch das Sprachlernen außerhalb von Sprachkursen. Wissenschaftliche Studien zeigen immer wieder, dass Sprachexposition und tägliche Sprachpraxis entscheidende Faktoren sind, die den Zweitspracherwerb voranbringen. Gerade besonders ambitionierte Geflüchtete haben Kontakte zu deutschen Muttersprachler*innen ganz oben auf ihrer Agenda und nehmen rege am sozialen Leben teil: Sie gehen in internationale Cafés, treten in Fußballvereine ein, engagieren sich (für Geflüchtete, den Umweltschutz, ...) oder halten sich viel an öffentlichen Orten (wie Bibliotheken) auf. In Zeiten von ›Kontaktsperren‹ und ›Ausgangsbeschränkungen‹ fallen diese Möglichkeiten, die neue Sprache zu praktizieren und deutschsprachige Kontakte zu knüpfen und zu pflegen, weg. Insgesamt kann man davon ausgehen, dass das Sprachlernen über Kurse und soziale Netzwerke durch die Corona-Eindämmungsmaßnahmen beeinträchtigt wird. Inwieweit dies über andere Lernmöglichkeiten, wie Online-Kurse oder Lern-Apps, aufgefangen werden kann, wird sich zeigen.

c) Die Unterstützungsnetzwerke der Geflüchteten werden von den veränderten sozialen und wirtschaftlichen Bedingungen absehbar in Mitleidenschaft gezogen werden. Nachbarschaftshäuser und Internationale Cafés schließen, die aufsuchende Sozialarbeit der Wohlfahrtsverbände und Ehrenamtlichen in den Gemeinschaftsunterkünften steht auf einmal – ebenso wie Migrationsberatungen, psychologische Betreuung oder Freizeitangebote – unter den Vorzeichen des Infektionsschutzes. Die Seucheneindämmungsversuche wirken sich auf all diese Orte und Anlässe der Begegnung und sozialen Unterstützung aus. Darunter leiden vor allem die schwachen Brückenkontakte zu Ehrenamtlichen und professionellen Akteuren. Starke Brückenkontakte, wie Freundschaften und Patenschaften, werden hingegen vermutlich robuster sein, denn anders als die von Gelegenheiten abhängigen schwachen Brückenkontakte, beruhen sie auf engen wechselseitigen Bindungen. Man kennt sich, weiß, wo das Gegenüber wohnt und hat längst regelmäßig telefonisch oder per Chat Kontakt. Damit steht zu erwarten, dass die sozialen Folgen der Maßnahmen zur Eindämmung der Virusverbreitung tiefer in die Unterstützungsnetzwerke derer eingreifen, die vermehrt auf professionelle und ehrenamtliche Hilfe angewiesen sind. Dies traf insbesondere auf die älteren und sozial isolierteren unter den Befragten zu, also auf einen Personenkreis, der es ohnehin besonders schwer hat. Ferner steht zu befürchten, dass mit der Verbreitung des Corona-Virus in den Herkunftsländern der Geflüchteten auch der psychische Stress aus transnationalen Familienbeziehungen zunimmt. Man weiß um die Nöte und Sorgen der Angehörigen und Freunde in der Ferne, kann aber kaum etwas ausrichten.

AUF DAS ZUSAMMENSPIEL VON NETZWERKEN, SPRACHKENNTNISSEN UND ERWERBSTÄTIGKEIT ACHTEN

Das Zusammenspiel der drei Faktoren – erschwerte Arbeitsmarktintegration, verzögertes Sprachlernen und geschwächte Unterstützungsnetzwerke – kann für die Betroffenen zu einer besonderen Herausforderung werden. Im günstigsten Fall können die Faktoren sich wechselseitig stützen: Die Teilhabe am Arbeitsmarkt motiviert etwa zum Spracherwerb und fördert den regelmäßigen Sprachgebrauch. Umgekehrt ermöglichen ausreichende Sprachkenntnisse den Zugang zu anspruchsvolleren Tätigkeiten und Bildungswegen. Sprachkenntnisse und Erwerbstätigkeit wiederum erleichtern Aufbau und Pflege von neuen Kontakten, die im Gegenzug der Arbeitssuche und dem Spracherwerb zuträglich sein können. Wem jedoch der Zugang zum Arbeitsmarkt verwehrt, das Sprachlernen erschwert oder das Netzwerken unmöglich gemacht wird, der läuft Gefahr, auch in den anderen Bereichen Nachteile davonzutragen. In dieser Situation ist es bei der Unterstützung von Geflüchteten entscheidend, neben der Arbeitsmarktintegration auch den Spracherwerb und die soziale Vernetzung im Blick zu behalten.

Bei den Folgen der COVID-19-Bekämpfungsmaßnahmen sind ferner Differenzierungen zwischen verschiedenen Gruppen von Geflüchteten angebracht: Dieser Beitrag hat Geflüchtete *mit Bleibeperspektive* (also anerkannte Flüchtlinge bzw. Asylbewerber*innen und subsidiär Geschützte) fokussiert und so die gruppeninterne Bruchlinie zwischen diesen und den Geflüchteten *ohne Bleibeperspektive* (also zum Beispiel den sogenannten Geduldeten oder Menschen in Erstaufnahmeeinrichtungen) nicht verhandelt. Einiges spricht dafür, dass die beschriebenen Beeinträchtigungen der Lebensperspektiven die Geflüchteten ohne Bleibeperspektive in ähnlicher Weise oder sogar noch stärker betreffen als diejenigen mit Bleibeperspektive. Wer in Massenunterkünften leben muss, der sieht sich nicht nur einer größeren Ansteckungsgefahr ausgesetzt. Sie/Er hat – zusätzlich zu den aufenthaltsrechtlichen Einschränkungen – auch ein höheres Risiko von Quarantänemaßnahmen betroffen zu sein, die der gesamten Unterkunft gelten und die ein einigermaßen normales Leben – eine (Vorbereitung auf die) Teilhabe am Arbeitsmarkt, soziale Kontakte, Spracherwerb – faktisch unmöglich machen. So muss man davon ausgehen, dass das Schlaglicht der Corona-Krise noch innerhalb der benachteiligten Gruppe der Geflüchteten einige mehr in den Schatten stellt als andere.

KULTUR

AUF DER SUCHE NACH EINER NEUEN BEGRÜẞUNG

Schnelle Kulturentwicklung in Krisenzeiten

Christian Stegbauer

Kultureller Wandel findet sich aktuell überall, im Speziellen bei der Erneuerung von ›virussicheren‹ Begrüßungsritualen. Hier sind wir gezwungen, über lange Zeiträume erprobten, praktisch überall eingespielten und bedeutungsvollen Ritualen auf einen Schlag nicht mehr zu folgen und diese neu zu entwickeln. Ein Vorhaben, welches sich nicht so einfach realisieren lässt und mit vielen Ungewissheiten einhergeht. Am Beispiel der Begrüßungsrituale können wir darüber hinaus lernen, wie Kulturentwicklung vor sich geht. Zunächst wird im Kleinen, also zwischen zwei Personen etwas Neues ausgehandelt. Die neue Möglichkeit reichert den kulturellen Werkzeugkasten[1] der Beteiligten an und wird fallweise auf Situationen mit anderen Menschen übertragen. Wenn sich das Verhalten bewährt, wird es von anderen Personen übernommen. Wenn eine gewisse Verbreitung erreicht ist, kommen Agenten ins Spiel. Das sind zum einen Personen, die viel mehr Leute kennen und das neue Verhalten dadurch weiter verbreiten können oder Medien, die über eine viel größere Reichweite verfügen. Das, was die Medien thematisieren, muss jedoch in sozialen Situationen mit Anwesenden den Wirklichkeitscheck bestehen. Wenn das gelingt, setzt sich die Verbreitung im Kleinen fort und festigt sich und kann in weitere Bereiche der Gesellschaft diffundieren, auch unter Mithilfe von Medien.

VERÄNDERUNGEN SIND GREIFBAR

Ein Gang durch die Stadt zu Beginn der Pandemie etwa Mitte März 2020 führte die Veränderung deutlich vor Augen. Schlangen vor den Geschäften reichen teilweise bis fast an das Ende des Blocks, denn die Menschen hal-

C. Stegbauer und I. Clemens (Hrsg.), *Corona-Netzwerke – Gesellschaft im Zeichen des Virus*, https://doi.org/10.1007/978-3-658-31394-4_19

ten nun Abstand. Hinweise darauf geben aufgeklebte oder gemalte Markierungen für einen Mindestabstand. Geschäfte regulieren die Zahl der Kunden. Manchmal muss jeder, der den Laden betritt, sich einen Einkaufswagen nehmen. Die Zahl der Wagen zeigt dann an, wie viele Kunden sich im Laden befinden. Sicherheitsmitarbeiter überwachen die Einhaltung der Regularien. Ab Mai dann war das Betreten von Geschäften nur noch mit Maske erlaubt. Das Tragen von Masken ist dem Verbot des Händeschüttelns in einem Punkt ähnlich. Wie das Händeschütteln vor noch nicht so langer Zeit zu einem bedeutenden kulturellen Symbol erklärt wurde, galt dies auch dafür, unser Gesicht zu zeigen.

Größere Gruppen sind in der Öffentlichkeit verschwunden, allenfalls zu zweit oder zu dritt sieht man Menschen zusammenstehen. Der Universitätscampus ist völlig verwaist. Cafés müssen geschlossen bleiben, ebenso die Theater und Konzerthäuser. Restaurants reichen das von ihnen zubereitete Essen durch ein Fenster hinaus. Der Kontakt zum Personal wird durch Plexiglasscheiben auf ein Minimum reduziert. Zwar ändern sich Details dieses Bildes im Verlaufe der Zeit, aber bestimmte Distanzierungen bleiben auch noch länger bestehen, jedenfalls so lange, wie die Pandemie andauert.

All das, was wir hier beobachten, ist Teil einer bedeutenden kulturellen Umwälzung. In Normalzeiten dauern solche Veränderungen, wie wir sie momentan beispielhaft in Begrüßungsritualen beobachten, eher lange. Die Zeitspanne zur Etablierung eines neuen Rituals braucht eine Weile, denn das neue Verhalten verbreitet sich immer vom Kleinen zum Großen, also von Mikronetzwerken zu weiten Teilen der Gesellschaft. Das will heißen, dass Neuerungen zunächst zwischen zwei Personen oder in Gruppen entwickelt werden. Dann diffundieren sie vielleicht in die Netzwerke von Spezialkulturen und erst wenn das geschafft ist, erreichen sie über Netzwerkbeziehungen weitere Teile der Bevölkerung. Beschleunigt werden solche Veränderungen dadurch, dass Medien diese aufgreifen und so für eine Diffusion des Wissens über die neuen Verhaltensmöglichkeiten sorgen können. Wenn es hier um Kultur geht, dann geht es immer auch um Beziehungsstrukturen, dem Kern der Netzwerkforschung. Die Netzwerkforschung untersucht normalerweise Relationen wie Freundschaften, Partnerschaften, Strong ties und Weak ties; allerdings handelt es sich bei dieser Vorgehensweise um grobe Vereinfachungen. Hinter jeder Beziehung steckt in der Regel eine Geschichte von gemeinsamen Situationen, in der beziehungsspezifisches Verhalten ausgehandelt wird. Dies bezeichnet man als Mikrokultur, der Basis zur Entwicklung von Verhalten zu etwas feststehendem, einem gegenseitigen Ritual.[2]

DIE ERWARTUNG DER ERWARTUNG DES HÄNDEGEBENS

Allerdings gibt es auch Änderungen, die nicht bleibend sind. Diese tauchen zyklisch auf, etwa als Sommerereignisse, denken wir etwa an Spiele wie die Fidget Spinner, Tamagotchis, die Jagd auf virtuelle Monster mit Hilfe des Smartphones und ähnliche Spiele. Wir kennen auch gemeinschaftliches Verhalten, welches den Spielen ganz ähnlich ist. Die Älteren mögen sich noch an Ententanz und die nicht ganz so alten an den Gangnam-Style erinnern. Solche Phänomene entstehen, werden zu einem großen, teilweise weltüberspannenden Ereignis und verschwinden genauso schnell wieder. Ein Grund dafür könnte sein, dass diese Erscheinungen sich nicht verfestigen. Sie werden nicht zu feststehenden reziproken Institutionen, die sich in Ritualen ausdrücken. Solche Rituale sind immer ›doppelt‹ abgesichert. Die Absicherung erfolgt durch die Erwartung auf der einen Seite, dass der andere sich auf eine bestimmte Weise verhält: In unserem Beispiel, dass mir ein Bekannter zu Beginn eines Treffens die Hand gibt. Die zweite Sicherung ist, dass der Bekannte meint, dass ich hoffen würde, von ihm die Hand gegeben zu bekommen. Wir haben es also mit der Erwartung und der sogenannten Erwartungs-Erwartung zu tun.

Solche Absicherungen kommen sehr häufig vor und sie sind ein Merkmal von sozialen Ritualen, die sich nur sehr schwer ändern lassen. Warum ist das so? Weil sich die allgemeine soziale Vereinbarung, man kann auch sagen, die Commonsensekultur nicht durch Aushandlungen außer Kraft setzen lässt. Gemeint ist damit, dass wir zwar mit bestimmten Personen ausmachen können, uns auf eine andere Art zu begrüßen. Tatsächlich kommt das auch öfters vor: nicht möglich ist aber, mit allen anderen ebenfalls eine vom Allgemeinen abweichende Vereinbarung zu treffen. Man kann nicht in Deutschland plötzlich alle Bekannten, die man trifft, küssen. Das würde bei einigen ziemliches Befremden hervorrufen (und wenn man in Frankreich wäre und würde das nicht tun, wären die dortigen Freunde beunruhigt). Allerdings kann man dieses Ritual mit ein paar Leuten ›vereinbaren‹. Das entwickelt sich dann so, dass Wangenküsse z.B. immer zur Begrüßung und Verabschiedung bei Besuchen gehören.

Solche doppelten Absicherungen finden sich in vielen anderen Fällen ebenfalls; in der Sozialwissenschaft bekannt ist dies für Gaben. Konkret wären das z.B. gelegentliche Geschenke oder Einladungen an Freunde oder befreundete Paare. Ein Geschenk oder eine Essenseinladung erzeugt nach der Gabentheorie[3] immer eine Schuld, egal wie sehr der Schenkende oder die Einladende beteuert, mit der Annahme sei keine Verpflichtung verbunden. Auch wenn die Gastgebenden darauf insistieren, dass keine

Erwartung an eine Gegeneinladung aus der Einladung erwächst und das auch tatsächlich so meinen, befreit dies die Eingeladenen nicht.[4] Sie fühlen sich dennoch in der Schuld, etwas zum Ausgleich zu planen. Auch ein kleines Gastgeschenk reicht nicht, die gegenseitigen Erwartungen abzugelten. Ähnlich verhält es sich mit Begrüßungsritualen, die zudem viel Ähnlichkeit mit dem Gabentausch besitzen, denn auch bei diesen baut man auf Gegenseitigkeit. Die Nichterwiderung eines Grußes kann schwere Beziehungsschäden zur Folge haben. Wenn man einer Begrüßung ausweichen möchte, so erfolgt dies am ehesten dezent, indem man so tut, als hätte man den anderen nicht bemerkt.[5]

Die Bedeutung von Begrüßungen können wir gar nicht hoch genug einschätzen, denn mit Ulrich Oevermann[6] gesprochen handelt es sich um eine zweckfreie Reproduktion von Sozialität. Sicherlich steckt tatsächlich meist kein wirklicher Zweck dahinter, denn Ritualen folgt man meist nicht mit Hintergedanken, dennoch hat der Gruß eine wichtige Funktion. Reproduktion von Sozialität meint, dass durch die Begrüßung Beziehungen erneuert werden. Wenn auf ein solches gegenseitiges Erinnern an die Beziehung verzichtet wird, fehlt der Anschluss. Mit der Zeit verliert sich der Kontakt dann meist völlig.

Begrüßungsrituale bedeuten auch noch etwas anderes, denn das Wiederkehren derselben Geste reduziert Unsicherheit im Umgang miteinander. Bei einem Treffen mit Bekannten oder einander bis dahin Unbekannten, die in eine gemeinsame soziale Situation hineingeworfen werden, hilft das Händegeben über die ersten Sekunden der Unsicherheit hinweg. Genug Zeit um zu überlegen, was denn eine gute Gesprächseröffnung sein könnte. Das ist ähnlich wie mit Floskeln, die mit der Frage nach dem werten Befinden verbunden sind. Es handelt sich um Formen der Höflichkeit. Diese geben darüber hinaus die Möglichkeit, ein Thema für eine Unterhaltung zu finden. Es ist daher schwer eine Üblichkeit wie das Händeschütteln aufzugeben, denn der Augenblick wird benötigt, um die Unsicherheit zu überbrücken. Dieser Moment fordert deshalb einen Ersatz. Bevor wir nun Ersatzmöglichkeiten diskutieren, will ich aber noch auf einige weitere Mechanismen des Sozialen im Zusammenhang mit der Begrüßung eingehen.

ABSCHAFFUNG DES HÄNDESCHÜTTELNS PER VERORDNUNG

Die Kultur veränderte sich aufgrund der Pandemie an vielen Stellen sehr schnell und weitere Neuerungen dürften noch folgen. Das meiste, was sich verändert, verlässt normalerweise die einzelne Beziehung oder die kleine Gruppe gar nicht; es verbleibt in Mikrokulturen und erreicht gar keine Verbreitung über einzelne Beziehungsvereinbarungen hinaus.[7] Änderungen, die für alle gelten, werden uns per Verordnung auferlegt. Falls jemand in Quarantäne muss, ist es nicht erlaubt, die Wohnung zu verlassen und selbst in der Wohnung hat man sich von den anderen Mitbewohnern zu isolieren. Kontaktverbote für die Nichtisolierten verbieten gegenseitige Besuche, allenfalls kann man sich draußen treffen. Allerdings war der Aufenthalt z. B. auf Parkbänken in manchen Bundesländern ebenfalls verboten. Solche Ver- und Gebote legen typischerweise Grenzen für Verhalten auf. Allerdings bleiben Spielräume zur Auslegung vorhanden. So wird darüber berichtet, dass Italiener mit Stoffhunden Gassi gingen[8] und wirkliche Hunde wurden durch extreme Spaziergänge häufiger konditionell überfordert. Man verlieh sie offenbar in den Häusern um einen Grund zum Luftschnappen vorgeben zu können.

Den neuen Ritualen ist also auferlegt, sich im Rahmen der Verordnungen zu bewegen. Die offiziellen Regularien sind allerdings auch ein Ausbreitungshemmnis. Gemeint ist, dass wir uns nur noch mit Wenigen treffen konnten. Die einzigen möglichen Begegnungen waren vom Zufall abhängig. Zufällig trifft man jedoch am ehesten die entfernten Bekannten oder Nachbarn. Bei Personen, die einem über den Weg laufen, handelt es sich eher nicht um die engen Freunde. Diejenigen, mit denen wir uns mehr verbunden fühlen, wohnen häufig nicht in genau derselben Gegend, wie man selbst.[9] Wenn es notwendig ist, dass neue Rituale sich erst einmal im Kleinen einschleifen, dann ist das kaum möglich, wenn man sich nur zufällig begegnet und das nächste Mal erst wieder in einigen Monaten, wenn der Lockdown möglicherweise bereits beendet ist. Bis zu diesem Zeitpunkt ist die aufgrund des Verbots des Händegebens jeweils neu auszuhandelnde spezifische Begrüßung längst vergessen. Die Anforderungen erzwingen also die Neuentwicklung des Rituals, aber die Bedingungen dafür, dass ein neues, allgemein übliches Ritual entsteht, sind gerade nicht so gut.

WAS IST EIGENTLICH MIT KULTUR GEMEINT?

Es gibt nur wenige ähnlich schillernde Begriffe wie der der Kultur. Viele unterschiedliche Bedeutungen sind daran geknüpft. Politiker denken daran, dass auch die Kultur einen Etat braucht, die ›Kulturschaffenden‹ befinden sich aufgrund der Versammlungsverbote in Existenznöten und selbst in der Wissenschaft ist das, was ich als Kultur bezeichne, umstritten. So geht man in der Ethnologie davon aus, dass Kultur sich über mehrere (mindestens) drei Generationen festigen müsse,[10] um sie als solche bezeichnen zu können.

All das stimmt nicht mit meinen Überlegungen überein. Kultur ist aus meiner Sichtweise das, was wir im Alltag tun, wie wir uns benehmen und wie wir Benehmen interpretieren. Es handelt sich um Normen, Ver- und Gebote, an die sich die Menschen halten. Es gehört aber auch das Umgehen von allgemeinen Verboten dazu, insbesondere dann, wenn man dies gemeinschaftlich tut. Kultur muss also interpretiert werden. Wie solche Interpretationen aussehen, würden viele an einzelnen Personen festmachen und tatsächlich spielen Personen auch eine Rolle. Wichtiger ist jedoch die Sozialität für die Interpretation, denn diese wird dort ausgehandelt. Das geschieht in sozialen Situationen, wenn wir mit anderen zusammen sind. Neben Normen gehören auch Werte zur Kultur. Diese stellen eine Art moralischen Kompass dar. Ein weiterer Bestandteil von Kultur sind Symbole, also beispielsweise bedeutungsgeladene Begriffe, Zeichen, aber auch Umstände, in denen etwas geschieht. Kultur umfasst weiterhin sich wiederholende Verhaltensweisen und Rituale, aber davon war bereits die Rede.

Wichtig ist aber auch, dass Kultur veränderlich ist. Wie diese Komponenten angewendet werden, hängt von den Umständen der Situation und dem ab, was die Situation verlangt. Situationen unterscheiden sich, sie lassen sich bestimmten Typen zuordnen. Der Typ einer Trauerfeier unterscheidet sich vom Typ einer Aprés-Ski Party, das wird jedem einleuchten. Beide Typen sind an bestimmte Lokalitäten gebunden, sie benötigen eine unterschiedliche Garderobe. Begrüßung und Umgang zwischen Personen verlaufen im Vergleich zwischen einer Party und einer Beerdigung einander ziemlich entgegengesetzt. In bestimmten Hinsichten gleichen sich die beiden Situationen aber, die Teilnehmenden sind unsicher und reduzieren mit steigender Routine ihre Unsicherheit. Sie lernen, ihre kulturellen Werkzeuge[11] einzusetzen. Hierbei hilft ihnen, zu sehen, wie sich die Anderen verhalten und sie können anhand der Beobachtung lernen, darauf zu reagieren. So betrachtet, baut Kultur zwar auf die Werkzeuge der Einzelnen auf, ist aber immer etwas, was kollektiv erzeugt wird. Man könnte sagen, dass es egal ist, was die Leute individuell denken, wichtig ist, wie sich die Menschen in einer Situation verhalten.

Dabei sind einige Teile der Kultur schlechter aushandlungsfähig als andere. Bestimmtes Verhalten ist nur schwer abzulegen, weil es über lange Zeit (oft über Generationen) eingeübt wurde (und über Erwartungs-Erwartungen abgesichert ist). Eigentliche Begründungen über das Entstehen der Kultur spielen dabei keine Rolle mehr; diese werden im Zeitablauf vergessen. Warum wir uns die Hände geben und nicht wie die Franzosen küssen – wer weiß das zu sagen? Neben der Begrüßung besitzt der Handschlag dennoch eine weitere Bedeutung: beim Abschluss von Geschäften. Jemanden zum Abschluss eines Geschäfts die Hand zu geben und dann das damit einhergehende Versprechen nicht zu halten, kann extrem rufschädigend sein. Das Händeschütteln geht so weit, dass es von einigen gar zur Leitkultur erklärt wird[12] und eine Einbürgerung verweigert wird, wenn gegengeschlechtliches Händegeben nicht akzeptiert wird.

Händegeben betrachten wir als zentralen Bestandteil der Kultur, der lange gar nicht in Frage gestellt wurde: Er ist Commonsense.[13] Allerdings gibt es Kulturen, in denen dieses Ritual, wenn eine Frau und ein Mann sich die Hände geben, verpönt oder nicht erlaubt ist. So wird es jedenfalls behauptet, wenn (selten) die Verweigerung des Händeschüttelns vorkommt. Es kann sogar sein, dass dies zum Eklat führt, wenn eine Seite darauf besteht. Normalerweise stört ein verweigerter Handschlag die Beziehung, denn dies wird als das Versagen von Respekt interpretiert. Gegenseitiger Respekt ist jedoch ein wesentlicher Bestandteil der Möglichkeit, überhaupt miteinander ins Gespräch zu kommen. Allerdings mag es sein, dass die Empörung Ausdruck kultureller Missverständnisse ist, denn gerade der verweigerte Handschlag kann sogar im Gegensatz zur bei uns üblichen Interpretation als Zeichen der Achtung gedeutet werden.[14]

Das eigentlich Unstrittige wird durch den Kontakt mit anderen Kulturen und der Frage des Respekts im Umgang miteinander plötzlich thematisierbar und Gegenstand von Ideologien. Wobei unterschiedliche Denkarten nach Ann Swidler[15] zur Aushandlung von Kultur gehören. Variationen des Händeschüttelns dienen der Abgrenzung vom Normalen und damit zum Anzeigen der Besonderheit der Beziehung zwischen den Abweichenden. Abweichung benötigt aber zunächst mindestens das Original, auf welches man immer wieder zurückkommen kann.

UNSICHERHEIT IM NEUEN

Vor der Krise gaben sich praktisch alle die Hände. Dies war so dominant, dass Abweichungen immer wieder thematisiert wurden. Die wenigen Abwandlungen von der allgemeinen Praxis eignen sich, um Spezialkulturen zu markieren. Ein Zeichen dafür ist, dass häufig in Theaterinszenierungen oder im Film spezielle Begrüßungsrituale als Zeichen für eine besondere Jugendkultur gezeigt werden. Das Händegeben selbst ist weitgehend ›habitualisiert‹, ein Begriff, der eine gewisse Automatik im Verhalten beschreibt. Ein solches Verhalten muss nicht mehr reflektiert werden. Wenn man jemanden trifft braucht man über das Händeschütteln nicht mehr nachzudenken.

Zwar kann das bereits erwähnte französische Küssen als eine Begrüßungsvariation auch in Deutschland von einem Teil der Menschen übernommen werden, allerdings ist diese Praxis in Deutschland wiederum nicht weit genug verbreitet, als dass alle Unsicherheiten genommen wären. Wie oft küsst man sich? handelt es sich um Luftküsse oder tatsächliche Lippenberührungen der Wangen? Zwischen Männern ist dieses Ritual in Deutschland wesentlich seltener als zwischen Frauen und zwischen Frauen und Männern. Das Händegeben hingegen ist ziemlich unverfänglich, denn es ist die etablierte normale Geste.

Seit Beginn der Pandemie steht ›Das-sich-die-Hand-reichen‹ nun nicht mehr für einen Gruß, sondern für die Übertragung einer potentiell todbringenden Krankheit. Diese Tatsache macht es erforderlich, einen Ersatz für das über lange Zeit tief in uns eingebrannte Ritual zu erfinden. Wir bedürfen nun einer neuen Vereinbarung. Wie nun sieht diese Begrüßungsinnovation aus? Wir wissen es heute noch nicht, denn zunächst einmal wird experimentiert. Was uns bekannt ist, sind die Herausforderungen für einen solchen Gruß. Zu den Bedingungen, die das neue Ritual erfüllen muss, gehört die Dopplung des Verhaltens. Dieses wird quasi gespiegelt: Was der eine anbietet, muss der andere erwidern. Diese Reziprozität ist Teil des Rituals, durch die sich die beiden Treffenden symbolisch der Gleichheit und gegenseitigen Anerkennung versichern.

DER SCHUHGRUß ALS ERSATZ

Die Kulturentwicklung im Zeitraffer schafft die alten Gewohnheiten ab. Wie das Neue in die Welt kommt, beobachten wir an uns selbst. Wenn wir einem Freund begegnen, müssen wir untereinander ausmachen, wie wir uns begrüßen. Das mag zwar schnell gehen, ist aber anfangs wenn man sich trifft fast immer ein Thema. Zwar kommen wir nicht mehr so häufig zusammen, wenn das aber doch geschieht, ist die Wahrscheinlichkeit groß, dass sich das Begrüßungsritual wiederholt. Es sind also schon zwei Glieder einer Kette vorhanden. Bei weiteren Treffen mag es dazu kommen, dass wieder auf das Ergebnis der ersten Vereinbarung zurückgegriffen wird. Das neue Ritual verfestigt sich nun genau in dieser einen Beziehung. Das ist dann geschehen, wenn es bei noch weiteren Zusammenkünften nicht mehr thematisiert wird und quasi automatisch erfolgt: es ist eine Mikrokultur entstanden.

Wenn nun in jeder Beziehung eine andere Mikrokultur ausgehandelt wird, dann ist es sehr aufwändig, sich das Ritual für jeden Freund zu merken, denn dieselben Personen begrüßen jeden der Freunde etwas anders. Bei, aufgrund der Einschränkungen, verringerter Anzahl an Kontakten, mag die Erinnerung an die einzelnen Vereinbarungen einfacher sein. Allerdings erkennen wir daran auch, dass es noch keine allgemeine Regel gibt, auf die wir uns verlassen könnten. Momentan finden wir unterschiedliche Begrüßungsmöglichkeiten nebeneinander. Aber welche Möglichkeiten sind das? Grüßt man sich mit dem Ellenbogen, mit den Schuhen, was immerhin noch zu einer Berührung führt? Oder schwenkt man um zum berührungslosen aus Indien stammenden Namaste 🙏, oder gar mit dem kühlen Vulkaniergruß 🖖.

Die Vereinbarungen zwischen den Freunden sind nicht völlig frei, sie folgen meist Vorbildern. Diese entstehen dadurch, dass wir auf andere achten. Dabei kommt es zu ›Ansteckungen‹ von Verhalten: Wir schauen uns ab, wie die anderen das machen. Das tun wir immer, wenn wir nicht so genau wissen, wie wir uns in einer unbekannten Situation verhalten sollen. Verhaltensaushandlungen und Beobachtungen sind nur entlang von Beziehungen in Netzwerkstrukturen möglich. Bei der Verbreitung eines neuen Verhaltens dürfte Personen, die über ein diverses Beziehungsnetzwerk verfügen, eine besondere Rolle zufallen. Sie sind in der Lage, kulturelle Tools auch aus spezifischen kleineren Gruppen heraus in andere Teile des gesamten Netzwerks zu übertragen. Aber auch Medien sind für die Verbreitung neuer Verhaltensweisen wichtig, denn sie greifen gerne Beobachtungen auf und geben so Anregungen für die neuen Verhaltensnotwendigkeiten. Manche Ideen für neue Begrüßungen entstehen aber auch spontan oder werden aufgrund von Vorbildern weiterentwickelt. Abgesehen vom morgendlichen Blick in den Spiegel, begrüßt sich niemand alleine, hierfür sind immer die anderen um uns herum notwendig. Je mehr sich die Menschen auf eine der Möglichkeiten einigen, umso stärker wird der Drang sein, sich an jenes Ritual zu halten. Eine auf bestimmte Weise wiederholte Begrüßung weckt die Erwartung, dass diese beim nächsten Mal genauso abläuft. Gesichert ist dies dann, wenn beim Zusammentreffen jeder glaubt, der andere rechne mit der vormaligen Geste. Nun noch etwas zu verändern, bedürfte wiederum einer erneuten expliziten Aushandlung.

Wir wissen momentan nicht, auf welche Weise wir uns demnächst begrüßen werden und wie nachhaltig die Veränderung sein wird, ist die Pandemie erst einmal passé. Der Schuhcheck bedarf einiger Balance, kann also nicht jedem zugemutet werden. Auch richtet sich die Aufmerksamkeit dadurch auf ein Kleidungsstück, welchem nicht von allen das gleiche Interesse entgegengebracht wird. Müssen wir uns jetzt häufiger die Schuhe putzen? Dagegen findet sich zwar bei der von der Serie Raumschiff Enterprise abgeschauten Begrüßung eine Passung zur Pandemiesituation. Sie stammt von Mr. Spock, dem bekanntesten Vertreter der rein analytisch denkenden Vulkanier. Die bedeutendste Eigenschaft dieser Außerirdischen ist die Emotionslosigkeit. Wenn Mr. Spock die Gefühle fehlen, fällt es ihm sicherlich leicht, kühl weitere Maßnahmen zur sozialen Isolierung zu fordern und gänzlich auf Begrüßungsrituale zu verzichten. Das entspricht aber nicht der Sozialität, wie wir sie kennen. Insofern rechne ich mit einer Vielzahl unterschiedlicher Rituale mindestens bis zum Ende der Pandemie.

PERFORMEN OHNE PUBLIKUM – VERÄNDERT EINE PANDEMIEBEDINGTE THEATERSCHLIEẞUNG DAS AUFFÜHRUNGSNETZWERK?

Daniel Reupke und Jasmin Goll

Theater ereignet sich live – als face-to-face-Begegnung. Für das Gelingen einer Aufführung im Theater ist das Netzwerk zwischen Performer*innen auf der Bühne und Rezipient*innen im Zuschauerraum von wesentlicher Bedeutung. Weil ohne dieses Netz auch keine Aufführung möglich ist, folgt daraus, dass historisch betrachtet nur sehr selten Störungen dieser Performer*in-Publikum-Relation dokumentiert wurden.[1] Was heute die Corona-Pandemie ist, war vor 100 Jahren die Spanische Grippe.

RÜCKBLICK: AUFFÜHRUNGSNETZWERKE UND DIE SPANISCHE GRIPPE

Als sich kurz vor Ende des Ersten Weltkriegs im Frühjahr 1918 die Spanische Grippe in einer ersten Welle rasch über Europa verbreitete, nahmen die Verantwortlichen die neue Gefährdung nur verzögert wahr.[2] Im Deutschen Reich war man nach der gescheiterten Frühjahroffensive offenbar paralysiert von der aussichtslosen militärischen Lage und ging in einen generellen Modus des Aussitzens über. Auch als Mediziner*innen zuerst in Spanien und dann in ganz Europa über eine unbekannte, grippeähnliche Erkrankung berichteten und warnten, dass gerade Menschenansammlungen eine Infektionsquelle darstellen könnten, reagierte die Politik nur zögerlich. Oftmals im Kollektiv erkrankte Schulklassen wurden in Quarantäne geschickt, jedoch den sowieso demoralisierten Menschen die abendliche Unterhaltung in Oper oder Operette zu verwehren, stand niemals zur Disposition. Tatsächlich vermerken die wenigen Theaterchroniken keine unmittelbare Reaktion der Intendanten und füh-

C. Stegbauer und I. Clemens (Hrsg.), *Corona-Netzwerke – Gesellschaft im Zeichen des Virus*, https://doi.org/10.1007/978-3-658-31394-4_20

ren, die sinkende Auslastung, wenn überhaupt, auf die unsicheren Zeiten zurück.[3]

Die zweite Welle fiel dann genau in den Herbst, als Versammlungen allerorten das Kriegsende begleiteten, gleichzeitig aber auch einen hervorragenden Nährboden für die Grippe bildeten. Durch die chaotischen Zustände standen den verantwortlichen Beamt*innen keinerlei Ressourcen mehr zur Verfügung, um einen vollständigen ›Lockdown‹ durchzuführen, der angesichts der Ausbreitung der Grippe ohnehin sinnlos erschien.[4] Nachdem die Infektion im folgenden Jahr abebbte, kam ein dünner Abschlussbericht 1920 zu der Erkenntnis, dass man die Pandemie nicht hätte aufhalten können und man richtig gehandelt habe. Das Berliner Robert-Koch-Institut hatte zu diesem Zeitpunkt ein Bakterium als Verursacher der Krankheit ausgemacht (die generelle Existenz von Viren wurde erst bei der Grippeepidemie 1932 entdeckt). Daher traf man in den Goldenen Zwanzigern in Theater häufiger auf Hygienemaßnahmen in Form von Raumdesinfektion.

Auch wenn sich das Aufführungsnetzwerk nicht unmittelbar durch die Spanische Grippe veränderte, entstand doch eine bisweilen bemerkenswerte Wechselwirkung zwischen grippegeplagten Zuschauenden und der theatralen Kunstproduktion: In Spanien wurde die Infektion zeitgenössisch auch »Don Juan-Grippe« oder »Neapolitanischer Soldat« genannt. Während der Frühjahrswelle 1918 lief nämlich die Operette *La canción del olvido* (*Das Lied des Vergessens*) von Guillermo Fernández-Shaw Iturralde im vornehmen Teatro de la Zarzuela in Madrid mit großer Resonanz. Die unterhaltsame Adaption des Stoffes um den sagenumwobenen Freigeist und Frauenheld lockte bereits seit zwei Jahren unzählige Spanier*innen landesweit in die Theater. Dies steigerte sich noch einmal zu Allerheiligen, wo traditionell landesweit Don Juan-Stoffe gespielt wurden. Mitten in der zweiten Welle kam es durch die Theaterbesuche zu so vielen Neuinfektionen, dass der Librettist des Werks, Federico Romero Sarachaga, sarkastisch feststellte, dass die Grippe wohl genauso ansteckend sei wie die beliebteste Gesangsnummer der Operette – die Tenor-Arie »Der neapolitanische Soldat«. Das Aufführungsnetzwerk diente als Ressourcenverteiler für den Inhalt des Werkes und dessen breite Verarbeitung, denn die Rezeption des Unterhaltungsstücks ging so weit, dass sich selbst wissenschaftliche Texte der Metapher aus dem Operetten-Stoff bedienten.[5]

Vice versa entstanden unzählige Theaterstücke unter dem Eindruck der verheerenden Seuche: 1936 verarbeitete der deutsch-ungarische Schriftsteller Ödön von Horváth wiederum den Don Juan-Stoff in seinem Drama *Don Juan kommt aus dem Krieg.* Dort wird in der Lazarett-Szene, situiert zum

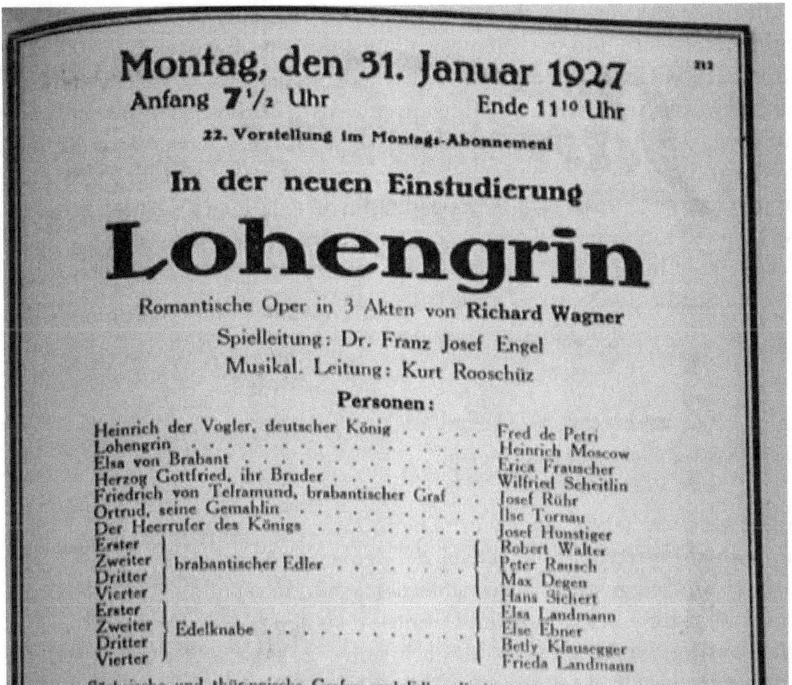

Montag, den 31. Januar 1927

Anfang 7½ Uhr — Ende 11¹⁰ Uhr

22. Vorstellung im Montags-Abonnement

In der neuen Einstudierung

Lohengrin

Romantische Oper in 3 Akten von **Richard Wagner**

Spielleitung: Dr. Franz Josef Engel

Musikal. Leitung: Kurt Rooschüz

Personen:

Heinrich der Vogler, deutscher König	Fred de Petri
Lohengrin	Heinrich Moscow
Elsa von Brabant	Erica Frauscher
Herzog Gottfried, ihr Bruder	Wilfried Scheitlin
Friedrich von Telramund, brabantischer Graf	Josef Rühr
Ortrud, seine Gemahlin	Ilse Tornau
Der Heerrufer des Königs	Josef Hunstiger
Erster brabantischer Edler	Robert Walter
Zweiter brabantischer Edler	Peter Rausch
Dritter brabantischer Edler	Max Degen
Vierter brabantischer Edler	Hans Sichert
Erster Edelknabe	Elsa Landmann
Zweiter Edelknabe	Else Ebner
Dritter Edelknabe	Betly Klausegger
Vierter Edelknabe	Frieda Landmann

Sächsische und thüringische Grafen und Edle. Brabantische Grafen und Edle
Edelfrauen, Edelknaben, Mannen, Frauen, Knechte
Antwerpen. Erste Hälfte des 9. Jahrhunderts

Pausen nach dem 1. und 2. Akt

Textbücher à Fr. 1.– sind an der Kasse zu haben

Preise (incl. Billetsteuer und Garderobegebühr):

Sperrsitz	Fr. 8.—	Balkonlogen Vorderplatz	Fr. 8.—	II. Rang A 2./6. Reihe	Fr. 3.30
Parkett A	„ 7.—	Balkonlogen Rückplatz	„ 7.—	II. Rang B u. Prosc.	„ 2.40
Parkett B	„ 6.50	I. Rang A	„ 6.50	III. Rang A 1. Reihe	„ 2.10
Parkettloge	„ 10.—	I. Rang B	„ 5.—	III. Rang A 2./3. Reihe	„ 1.90
Balkonsitz	„ 8.—	II. Rang A 1. Reihe	„ 3.90	III. Rang B	„ 1.30

Der Zuschauerraum wird täglich desinfiziert.

Montag, 7. Februar: Tiefland

23

Abbildung 1 Der Theaterzettel für eine *Lohengrin*-Aufführung am Baseler Stadttheater von 1927 vermerkt die tägliche Desinfektion des Zuschauerraumes als beruhigende Maßnahme für einen ungestörten Operngenuss (*fimt* Uni Bayreuth/Programmheftesammlung)

Ende des Weltkriegs, beschrieben, wie der Protagonist mit starkem Fieber eingeliefert wird und in Gegenwart einer Krankenschwester die Diagnose »Spanische Grippe. Geben Sie acht. Es ist die Pest!« erhält. Bereits am darauffolgenden Tag stirbt die Krankenschwester, vermutlich von Don Juan infiziert. Das Stück hatte seine Premiere erst 1952 in Wien und wurde dort vom Publikum negativ aufgenommen. Anders als den Zuschauer*innen im Madrid des Jahres 1918 fehlte den Österreicher*innen der Wirtschaftswunderzeit ein unmittelbarer Bezug zu den Inhalten des Werks und ihrer Vermittlung in der Aufführung.[6] So veränderte die Spanische Grippe zwar den Spielstoff der Theater, nicht jedoch die Disposition des Aufführungsnetzwerks zwischen Künstler*innen und Zuschauer*innen.

NETZ-WERK-PERFORMANCE

Anders als 100 Jahre zuvor wurde beim Auftreten der Corona-Pandemie im Frühjahr 2020 der Spielbetrieb der deutschen Theater und Festivals relativ abrupt eingestellt. Angesichts der Schutzmaßnahmen hat die Aufführung in ihrer traditionellen Definition keinen Bestand mehr. Weil für die Künstler*innen etwas später auch keine Proben mehr möglich waren, bedeutete dies gleichfalls das Aus für zahlreiche Premieren im Verlauf der Saison. Die Maßnahmen brachten die Aufführung zum Erliegen – nicht aber den Theaterbetrieb. Gingen Mitte März des Jahres hier und da noch »Geister-Premieren«, nur mit Kritiker*innen, Produktionsbeteiligten und Angehörigen im Zuschauerraum, über die Bühne, entwickelten mehrere Theater und Konzerthäuser nach der angeordneten Schließung rasch (und meist kostenlos) ein digitales Angebot – in der Hoffnung, dass es am 20. April des Jahres live weitergehen würde. Man möchte den Theaterbesucher*innen auch weiterhin Kunst anbieten und dem Bedürfnis nach einer kulturellen Veranstaltung nachkommen. Das Theater soll sich vorübergehend im digitalen Raum abspielen, aber wie?

Wie eingangs geschildert, ist eine Theateraufführung ein sozialer Prozess und an der Stelle sei nicht das gemeinsame Sekttrinken in der Pause gemeint, sondern die Interaktion, die im Zuschauerraum in Gang gesetzt wird. Eine Aufführung ist auf Zuschauende angewiesen, die gleichzeitig am selben Ort zusammenkommen, um gemeinsam Theater zu erleben. Sie sind dabei keine stillen Beobachter*innen eines abgeschlossenen Werks, sondern wichtiger Bestandteil der Aufführung, die erst aus der Begegnung von Darstellenden und Rezipient*innen hervorgeht. Ob die Zuschauenden ihren Sitznachbar*innen zuflüstern, während einer Sterbeszene eine Träne verdrücken, kräftig applaudieren oder einfach nur gebannt auf das Bühnengeschehen schauen und das Gesehene mit ihren Gedanken und ihrem Erfahrungshorizont verknüpfen – wie die Akteur*innen auf der Bühne sind sie verantwortlich für die Aufführung und ihren Verlauf.[7]

Wie kann man diese Befunde in eine Netzwerkperspektive überführen? Bei einer Aufführung entspinnt sich ein unsichtbares Netz zwischen den wechselseitigen Akteur*innen, ein Prozessnetzwerk aus verbundenen Interaktionen und Aktivitäten:[8] Die konzeptbasierten Handlungen der Performenden wirken als Agens auf die Zuschauenden und die sich dort vollziehenden Vorgänge und Reaktionen wirken gleichsam zurück auf die Sänger*innen oder Schauspieler*innen auf dem Podium. So wie die Theaterwissenschaftlerin Erika Fischer-Lichte Beziehungen in einer Aufführung beschreibt, erinnert es auf bemerkenswerte Weise an die Actor-Network-Theory des Soziologen Bruno Latour. Während die Wirkungen auf den Kanten des Netzes liegen, bildet das Aufführungsnetzwerk ein Cluster gleichwertiger Knoten aus. Bühne und Auditorium, Künstler*innen und Zuschauer*innen vernetzen sich über einen oft zeichen- und materialbasierten Austausch.[9] So kann die oben erwähnte Arie »Der neapolitanische Soldat« in der gleichen Aufführung für verschiedene Zuhörer*innen Repräsentation für die Spanische Grippe sein oder für den Tenor das Solo, in dem er besonders brillieren möchte. Wechselnde Gruppen- und Einzelbeziehungen bilden in Verbindung mit unterschiedlichen Austauschmedien eine einzigartige Atmosphäre im Theater, die unabdingbare Voraussetzung für die Entstehung der musiktheatralen Aufführung ist. Durch die variierenden Interaktionen unterliegt dieses Aufführungsnetzwerk jedoch einer ständigen Veränderung bis hin zur Auflösung. Genauso ist die Aufführung durch die unmittelbare gegenseitige Einflussnahme von Darstellenden und Zuschauenden singulär, nach ihrem Ende verloren und wird erst durch eine Annäherung über vor- und nachzeitige Quellen greifbarer.[10]

Eine Aufzeichnung scheint ihr noch am nächsten zu kommen. Vorhandene Mitschnitte, die hausinterne dokumentarische Zwecke erfüllen, genügen meist dem Anspruch nach Professionalität sowie den HD-geschulten Augen der Zuschauenden jedoch mitnichten. Viele Theater können auf professionelle Aufnahmen, etwa von vergangenen Fernsehübertragungen oder DVD-Produktionen, zurückgreifen und diese nach der Abklärung von Rechten – zumindest temporär – online stellen. Um den ephemeren Charakter einer Aufführung dennoch in irgendeiner Form nachzubilden, also nur eine Produktion in den Abendstunden zu streamen, zugleich aber genügend Programm zu bieten, reicht das Material meist nicht aus. Die Staatsoper Stuttgart zum Beispiel stellt jeweils eine Inszenierung, vorrangig der letzten Jahre in voller Länge eine Woche lang zur Verfügung[11] und erzielt rund 3 000 Klicks innerhalb von sieben Tagen (ihre *Lohengrin*-Produktion erzielte sogar fast 10 000 Klicks).[12] Auch die Zahl ihrer YouTube-Abonnements ist seit der Corona-bedingten Einstellung des Spielbetriebs bis Mitte Mai 2020 um über 1 000 Nutzer*innen angestiegen – vor allem Ende März gab es einen großen Zuwachs. Manche Theater bieten aber auch – um gar nicht erst mit dem eigentlichen Spielbetrieb zu konkurrieren, aber auch aus der Not fehlenden Videomaterials heraus – Einblick in Inszenierungen aus vergangenen Jahrzehnten, die ohnehin nicht mehr zu erleben sind.[13] Das Nationaltheater Mannheim etwa findet mit der Reihe *Oper kompakt* eine Alternative zur Bereitstellung einer Gesamtaufzeichnung, indem die etwa 45-minütigen Videos einen Querschnitt aus Aufnahmen der Produktion, der Probenarbeit sowie Gesprächen mit Produktionsbeteiligten bieten.[14]

TRANSFORMATION DES AUFFÜHRUNGSNETZWERKS IN CORONA-ZEITEN

Braucht es also nicht unbedingt die Unmittelbarkeit der Live-Aufführung, um die Bindung von Künstler*innen und Theatergänger*innen aufrechtzuerhalten? Viele Mitarbeiter*innen der Theater, vor allem derer, die über keine professionellen Gesamtaufnahmen von Produktionen verfügen und diese aufgrund der Schutzmaßnahmen auch nicht anfertigen können, grüßen aus dem verordneten Home Office. Es werden Gedichte rezitiert, Tanztrainings zu Hause gefilmt und Opernquizze veranstaltet – »Anwesenheitsnotizen«, wie sie das Staatstheater Nürnberg etwa nennt.[15] Diese Videos dienen zum einen dem Zweck kurzweiliger Unterhaltung, sind aber in gewisser Hinsicht auch ein Mittel, ja ein Bindemittel, das die Verbundenheit des Publikums mit den Künstler*innen und Mitarbeiter*innen des Theaters weiterhin überbrückend zu erhalten versucht und durch das vor allem die Stadt- und Staatstheater überdies den Auftrag, als Theater für die örtliche Bevölkerung da zu sein, so gut es geht erfüllen wollen.[16] Die Interaktionen auf den Social Media-Plattformen sind gegenüber der Zeit vor der Pandemie etwa beim Theater Kiel zahlreicher geworden. Es wird mehr kommentiert, gelikt und geteilt als zuvor.[17] Auch wenn neben lustigen Beiträgen immer auch mehr darum gerungen wird, inhaltlich gehaltvollere und professionellere Formate zu kreieren, ist das Produkt ein anderes, das an die Intensität der Kommunikation in einem Aufführungserlebnis nicht heranreicht.

Denn digitales Theater ersetzt niemals eine Live-Aufführung. Die Materialität einer Aufführung, die erst im Moment performativ hervorgebracht wird, geht verloren. Die Räumlichkeit einer Aufführung – wie der Theaterraum genutzt wird, ob er stark abgedunkelt ist, ob sich die Zuschauenden während der Aufführung gegenseitig sehen können oder nicht – ertrinkt in der Flächigkeit des Laptopbildschirms. Der Sound, der aus den Lautsprechern des Laptops dröhnt, liefert nur einen dürftigen Abglanz des Orchesterklangs, sodass man sogar wieder Räuspern und raschelndes Bonbonpapier für ein wuchtiges Klangerlebnis einer Strauss-Oper in Kauf nähme. Die körperliche Präsenz der Darstellenden, die Präsenz ihrer Stimmen, die die Zuschauenden emotional einzunehmen vermögen und häufig die Initialzündung für eine nachhaltige Faszination der Oper als Kunstform bedeutet,[18] verliert sich. Die Atmosphäre vermag sich bei mehreren geöffneten Tabs und der Möglichkeit, den Stream jederzeit zu unterbrechen, nicht wirklich einstellen. Die Sinnlichkeit des Theaters verabschiedet sich in der Datenübertragung, die Mediatisierung wird zum Fingerzeig auf das Original.[19] Das pluriästhetische Erlebnis wird zweidimensional verschlankt. Vom Theaterbesuch als ritualisiertes kulturelles und soziales Ereignis ganz zu schweigen. Nun kann man dagegenhalten, dass es ja schon seit Langem ein großes Angebot an Fernsehübertragungen, Stream- und On-Demand-Angeboten von Theatern gibt. Neu ist jedoch, dass sie nunmehr kein ›Add-On‹ für das Theater sind, sondern dass sie anstelle von Live-Theater stattfinden. Aber Theater ist eben nicht Netflix. Die meisten Inszenierungen sind nicht auf das dauerhafte Close-up ausgelegt, das vermeintliche Nebenhandlungen abschneidet, den Zuschauenden die Entscheidung nimmt, wohin sie schauen möchten und ihnen zugleich ermöglicht, beliebig vor- und zurückzuspulen. Die Überfülle an abgefilmtem Theater sorgt für eine Übersättigung, die sich mittlerweile in den Klickzahlen etwa des Nationaltheaters Mannheim niederschlägt oder in einem geringeren Anstieg von Neuabonnent*innen des YouTube-Kanals der Staatsoper Stuttgart.

Wie kommt eine Kunstform, die auf Formen der Interaktion in situ angewiesen ist, ohne diese aus oder wie kann sie weiterhin stattfinden? Wie können sich die Zuschauenden, die allein am Bildschirm sitzen, weiterhin als Ko-Produzent*innen des Abends begreifen und die »Feedback-Schleife«,[20] also die Rückmeldung der Zuschauenden auf das Gesehene, aufrechterhalten werden? Die vielknotige Verbindung aller Beteiligten im

Aufführungskontext entfällt. An ihre Stelle tritt eine wenigstens zweiteilige, dyadische Kante zwischen der mediatisierten Inszenierung und seinem*seiner vereinzelten Betrachter*in. Man könnte auch sagen, diese wird dadurch unterstrichen, rezipieren leidenschaftliche Opernfans eine Aufführung ohnehin oft als intensive ›one-to-one relationship‹.[21] Die Plattform *Opera Vision,* die bereits seit mehreren Jahren professionelle Aufzeichnungen aktueller internationaler Opernproduktionen anbietet, hat ihr Angebot in dieser Zeit nochmal ausgebaut.[22] So gibt es nun auch Kollektiv-Streams mit Live-Chat auf YouTube, die den Zuschauenden (aus aller Welt!) während des laufenden Videos einen Raum geben, um zu diskutieren oder über das Regiekonzept zu polemisieren. Aus den vereinzelten Zuschauenden wird sowohl durch die Übertragung auf einer entsprechenden Plattform als auch untereinander durch kollektive, kulturelle Handlungsmuster (liken, kommentieren, online diskutieren) ein Netzwerk, das selbst eine Wirkungs- und Handlungskomponente aufweist.

Reichert man den Aufführungs- und Performanzbegriff nochmals mit der Actor-Network-Theory an, so entspinnen sich Interaktionen zwischen medialer Plattform und Rezipient*in und bedenkt damit auch die Gemeinschaftsbildung in technisierten Settings.[23] Das Netz zwischen Rezipient*in und Performer*in wird umgedeutet zur Interaktion zwischen Rezipient*in und Medium. Die Reaktionen der Rezipient*innen spiegeln zurück auf das Online-Medium respektive die Plattform, auf der sich Medien und Diskutierende treffen. Das digitale Setting performt aber mit, wird zum Akteur des Netzwerks und bringt ein weiteres hervor, denn es konstituiert eine virtuelle Gemeinschaft, die sich durch ihre Verbindung mit Oper – eher als Kulturprodukt denn als Aufführung – zusammenfindet. Die Verbindung zu den Performer*innen auf der Bühne ist weitgehend gekappt, sie haben keinen Publikumsbezug mehr – eine so nachhaltige Störung des Aufführungsnetzwerks stellt die theatrale Kunstproduktion als solche in Frage. Wenn also die konstitutiven Merkmale einer Aufführung nur unzureichend ins Digitale übersetzt werden können, bedarf es gar neuer tragfähiger Säulen?

Unter der stuckierten Decke der Galerie Valentien in Stuttgart treffen sich der Cellist Philipp Körner und eine Zuhörerin in einer one-to-one-Situation. Die Radierungen an den Wänden geben dem Raum Salonatmosphäre; bemerkenswert sind die Toilettenpapierrollen, die die Bühne markieren. Wenn das physische Zusammenkommen des Publikums ohnehin nicht mehr möglich ist, aber selbst Geister-Premieren nicht mehr stattfinden können, weil Kollektive wie die Orchestermusiker*innen und Chorsänger*innen nicht mehr miteinander musizieren und interagieren kön-

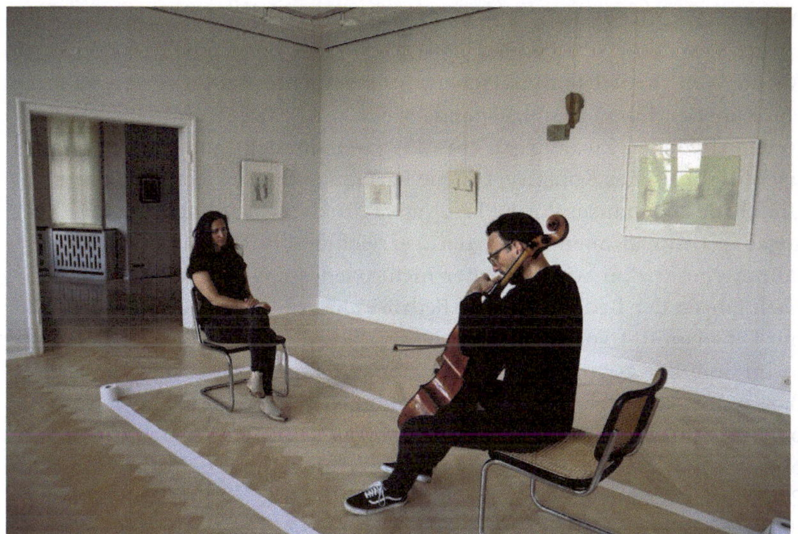

Abbildung 2 Setting eines *1:1 Concert* mit einer Zuschauerin und einem Mitglied des Staatsorchesters Stuttgart, Stuttgart Mai 2020 (Staatsoper Stuttgart)

nen als auch physische Nähe zwischen Darstellenden nicht stattfinden kann, ist solch ein Format nun eine der wenigen Möglichkeiten, Live-Erfahrungen weiterhin stattfinden zu lassen. Die Staatsoper Stuttgart klammert sich mit ihren jeweils zehnminütigen *1:1 Concerts* an die dyadische Minimaldefinition einer Aufführung: Ein*e Orchestermusiker*in spielt für eine*n Zuschauer*in an unterschiedlichen Orten in der Stadt – im nötigen Abstand zueinander selbstverständlich. Ursprünglich war das Konzertformat, das die Staatsoper Stuttgart übernommen hat, für die Sommerkonzerte Volkenroda entwickelt worden – angelehnt an Marina Abramovićs Performance *The Artist Is Present* 2010 im Museum of Modern Art in New York.[24] Die face-to-face-Begegnungen, die an unterschiedlichen Orten wie dem Flughafen oder Hafen Stuttgart stattfinden, wurden seit Beginn der Aktion rege nachgefragt und erfuhren große Resonanz bei der Presse, sodass das Format ausgeweitet wurde. Die Beteiligten beschrieben das Erlebnis als intim und intensiv – ähnlich dem großen Opernbesuch, aber eben anders.

AUSBLICK: AUFFÜHRUNGSNETZWERK UND NEUE FORMATE

Als die Welt 1920 aus ihrem Fiebertraum erwachte, hatten bereits zahlreiche Künstler*innen die Viruspandemie in ihr Schaffen einfließen lassen. In den Goldenen Zwanzigern entstand deshalb nicht nur manch traumatisch-dystopisches Kunstwerk, neue Formen eroberten sich besonders im Umfeld des Bauhauses ihren Platz – etwa für kleine Auditorien, manchmal sogar in 1:1-Relationen. Gleichzeitig erreichten die Theater in den 1920er Jahren eine vorher wie hinterher nicht wieder dagewesene Auslastung – nach Jahren der Bedrohung und Bedrückung war die Theaterkultur nicht nur Lebensmittel, sondern Lebenslust.

Im Sommer 2020 haben die Theater in einigen deutschen Bundesländern unter strengen Hygienebestimmungen für den Probenbetrieb und bei einer massiven Reduzierung der zugelassenen Zuschauer*innen vereinzelt sogar für den Spielbetrieb wiedereröffnet; andere bleiben bis zum Beginn der Saison 2020/21 geschlossen. Was eine zweite Welle wie bei der Spanischen Grippe bedeuten könnte, ist nicht absehbar. Und wie vor 100 Jahren wird die aktuelle Pandemie die Theaterlandschaft noch länger beschäftigen, sie weiterhin vor finanzielle und dispositorische Herausforderungen stellen und ihr kreative künstlerische Lösungen abverlangen. Fraglich bleibt auch, ob die technisch wie theoretisch barrierefreien Angebote im Netz zu einer Demokratisierung der immer noch als Elitenkunst geltenden Oper beitragen, zumal das Hindernis nicht immer in der medialen Rahmung, sondern im Inhalt bestehen kann. Auf der anderen Seite könnten die nicht immer übersichtlichen Tools neue Barrieren aufbauen oder eingefleischte Opernfans, die auf das Live-Erlebnis unbedingten Wert legen, gar durch eine unterschwellig empfundene Verflachung abschrecken oder zumindest deren eigentlich im Aufführungsgeschehen aktive Rolle im digitalen Setting zurückdrängen. Allein die veränderten Relationen der Zuschauerzahlen und mögliche Einschränkungen des Bühnengeschehens werden das Aufführungsnetzwerk und damit die Kunst unter Umständen selbst verändern. Publikum, Kunst und Performer*innen werden sich in jedem Falle auf unterschiedliche Weisen neu vernetzen.

Dies stellt das Aufführungsnetzwerk in seiner bisherigen Definition in Frage: Keine noch so progressive Perspektive des bislang als zukunftweisend diskutierten postdramatischen Theater hatte mit einer Veränderung oder gar vollkommenen physischen Absenz der Zuschauer*innen gerechnet.[25] Neben Kunstwerken, die die Corona-Krise jetzt schon künstlerisch verarbeiten, werden zwangsweise neue Formate kreiert werden. So könnte an die Stelle der Live-Zuschauenden eine virtuelle Gemeinschaft treten. Dabei bleibt die Frage offen, wie sich der mediale Transport auf die Kunst und deren Wahrnehmung auswirkt.[26] Sollte sich die Relation zwischen Darstellenden und Zuschauer*in (nachhaltig) verändern, wäre eine Neudefinition der Aufführung erforderlich, die das Theater als Kunstform selbst verändern würde.

NÄHE UND DISTANZ IM ONLINE-SPIEL: SOZIALE NETZWERKE UND BEZIEHUNGEN WÄHREND DER CORONA-KRISE

Elke Hemminger

»KEEP OUT OF MELEE RANGE!« – REGELN UND DISTANZ IM ONLINE-SPIEL

Leeroy Jenkins hat das Prinzip des ›social distancing‹ offensichtlich nicht verstanden. Mit seinem unvorsichtigen Verhalten bringt er die gesamte Gruppe mächtig in Schwierigkeiten. Genau genommen sterben letztlich alle Gruppenmitglieder, weil sich Leeroy nicht an die Regeln hält. Sie sterben – allerdings nicht an einer Krankheit, sondern im Kampf mit virtuellen Drachen.

Der folgende Text befasst sich mit Online-Spielen als sozialen Netzwerken und der Art der Nutzung dieser Spiele während der Corona-Krise. Da die Netzwerkstrukturen von Online-Spielen schon vor den Beschränkungen der Sozialkontakte im analogen Raum viel und intensiv genutzt wurden, liegt die Vermutung nahe, dass unter den Bedingungen der erzwungenen sozialen Distanz diese Strukturen erweitert oder gestärkt werden. In welcher Form dies geschehen kann, soll anhand einiger Fallbeispiele gezeigt werden.

Leeroy Jenkins ist der inzwischen zur Ikone gewordene Name eines Spielcharakters im Online Rollenspiel World of Warcraft (Blizzard 2004).[1]

Das Video, das ihn zeigt, wie er während einer strategischen Besprechung seiner Gruppe aufspringt und sich mit einem lauten Schrei in den Kampf stürzt, entwickelte sich im Jahr 2005 innerhalb weniger Tage zu einem regelrechten Internetphänomen. Es wurde so beliebt, dass Blizzard die Figur sogar in einige seiner Produkte integrierte. Später erläuterte die Spielgruppe, dass das Video inszeniert gewesen war, was dem sinnbildlichen Stellenwert jedoch keinen Abbruch tat.[2] Wer mit den komplexen Regeln und Strukturen in Online-Spielen nicht vertraut ist, kann

C. Stegbauer und I. Clemens (Hrsg.), *Corona-Netzwerke – Gesellschaft im Zeichen des Virus*, https://doi.org/10.1007/978-3-658-31394-4_21

dies vielleicht nicht nachvollziehen. Tatsächlich aber verdeutlicht das Geschehen im Video für Spielerinnen und Spieler, letztlich jedoch auch aus der Außenperspektive, wie wichtig und fest verankert die ungeschriebenen Regeln innerhalb solcher Spiele sind, und dass erfolgreiches Spielen nur durch bestimmte Strukturen ermöglicht wird. Leeroy Jenkins' Handeln verstößt gegen diese Strukturen, die den Spielcharakteren klare Rollen innerhalb eines komplexen Beziehungsnetzwerks zuweisen. Er hätte warten müssen, bis die Taktik der Gruppe klar ist und alle bereit zum Angriff sind. Abhängig von der ihm zugewiesenen Rolle in der Gruppe (Leeroy spielt als Paladin und kann daher unterschiedliche Funktionen erfüllen), hätte er als Heiler oder Tank (gut gerüsteter Nahkämpfer, der die Gegner an sich bindet), vielleicht auch als Damage Dealer (dessen Aufgabe das Zufügen von Schaden ist) agieren müssen. Diese Strukturen und die darin verankerten Rollen werden innerhalb der Spiele, aber auch über Foren und Websites gepflegt, reproduziert und weitergegeben. Die Vorgänge sind von kulturellen Aneignungsprozessen in der analogen Welt kaum zu trennen und vermischen sich gerade in der Diskussion von sozialem Handeln immer wieder.[3]

Durch die so genannte Corona-Krise und die in deren Zuge aufgestellten Regeln zur Einhaltung sozialer Distanz – im Gaming Jargon nennt sich das »keep out of melee range«, was so viel heißt wie: Bleib auf Distanz, damit du nicht angegriffen wirst! – hielten sich viele Menschen fast ausschließlich zu Hause auf und waren gezwungen, soziale Beziehungen, die sonst im Sportverein, im Chor, in der Kirchengemeinde oder in der Schule stattfinden, auf kreativem Wege umzugestalten. Ob es möglich ist, die Struktur des eigenen sozialen Netzwerks mit Hilfe von Online-Spielen aufrecht zu erhalten und wie sich dies praktisch ausgestalten kann, thematisiert dieser Beitrag. Ein besonderer Fokus liegt dabei auf den sogenannten MMORPGs (Massively Multiplayer Online Roleplaying Games), da sich diese aus verschiedenen Gründen besonders gut für die Umsetzung sozialer Komponenten des Spielens eignen. Auch werden innovative und kreative Arten des Online-Spielens thematisiert, die durch den Zwang zur sozialen Distanz erheblich an Attraktivität gewonnen haben.

MMORPGS ALS SOZIALE NETZWERKE

Als MMORPGs bezeichnet man die digitale Adaption der klassischen Tischrollenspiele, die es bereits seit den 1970er-Jahren gibt. In allen Formen des (nicht therapeutischen) Rollenspiels erstellen sich die Spielenden eine Figur, den so genannten Charakter oder Avatar. Diese fiktive Figur wird nach verschiedensten Regelwerken mit Eigenschaften, Fertigkeiten, persönlicher Geschichte und Gegenständen ausgestattet und bewegt sich während des Spiels gemeinsam mit den Charakteren der Mitspielenden durch eine fiktive, häufig fantastische oder futuristische Welt. Dort werden Abenteuer erlebt und Aufgaben gelöst, Feste gefeiert und Gespräche geführt. Das Spiel selbst gestaltet sich sehr unterschiedlich, je nachdem, welche Form des Rollenspiels gewählt wurde. Im MMORPG wird die fiktive Welt und der Avatar durch Client Software und Zugangsserver aufrechterhalten. Kommunikation zwischen den Spielenden findet in Chatkanälen oder mittels Headsets statt. Wobei sich im Laufe der Zeit meist eine spielinterne Sprachkultur mit speziellen Fachbegriffen, Ausdrücken und Abkürzungen entwickelt, in die neue Spielerinnen und Spieler erst eingeführt werden müssen, ebenso in den anerkannten Verhaltenskodex, der den Spielenden das erwartete Verhalten in bestimmten Spielsituationen nahebringt. Ohne soziale Interaktion wäre dies nicht möglich, zumal für die Spielenden von MMORPGs die Grenzen zwischen virtueller Spielwelt und Alltagswelt häufig nicht klar gezogen sind. Soziale Beziehungen innerhalb des Spiels bilden sich zu sozialen Netzwerken aus, die zum ganz realen ›Bedeutungsgewebe‹ der Spielenden gehören. MMORPGs stellen Millionen von Nutzern einen Raum zur Verfügung, in dem Rollen probiert, Träume gelebt und soziale, kulturelle und räumliche Grenzen überschritten werden können. Sie generieren einen öffentlichen Raum bestehend aus virtuellen Charakteren und Örtlichkeiten, sowie vielfältigen Möglichkeiten für reale und wichtige soziale Erfahrungen im Umgang mit Spiel und Mitspielenden.[4]

Die Betrachtung von MMORPGs als soziales Netzwerk bietet eine Perspektive, die den Akteuren und deren sozialen Beziehungen einen besonderen Stellenwert zuweist. Dabei ermöglichen MMORPGs in ganz spezifischer Weise die Überschreitung von sozialen, räumlichen und kulturellen Grenzen innerhalb der Spielwelt. Es bilden sich dynamische soziale Netzwerke, in denen sich Schüler und Professorin, Ärztin und Zimmermann treffen können. Wer dabei Stakeholder Positionen innerhalb des Netzwerks einnimmt, hängt nicht vom sozialen Status, Alter oder Geschlecht ab, sondern von Spielfertigkeit und Spielerfahrung, sowie der Rolle des Spielcharakters in der Gruppe. Es kommt somit zur Ausbildung von eigenen, spielimmanenten Rollenstrukturen und Identitäten. Von welchem Ort aus die Figuren gelenkt werden, ist ebenfalls nicht relevant. Sofern Kommunikation möglich ist, können sich Spielende aus aller Welt zusammen durch die virtuelle Welt bewegen und dabei auch Zeitunterschiede überwinden. Zu jeder Tages- und Nachtzeit werden sich Spielende finden. Und die Einbettung der Spielerfahrungen und Interaktionen in soziale Netzwerke innerhalb der Spielkultur hebt die Bedeutsamkeit dieser für die Teilnehmenden besonders hervor. Diese Perspektive betrachtet das soziale Handeln der Akteure auf einer Ebene, die über die individuelle Motivation und Bedeutung hinausgeht, sondern das Handeln einordnet in das von den Spielenden selbst geschaffene Bedeutungsgewebe der jeweiligen Spielkultur.[5]

SOZIALES HANDELN IN MMORPGS

Das Handeln der Spielenden ist in MMORPGs in erster Linie soziales Handeln, also auf andere Spielende bezogen. Durch die Notwendigkeit in der Gruppe zu spielen, entstehen innerhalb der Spielkultur soziale Netzwerke verschiedenster Dichte und Qualität, denn die Organisation von Spielgruppen wäre ohne eine entsprechende Struktur enorm aufwändig. Um in einer Gruppe spielen zu können, ist es notwendig, Bekanntschaften zu pflegen, Freundschaften zu entwickeln und diese Beziehungen auf verschiedene Art zu verwalten. Dies ist auf unterschiedlichen Ebenen möglich und erfordert ein hohes Maß an Organisation, die teilweise durch Möglichkeiten der Verwaltung im Spiel vereinfacht wird. Die Spielgruppen finden sich entweder auf informelle Weise, also beispielsweise durch Chats oder zufällige Treffen, oder aber durch spielinterne, formale Suchfunktionen zusammen. Das Spiel selbst bietet vielfältige Möglichkeiten zur Organisation sozialer Kontakte auf unterschiedlichen Ebenen und fördert somit die Ausbildung und Erweiterung von Strukturen im sozialen Netzwerk der Spielkultur. Diese Mechanismen, die soziale Beziehungen innerhalb der Spiele nicht nur ermöglichen, sondern sogar einfordern, in Verbindung mit der Möglichkeit zur Überschreitung von Grenzen (sozial, zeitlich, räumlich) machen MMORPGs zum idealen digitalen Raum, um während einer Zeit, in der räumliche Distanz zu wahren ist, die Struktur des eigenen sozialen Netzwerks zu stärken oder sogar zu erweitern. Dabei können Spielwelt und Alltagswelt nicht als streng getrennte Wirklichkeitsausschnitte angesehen werden. Die Räume verschmelzen zunehmend, wenn die Spielwelt durch die virtuelle Realität sozialen Handelns ergänzt wird.[6] Die generelle Attraktivität digitaler Räume in Corona-Zeiten spiegelt sich auch in entsprechenden Statistiken wieder: so verzeichnete die Gaming Industrie insgesamt zu Beginn der Lockdown Maßnahmen einen erheblichen Anstieg in der Registrierung neuer Accounts und den durchschnittlichen Spielzeiten. Beispielsweise vermeldete die Gaming Plattform Steam Mitte März über Twitter mit 20 Millionen registrierten Nutzerinnen und Nutzern ein neues Rekordhoch.[7] Der Anstieg der Nutzungszeit von digitalen Spielen stieg ebenso an. Besonders hoch fiel dieser Anstieg bei Jugendlichen und Erwachsenen zwischen 16 und 37 Jahren aus (zwischen 41 % und 47 %), aber auch in der Altersgruppe zwischen 57 und 64 Jahren war ein Anstieg um 25 % zu verzeichnen.[8] Männer nutzen digitale Spiele im Schnitt 42 % länger als vor der Corona-Krise, weibliche Spielerinnen gaben im Schnitt eine 30 % höhere Nutzungsdauer an.[9] Einige Spieleentwickler, wie Blizzard oder die Entwickler von Standing Stone Games, haben sich zusätzliche Anreize einfallen lassen, um Spielerinnen und Spieler zu animieren, sich Accounts zu schaffen oder wieder in die Spiele einzuloggen. So wurde von Blizzard in World of Warcraft ein so genannter Buff, also eine zeitweise Erhöhung oder Verbesserung bestimmter Eigenschaften eines Spielcharakters, für alle Spielenden freigeschaltet. Auch in anderen Spielen (u.a. Dungeons and Dragons Online, Turbine 2006) wurden sonst kostenpflichtige Inhalte zur Verfügung gestellt. Ob diese Anreize wirklich den Ausschlag für die erhöhten Nutzungszahlen gaben oder ob vielmehr die Möglichkeiten des sozialen Miteinanders ein wichtiger Faktor waren, lässt sich zum gegenwärtigen Zeitpunkt nicht sagen. Es gibt aber durchaus Hinweise darauf, dass während des Corona-Lockdowns soziale Netzwerkstrukturen auf vielfältige und kreative Weise in den digitalen Raum verlegt oder vermehrt dort gepflegt wurden.

ONLINE-SPIELE GANZ ANDERS: KREATIVE IDEEN IM UMGANG MIT NÄHE UND DISTANZ

Digitalen Spielen wird häufig vorgeworfen, Eskapismus und soziale Isolation zu fördern. In Zeiten des social distancing, wenn Isolation erwünscht ist, kehrt sich dieser Vorwurf in sein Gegenteil um. Die durch die Corona-Pandemie erzwungene Reduktion von Sozialkontakten führt dazu, dass die virtuelle Nähe zu anderen Spielerinnen und Spielern in Online Games einen neuen Stellenwert erhält. Dass MMORPGs sich eignen, soziale, räumliche und zeitliche Grenzen zu überwinden, wurde bereits ausgeführt. Ebenso wurde die Verschmelzung von digitalen und analogen Erfahrungsräumen in Online-Spielen thematisiert. Dies gewinnt insbesondere im Kontext solcher sozialer Netzwerkstrukturen an Bedeutung, die während der Lockdown Regelungen nicht auf die übliche Art und Weise aufrechterhalten werden können. Auch wird das Bedürfnis nach engen sozialen Beziehungen mitunter größer, wenn Unsicherheit über Gesundheit und Wohlergehen von Bekannten, Angehörigen und Freunden besteht. So berichten Großeltern davon, wie sie mit Ihren Enkeln zusammen World of Warcraft spielen und so gemeinsame Erfahrungen kreieren, obwohl sie sich nicht wie üblich treffen können. Ein Geschwisterpaar zockt seit Beginn der Pandemie wieder regelmäßig gemeinsam, wie es in längst vergangenen Studienzeiten so oft der Fall war, weil in unsicheren Zeiten das Bedürfnis nach Nähe größer geworden ist. Selbst die Beziehung zu Freunden in Neuseeland wird enger, weil man – trotz Zeitverschiebung und räumlicher Distanz – nach dem Spielen noch bei einem virtuellen Bier beisammen sitzt, um sich zu unterhalten.[10] Auf diese Weise lassen sich mit Hilfe des digitalen Spiels nicht nur bestehende Netzwerkstrukturen erhalten, sondern auch gewisse Strukturen stärken, indem alte Beziehungen wiederbelebt werden. Zudem können, wie im Folgenden gezeigt wird, auch Strukturen in den digitalen Raum hinein verlegt oder dort neu geschaffen werden, so dass sich ein bestehendes Netzwerk dahingehend erweitert.

MMORPGs und andere Online-Spiele sind nicht die einzige Möglichkeit, soziale Beziehungen und Netzwerkstrukturen in den virtuellen Raum

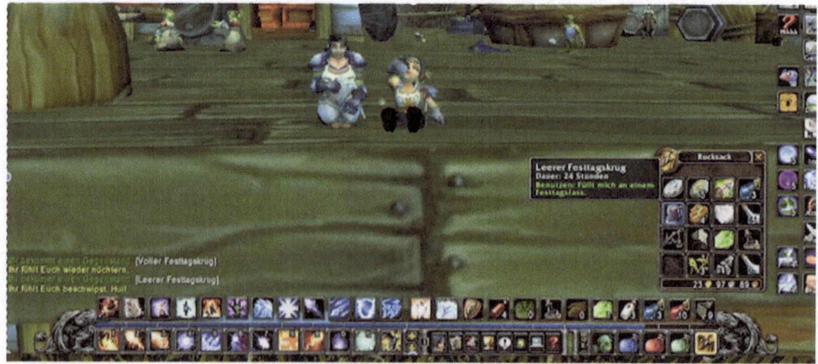

Abbildung 1 Screenshot aus World of Warcraft (Blizzard 2006): Das gemeinsame Bier nach getaner Arbeit. Da es nicht der erste Krug war, ist der Bildschirm leicht verschwommen

zu verlagern. Die klassischen Tischrollenspiele, aus denen sich MMORPGs entwickelten, werden ebenfalls digital umgesetzt. Die Möglichkeit, diese Spiele online zu spielen, gab es schon vor der Corona-Pandemie. Einschlägige Plattformen, die Spielgruppen vermitteln, Foren zum Austausch bieten und Regelwerke zur Verfügung stellen, verzeichneten jedoch mit Beginn der Lockdown Maßnahmen im März 2020 einen deutlichen Anstieg an Registrierungen und Beiträgen in den Foren. Ein Beispiel dafür ist das Projekt Drachenzwinge (www.drachenzwinge.de), das einen Teamspeakserver bereit stellt und so das online vermittelte Spielen u. a. von Shadowrun (Catalyst Game Labs 1989) und Das Schwarze Auge (Schmidt Spiele 1984) ermöglicht. Im Forum von Drachenzwinge sind derzeit rund 8 200 Mitglieder registriert. Für März und April 2020, also in den ersten Wochen der Lockdownphase in Deutschland, registrierten sich 721 neue Mitglieder; zum Vergleich: im Vorjahr waren es in den Monaten März und April lediglich 223 neue Mitglieder.[11] Auch die Zahl der Seitenaufrufe stieg erheblich an und in den Forumsbeiträgen lassen sich viele Einträge finden, die darauf hinweisen, dass die Corona-Pandemie einen Einfluss auf das Nutzungsverhalten der Spielerinnen und Spieler hat: »Wir haben unsere Spieltermine wegen Corona verdoppelt, um der Langeweile entgegen zu wirken.«, »Kann dank corona eigentlich immer, nach corona nur Fr und Sa«, »Corona lässt es zu, dass ich mich endlich in Online-RPG-Tools einarbeiten kann.« Es finden sich auch Beiträge, die darauf verweisen, dass das Spielen über die Plattform zwar anders ist, aber durchaus gut ankommt: »Definitiv mehr als eine Notlösung für Corona-Zeiten, sondern ein ganz eigenes Spielerlebnis.«[12] Drachenzwinge und ähnliche Plattformen ermöglichen ihren Nutzerinnen und Nutzern das normalerweise analoge Netzwerk mit der gesamten Struktur und allen sozialen Beziehungen, die gerade für dauerhaft bestehende Rollenspielgruppen von enormer Wichtigkeit sind, in digitale Räume zu verlagern. Sogar ganze Conventions (mehrtägige Treffen von Rollenspielerinnen und Rollenspielern), so ist bei Drachenzwinge nachzulesen, wurden von analogen Veranstaltungen in digitale Conventions umgewandelt.[13]

Die kreative Modifikation analoger Formate ist auch an anderen Stellen sichtbar. Nicht für alle ist das Rollenspiel – sei es in Form von MMORPG oder digitalem Tischrollenspiel – eine gute Lösung. Zu zeitaufwändig, zu kompliziert, zu fremd oder vielleicht einfach nicht kindgerecht, stellen sich derartige Spiele manchmal dar. Fragt man Kindergartenkinder oder Schülerinnen und Schüler der Grundschule, so erfährt man, dass der Ideenreichtum bezüglich der Erhaltung sozialer Netzwerke aus der räumlichen Isolation heraus groß ist.[14] So berichtet ein Grundschüler davon, wie

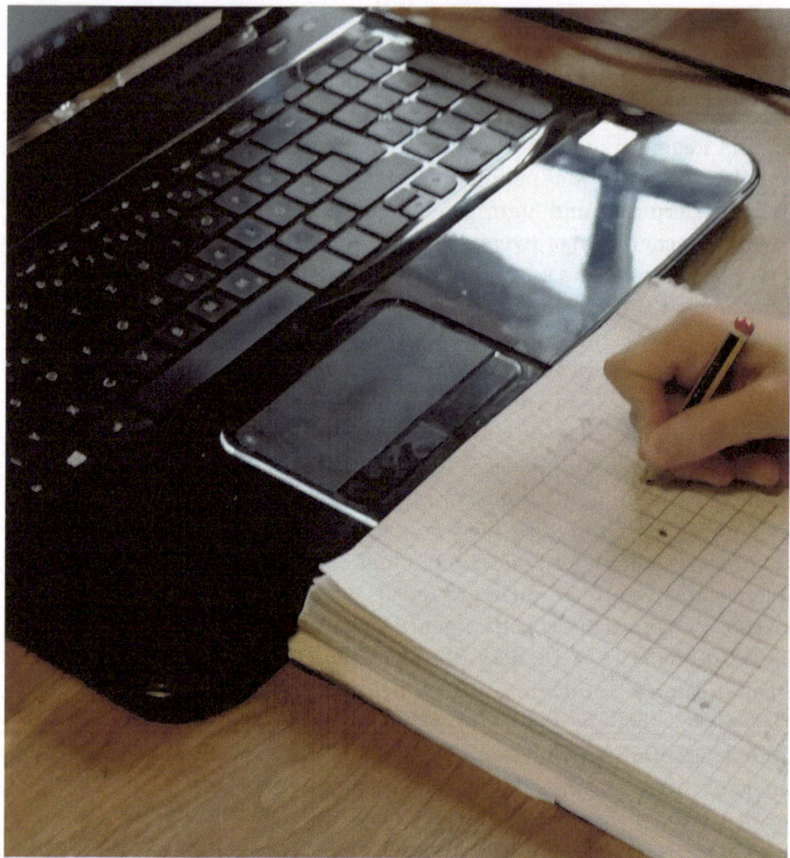

Abbildung 2 Analoges Spiel über digitale Räume: Schiffe versenken unter Freunden in der Corona-Krise

er mit seiner besten Freundin regelmäßig ›Schiffe versenken‹ über eine Videokonferenz spielt. Es tue gut, sich zu sehen, zu spielen und einfach gemeinsam zu lachen, berichtet er. Zwei Freundinnen aus dem Kindergarten spielen ein Tier-Ratespiel über Skype und essen dabei gemeinsam vor dem Bildschirm ein Eis. Das wird sogar ganz nah vor die Kamera gehalten, damit man gegenseitig (wenigstens fast) probieren kann. Auch das ist eine Art von spielerischer Pflege der Freundschaft. Eine 9jährige erzählt von Videochats mit einem Freund der Familie in Costa Rica. Normalerweise sieht man sich selten, aber jetzt trifft man sich virtuell jedes Wochenende, berichtet von den vergangenen Tagen – und spielt am liebsten Ratespiele, bei denen das Mädchen ganz nebenbei auch noch ein bisschen Spanisch lernt.

Gerade Kinder scheinen wenig Probleme damit zu haben, ihre sozialen Beziehungen über digitale Kanäle zu gestalten. Sie sind fantasievoll und vergnügen sich mit einfachen Spielen, die im Videochat gut funktionieren. Das ist auf Dauer kein Ersatz für die analoge Begegnung, aber kann durchaus eine Ergänzung sein, wenn diese wieder möglich sein wird.

Es zeigt sich deutlich, dass digitale Begegnungen und Erfahrungen keinesfalls ›unwirklich‹ sind oder von minderer Qualität. Sie sind zunächst einmal anders als rein analoge Erfahrungen, werden aber als ebenso real und bedeutungsvoll empfunden. Strukturen sozialer Netzwerke lassen sich im digitalen Raum pflegen, stärken und erweitern. Im Online-Spiel, egal welcher Ausprägung, verschmelzen digitale und analoge Erfahrungsräume. Für die Kinder ist das meist ganz selbstverständlich, wie sich beim Klassentreffen einer Grundschulklasse im Videochat zeigt. Auch hier wurde erzählt, geklagt (»Mir fehlt das Fußballtraining!«), gespielt und sogar ein bisschen Geburtstag gefeiert. Nächstes Mal, so der Vorschlag, wird vor der Videokonferenz Kuchen bei jedem Kind abgestellt. »Den essen wir dann gemeinsam, damit die Feier noch besser wird!«

POLITIK

ZWISCHEN ZWANGSPAUSE UND AUFBLÜHEN: ZIVILGESELLSCHAFTLICHES HANDELN UND DEMOKRATISCHE RESILIENZ IN DER PANDEMIE

Susann Worschech

EINLEITUNG: DIE ENTKOPPELTE EXEKUTIVE?

Zwei politische Schlagwörter tauchten ab Mitte März 2020 plötzlich auf, welche das politische Handeln zu Beginn der Corona-Krise in Deutschland teils staunend, teils verstört zu beschreiben suchten: Es hieß, in der Krise schlage die Stunde der Exekutive,[1] und genau jenes Vorgehen der Exekutive sei alternativlos. Die zügige Umsetzung massiver Grundrechtsbeschränkungen ließ kaum etwas von jener Debatte und breiten Beteiligung unterschiedlicher Diskurteilnehmer zu, welche die Entscheidungsfindung hierzulande sonst prägen. Hinzu kamen Überwachungsmaßnahmen der Abstandsgebote und Kontaktsperren durch Polizei und Ordnungsämter, die in ihrer Intensität und plötzlichen Präsenz mindestens ungewohnt und für eine Gesellschaft, die den öffentlichen Raum sonst aktiv nutzt und gestaltet, irritierend waren. Die ab Ende April 2020 lauter werdende Kritik an den Schutzmaßnahmen, Warnungen vor einem ›Polizeistaat‹[2] und das wachsende Demonstrationsgeschehen konnten nicht darüber hinwegtäuschen, dass die in einer Demokratie üblichen partizipativen Prozesse ausgesetzt waren. Mit dem Lockdown stieg auch die Zivilgesellschaft in eine Zwangspause ein. Die ›Stunde der Exekutive‹ und die vermeintliche Alternativlosigkeit politischer Maßnahmen in der akuten Krise bargen einen Effekt der politischen Entfremdung und Entflechtung.

Was bedeutet dies mittel- und langfristig für eine demokratische Gesellschaft, in der nicht nur ein lebhaftes Protestgeschehen und eine breite, kontrovers geführte öffentliche Debatte Indikatoren für zivilgesellschaftliche Beteiligung am politischen Geschehen sind, sondern in der politische und gesellschaftliche Akteure eng verflochten agieren? Sind in der Pandemiebekämpfung, in der ›Stunde der Exekutive‹ und der politischen Alter-

C. Stegbauer und I. Clemens (Hrsg.), *Corona-Netzwerke – Gesellschaft im Zeichen des Virus*, https://doi.org/10.1007/978-3-658-31394-4_22

nativlosigkeit die ›Shrinking Spaces‹ der Zivilgesellschaft unwiderruflich angelegt? Welche Folgen des Corona-Lockdowns lassen sich bereits jetzt für die in Demokratien üblichen Aushandlungsprozesse zwischen Politik und Zivilgesellschaft beobachten, und wie könnten sich diese auf die Resilienz demokratischer Strukturen und Prozesse auswirken?

Im Folgenden gehe ich diesen Fragen nach, indem ich die sich verändernden Verflechtungen und Konsultationsprozesse zwischen zivilgesellschaftlichen und politischen Akteuren auf transnationaler, nationaler, und lokaler Ebene in der Corona-Krise analysiere. ›Verflechtung‹ gilt hierbei als zentraler Begriff, der Netzwerke der Kommunikation, Interpretation und des Handels zwischen individuellen oder kollektiven Akteuren beschreibt. Verflechtung und damit die gesellschaftlich-politische Integration ist umso intensiver, je dichter, vielfältiger und multiplexer – das heißt, mehrdimensional bzw. verschiedene Beziehungen einschließend – diese Netzwerke sind. Den Verflechtungscharakter der Demokratie stelle ich im nächsten Abschnitt ausführlicher vor, um anschließend politisch-zivilgesellschaftliche Verflechtungen auf den genannten Ebenen zu analysieren und zu diskutieren, inwiefern diese eine Ressource für demokratische Resilienz sein können.

DEMOKRATIE ALS RELATIONALES VERHANDLUNGSSYSTEM

Demokratisch ist ein politisches System, das auf umfassenden, gleichberechtigten, partizipativen und wechselseitig verbindlichen Konsultationen zwischen Regierenden und Regierten basiert, so argumentierte der amerikanische Soziologie Charles Tilly in seinem 2007 erschienen Buch mit dem schlichten Titel ›Democracy‹.[3] Tilly zufolge ist ein politisches System umso demokratischer, je stärker diese Konsultationen umfassend, gleichberechtigt, partizipativ und verbindlich sind; es wird undemokratischer, wenn diese Eigenschaften sich verringern. Überraschenderweise ist Charles Tilly hierzulande zwar als Theoretiker Sozialer Bewegungen und Sozialen Wandels bekannt, seine demokratietheoretischen Arbeiten werden jedoch wenig rezipiert. Dabei ist es nicht nur der Ansatz einer politischen Inklusivität als Basis des Demokratischen, der für die politische Soziologie fruchtbar gemacht werden kann. Tillys Perspektive ist auch konsequent relational: Ein politisches System – und ein demokratisches insbesondere – existiert nicht per se, sondern als Ergebnis und zugleich fortwährender Prozess der Verhandlung, also der Interaktion, Kommunikation und Interpretation. Relationale Mechanismen bilden den Kern des Politischen, das sich auf einem Kontinuum zwischen *undemokratisch = nicht inklusiv* und *demokratisch = inklusiv* bewegt. Demokratie ist damit ein genuin relationales Konstrukt der wechselseitigen Konsultation.

In der Politikwissenschaft hat sich für diese Perspektive der Begriff der Governance durchgesetzt. Hier ist der Staat kein unitaristischer Akteur, sondern ein differenziertes Geflecht von Akteuren, deren Verbindungen untereinander nur teilweise hierarchisch sind. Politik gilt als Regelungsstruktur, in der Akteure in ganz verschiedenen, nebeneinanderstehenden Formen gesellschaftliche Sachverhalte kollektiv verhandeln.[4]

In der Corona-Krise hat der Verhandlungscharakter der Demokratie nun in zweifacher Hinsicht Schaden genommen. Zum einen gilt das Aussetzen von Grundrechten und Freiheiten in Demokratien gemeinhin doch als ›nicht verhandelbar‹, wurde jedoch durch eine proaktive Exekutive und das Argument der Alternativlosigkeit kurzerhand umgesetzt. Zum anderen entzog sich dieser Schritt selbst jeglicher Verhandlung und kollektiver Willensbildung. Dies begründete eine außerordentliche Phase relations- bzw. verflechtungsarmer Politik. Die Exekutive verzichtete auf weitreichende Input-Kanäle, um zielgerichtet und möglichst konfliktfrei – das heißt: debattenarm – als notwendig erachtete Maßnahmen zügig umsetzen zu können. Vertrauen und Zustimmung zum Handeln der Exekutive mussten in der Krisensituation aus früheren Verhandlungen und damit aus dem in bestehende Verflechtungen eingeschriebenen Sozialkapital generiert werden. Wie lässt sich dieser Wandel der politischen Verflechtung analytisch fassen?

Die politischen Beziehungsmuster der Demokratie im Sinne Tillys lassen sich analytisch in drei Aspekte unterteilen. Zunächst sind Konsultationen kommunikative Akte – Meinungs- und Informationsaustausch, Formulierung von Positionen und Gegenpositionen. In Kommunikationsnetzwerken entstehen kollektive Interpretationen, es findet eine Herstellung kollektiv geteilter Frames und Identitäten statt, die genuin relational ist und die eine Basis, aber auch ein Ergebnis der Konsultationen sein können. Und schließlich sind politische Praktiken ein Aspekt der Konsultationen, da konkrete Handlungen diskutiert, geplant und umgesetzt werden. Die Akteure dieser Verhandlungen sind Regierende und Regierte; all diese Relationen können und sollten, um möglichst partizipativ zu sein, vertikal wie auch horizontal zwischen den und auch innerhalb der verschiedenen Akteursgruppen einer Gesellschaft verlaufen. Wie also gestalten sich die Netzwerke und Verflechtungen als Kerne des Demokratischen auf nationaler, transnationaler und lokaler Ebene?

DIE NATIONALE EBENE

Bei der ›Stunde der Exekutive‹ handelt es sich auf Bundesebene zunächst um die Stunde der parlamentarischen (Regierungs-)Mehrheit, die im Bundestag zwischen Ende März und Ende Mai 2020 neun Gesetze neu beschlossen oder geändert hat. Die Ermächtigung der Exekutive bestand aus einem Verfahren in zwei Schritten, in dem zunächst am 25. März 2020 durch den Bundestag eine »epidemische Lage von nationaler Tragweite« festgestellt wurde. Diese Feststellung war die notwendige Bedingung für den zweiten Schritt, nämlich das Inkrafttreten des (unmittelbar zuvor beschlossenen) Gesetzes zum Schutz der Bevölkerung bei einer epidemischen Lage von nationaler Tragweite am 27. März 2020. Durch dieses Gesetz wurde insbesondere das Bundesgesundheitsministerium ermächtigt, ohne Zustimmung der Bundesländer im Bundesrat und mit bundesweiter Gültigkeit Anordnungen zu treffen, die sich auf die Eindämmung der Pandemie beziehen. Ein bedeutender Punkt hierbei war die Neuordnung der Koordination von Maßnahmen zwischen Bund und Ländern: Seit dem 28. März 2020 hat der Bundesgesundheitsminister erhebliche Befugnisse den Ländern gegenüber Empfehlungen abzugeben, um ein koordiniertes Vorgehen in der Pandemiebekämpfung zu ermöglichen.

Die Bundesländer ihrerseits sind der eigentliche Schauplatz der ›Stunde der Exekutive‹, da deren Regierungen – Ministerpräsident*innen und Fachminister*innen – nun Verordnungen erlassen konnten, welche das öffentliche Leben seither in bekanntem Maße einschränk(t)en. Allein in Brandenburg erfolgten zwischen Mitte März und Ende Mai 2020 28 Verordnungen, deren Zustandekommen von einem Prozess der umfassenden, gleichberechtigten, partizipativen und wechselseitig verbindlichen Konsultationen weit entfernt war. Ein solch intensiver Gebrauch des exekutiven Rechts verweist auf eine starke Ausdünnung bestehender Netzwerke, Verflechtungen und wechselseitiger Konsultation sowohl formeller als auch informeller Art. So geht dem Gesetzgebungsprozess (zu dem auch Verordnungen, also exekutives Recht zählen) üblicherweise ein umfangreicher Anhörungsprozess außerparlamentarischer Gremien voraus; in den aktuellen Anordnungen etwa zu Schul- und Kitaschließungen sind Gremien wie Landeselternausschüsse höchstens ex-post gehört worden. Auch mittelfristig zeigte sich z. B. in der Bewältigung der Krise durch das im Juni 2020 beschlossene Konjunkturpaket ein Mangel des Einbezugs an zivilgesellschaftlichen Gruppierungen – viele Maßnahmen waren eher pauschal angelegt und bargen das Potenzial, an der Lebensrealität großer Teile der Gesellschaft vorbeizugehen. Die Notwendigkeit des Handelns unter Zeitdruck verkürzte die Möglichkeit zur Konsultation und begünstigte solche Verbindungen, die kurzfristig in die Kommunikation einbezogen werden können – wie z.B. die Akteure der Verwaltung oder bereits in den Prozess fest integrierte Beratungsgremien. Kommunikationsstrukturen wurden dadurch auf der Ebene des Bundes und der Länder exklusiver und segregierend.

Gleiches gilt für die kollektive Wahrnehmung und Interpretation des Krisengeschehens. Eine Gefahr wird – um Niklas Luhmann zu zitieren – grundsätzlich erst Teil der sozialen Welt, wenn sie als reales Risiko interpretiert wird. Wie bei jeder interpretativen Konstruktion von Wirklichkeit sind hier unterschiedliche Einschätzungen und Abwägungen mit anderen Risiken möglich. Die öffentliche Risikointerpretation von Covid-19, die sich als handlungsleitend herausstellen sollte, wurde indes im Rahmen sehr enger, homogener und geschlossener Netzwerke vorgenommen. Ein Beispiel hierfür ist das Expert*innengremium der Nationalen Akademie der Wissenschaften Leopoldina, das in verschiedener Hinsicht eine sehr homogene, wenig interdisziplinäre, kaum diverse Struktur aufwies, aber zentrale Empfehlungen abgab. Dementsprechend fokussierte die Risikoeinschätzung auch fast ausschließlich auf gesundheitliche Aspekte, während beispielsweise Risiken in Bezug auf die soziale Situation oder auch auf die Demokratie ausgeblendet wurden. Die weiteren relevanten Akteursgruppen – Regierungen und Verwaltungen – sind ebenfalls dichte, homogene und in sich geschlossene Cluster, die in relativ großer Autonomie Entscheidungen treffen konnten. Die Verbindungen zwischen diesen Akteursclustern selbst basierten zudem in den seltensten Fällen auf mehreren verschiedenen Beziehungen, sondern hatten *eine* spezifische Bestimmung (wie z.B. eine wissenschaftliche Beratungsfunktion), was den Informationsfluss reduzierte und keine Rechenschaftspflicht der Regierenden – also wechselseitige Verbindlichkeit – generierte.

Zusammenfassend zeigt sich auf der Ebene von Bund und Ländern, dass während der Pandemie politische Entscheidungen in relativ entkoppelten, segregierten bzw. vertikal strukturierten Clustern stattfanden, die untereinander schwach und mit relevanten gesellschaftlichen Gruppen, der Zivilgesellschaft und formellen wie informellen Gremien kaum verbunden waren. Die daraus resultierenden Folgen für die Demokratie sind eine geringere Pluralität der Willensbildung und eine Entflechtung der zuvor aufgebauten Beziehungsmuster im Konsultationsprozess.

DIE TRANSNATIONALE EBENE

Auch auf der transnationalen Ebene lassen sich Entflechtungsprozesse beobachten. In der Kommunikation der Pandemie fiel zunächst auf, dass die europäische Dimension hinter der nationalen Wahrnehmung fast verschwand. Zu Beginn der Krise, im März 2020, haben sämtliche EU-Mitgliedsstaaten auf nationale Schutzmechanismen gesetzt, ohne sich im europäischen Rahmen abzustimmen. Die nationalen Abschottungen und damit die faktische Aussetzung von mindestens drei der vier Grundfreiheiten der EU (freier Waren-, Personen-, Kapitalverkehr sowie Dienstleistungsfreiheit) durch das eigenmächtige Handeln der Mitgliedsstaaten war ein bis dato in dieser Konsequenz undenkbarer Schritt, der grenzüberschreitenden Austausch und Kooperation massiv eingeschränkt hat. Der Rückzug auf nationale Lösungen und damit auch auf nationale Diskurse beförderte Kommunikationsmuster, welche die zentrale Rolle der europäischen Vernetzung in den Hintergrund rückten. Zudem agierten Regierungen, aber auch die europäischen Institutionen voneinander entkoppelt wie lange nicht mehr, sodass Zusammenhalt und Handlungsfähigkeit der Europäischen Union ernsthaft in Frage gestellt wurden. Ein verbindliches gemeinsames Handeln der Institutionen und nationalen Akteure ist auch angesichts anderer Aspekte wie der indifferenten Haltung gegenüber Ungarn, das im Zuge der Krise ein autoritäres politisches System eingeführt hat, nicht zu erkennen.

Neben der vertikalen Dimension der Vernetzung von Institutionen, Parlamenten und Regierungen im EU-Kontext besteht europäische Verflechtung zu einem großen Teil aus horizontalen transnationalen Beziehungen, an denen individuelle wie korporative zivilgesellschaftliche Akteure intensiv beteiligt sind. Aufgrund der ausgesetzten Reisefreiheit und der massiven Kontaktbeschränkungen sowie der Quarantäne-Vorschriften in den Mitgliedsländern waren zahlreiche Formate der horizontalen Vernetzung wie Reisen, Austausch von Jugendlichen, im Kulturbereich oder in der Wissenschaft, Städtepartnerschaften, NGOs und Kongresse über Monate nicht möglich. Die Verlagerung in den digitalen Raum bildet die vor der Krise vorhandene Vernetzung nicht ansatzweise ab. Insbesondere zivilgesellschaftliche Akteure in defekten Demokratien wie Polen oder Ungarn sind auf die intensive Kooperation im transnationalen Raum angewiesen, um Resonanz in der eigenen Gesellschaft und bei politischen Entscheider*innen zu erzeugen. Dieser Raum transnationaler Öffentlichkeit, der sich aus vielfältigen, multiplexen, dichten und physische Räume überspannenden Netzwerken zusammensetzte, ist durch die Pandemie stark eingeschränkt und wird nach der Krise einer intensiven Wiederaufbau-Arbeit bedürfen.

DIE LOKALE EBENE

Gegenüber der nationalen und der transnationalen Ebene lassen sich auf der lokalen Ebene durchaus andere Muster finden. Netzwerke im vorpolitischen Raum sind hier oftmals vielfältiger, direkter, dichter und dynamischer. Zivilgesellschaftliche Akteure auf lokaler Ebene sind häufig über mehrere Relationen miteinander verbunden und begegnen sich oft außerhalb des spezifischen Konsultations-Kontextes. Dadurch ist es gerade in Krisenzeiten leichter möglich, enge Verflechtungen aufrecht zu erhalten, indem der Zugang zum politischen Raum direkter und auch informell kommuniziert wird.

Beispielhaft lässt sich dies an der Entwicklung neuer Verkehrsinfrastrukturen in mehreren Großstädten beobachten. Vereine und Fahrrad aktivist*innen wie z.B. Changing Cities oder das Netzwerk Lebenswerte Stadt haben in Berlin mehrere Jahre für eine fahrradfreundliche Verkehrsinfrastruktur gekämpft. Die Forderungen eines beginnenden Volksbegehrens wurden 2017 von der rot-rot-grünen Landesregierung in den Koalitionsvertrag aufgenommen, die Umsetzung der geplanten Maßnahmen erwies sich allerdings als äußerst zäh. Im Zuge der Pandemie entstand auf der Basis vorhandener Relationen und bisheriger Kooperationen – auch in angrenzenden Politikbereichen – ein breites Netzwerk aus Aktivist*innen, Gremien und Bürger*innen, das den Druck auf Politik und Verwaltung deutlich erhöhte. An einer per Videokonferenz stattfindenden Sitzung des Verkehrsausschusses des Bezirksparlaments im Stadtteil Neukölln nahmen über 60 Gäste teil – was bei einer normalen Sitzung im Präsenzmodus allein aufgrund räumlicher Kapazitäten unmöglich gewesen wäre. Neben den inhaltlich einschlägigen Initiativen schalteten sich Anwohner*innen, Vertreter*innen örtlicher Grundschulen, Gewerbetreibende etc. hinzu. Die Einladung zur Teilnahme erfolgte unter anderem über informelle Kanäle, soziale Medien, Freundeskreise. Der direkte Kontakt nicht nur mit den Bezirksverordneten, sondern auch dem Bezirksbürgermeister wurde für lebhafte Diskussionen genutzt, die anschließend in ganz unterschiedlichen Formaten und Gremien – Nachbarschaften, Schulen, Vereinen – weitergeführt wurden und eine nachhaltige und vertiefende Vernetzung begründete.

Dieses Beispiel, von dem es in Berlin derzeit einige (auch in anderen Politikbereichen) gibt, verweist auf eine neue Intensität zivilgesellschaftlichen Engagements, verbindlichere Verhandlungen und engere Verknüpfung des vorpolitischen mit dem politischen Raum. Die vielfältigeren Kommunikationsmuster auf der lokalen Ebene ermöglichen gerade in Zeiten der Pandemie eine Beteiligung und Direktheit politischer Prozesse, die vor der Krise so nicht zu beobachten waren. Auch kollektive Interpretationen des Notwendigen und Möglichen finden in unterschiedlichen Netzwerken statt und führen somit zugleich die eingangs genannte Floskel der politischen Alternativlosigkeit ad absurdum: Im Falle der lokalen bzw. kommunalen Politik ist gerade jetzt zu beobachten, wie Politik handlungs- und diskursfähig wird. Erst in der Krise und offenbar in der auf dichten Netzwerken basierenden Bewältigung des Unvorhergesehenen, und nicht nur in der Verwaltung des Gegebenen, findet nun wirkliche Politik statt – diese These des französischen Philosophen Jaques Rancière scheint sich auf lokaler Ebene derzeit eindrucksvoll zu bestätigen.[5]

RESILIENZ DURCH MULTIPLE VERFLECHTUNG?

Was lassen diese ersten Beobachtungen für die Zukunft der Demokratie im Sinne umfassender, gleichberechtigter, partizipativer und wechselseitig verbindlicher Verhandlungen erwarten? Was macht die Verbindungen der unterschiedlichen Akteure aus dem zivilgesellschaftlichen und dem politischen Spektrum resilient?

Eine spezifische Vulnerabilität demokratischer Netzwerke durch die Pandemie scheint in der Eindimensionalität von Beziehungen, der Segregation und der geringen Dichte von Sub-Netzwerken zu liegen. Hierarchisch organisierte Institutionen und Kooperationen sind anfälliger für ein Auseinanderbrechen oder zumindest für die geringere Durchlässigkeit von Informationen. Eindimensionale Beziehungsmuster beispielsweise zwischen Beratungsgremien und Regierungen sind anfälliger für externe Schocks und Disruptionen, da sie in ihrer Kommunikation und in relationalen Praktiken kaum ausweichen können. Zugleich besteht die Gefahr redundanter Informationen zwischen den Akteuren, die wichtige zusätzliche oder weiterführende Aspekte ausblenden. Sind dichte, multiplexe und multimodale Netzwerke auf der lokalen Ebene also resilienter?

Resilienz bezieht sich im sozialwissenschaftlichen Sinne auf drei Fähigkeiten sozialer Einheiten, unter Beibehaltung zentraler bzw. relevanter Funktionen auf Krisen zu reagieren.[6] Erstens besteht Resilienz in der Fähigkeit, unmittelbar mit Schocks und disruptiven Ereignissen so umgehen zu können, dass die Kernfunktionen der sozialen Einheit nicht beeinträchtigt werden. Zweitens gilt es, sich vorausschauend auf das potenzielle Eintreten von Krisen und disruptiven Ereignissen einzustellen und Strukturen entsprechend anzupassen, sodass die Krise die jeweilige soziale Einheit nicht wirklich beeinträchtigen kann. Drittens geht es um das Transformationspotenzial von gesellschaftlichen Einheiten, welches auf bisherige Krisenerfahrungen aufbaut und in einem langfristigen sozialen Wandel nicht nur den Erhalt, sondern auch die Verbesserung sozialer Gegebenheiten zu erreichen versucht.

Demokratische Resilienz besteht demnach in der Eigenschaft, den relationalen Konsultationscharakter auch in Krisen aufrecht erhalten zu können, konsultative Strukturen auszubauen und so zu organisieren, dass sie in künftigen Krisen weniger fragil sind. Die konsultativen Muster auf der nationalen, föderalen und transnationalen Ebene konnten die unmittelbare Belastung durch die Corona-Krise nicht abfedern. Zahlreiche Netzwerke zwischen dem vorpolitischen und dem politischen Raum erwiesen sich als nicht belastbar genug, um auch in der Krise eine kollektive Kommunikation, Interpretation und Regelungspraktiken beizubehalten. Wie lange die transnationalen horizontalen Verflechtungen in Europa allerdings angesichts der institutionellen Entkopplung und der Einschränkung der Grundfreiheiten ihre Kernfunktionen aufrecht erhalten können, bleibt abzuwarten. Demgegenüber scheint die lokale Ebene aufgrund vielfältigerer Netzwerke besser aufgestellt zu sein.

Abschließend verdichten sich die Hinweise darauf, dass demokratische Resilienz auf Ressourcen basiert, die in Netzwerken inkorporiert sind. Multiplexe Beziehungen, die über verschiedene Modi der Interaktion (physisch-digital; formell-informell; geplant-spontan; ...) vielfältige und wenig segmentierte Netzwerke bilden, scheinen ein stabileres Geflecht für demokratische Resilienz und dauerhafte verbindliche Konsultationen darzustellen als eindimensionale und stärker segmentierte Netzwerke. Diese ersten Beobachtungen und Erkenntnisse werfen Fragen auf: Inwiefern können dichte, multiplexe Netzwerke auch auf nationaler Ebene etabliert werden? Welche alternativen Quellen demokratischer Resilienz sind hier denkbar? Inwiefern können horizontale Verflechtungen die sich entkoppelnden institutionellen Netzwerke auf transnationaler Ebene ersetzen, unterfüttern oder deren Entkopplungsprozess umkehren? Und schließlich stellt sich die Frage nach der Reichweite lokal begründeter demokratischer Resilienz: Welche Akteursgruppen werden exkludiert (z. B. durch

Zugangshürden im Kontext der Digitalisierung), wie themenspezifisch ist die gezeigte Resilienz, und welche Muster der Partizipation und korrespondierender Faktoren lassen sich finden?

Die Pandemie verändert den Modus verbindlicher Konsultationen als zentraler Schritt in der Politikformulierung in unterschiedlicher Form. Der Erhalt der Demokratie – die demokratische Resilienz, die in zivilgesellschaftlichem Handeln inkorporiert ist – gerade gegenüber einer ausgreifenden Exekutive wird sich daran zeigen, inwiefern der konsultative Charakter als Prozess und Ergebnis vielfältiger Verflechtung wieder in das Zentrum politischer Entscheidungsprozesse rückt.

NETZWERKE DER CORONA-KONTROVERSE – GIBT ES DAS NOCH?

Ein erster Blick in die Presse

Melanie Nagel und Melanie Schäfer

POLITISCHE DISKURSE UND KONTROVERSEN IN DER PRESSE

In den Medien dominiert seit Februar 2020 das Thema *Corona* oder *Covid-19* und der öffentliche Diskurs zu diesem Thema verändert sich rasant. Erkenntnisse und Wahrheiten, die an einem Tag diskutiert werden, sind schon am nächsten Tag überholt. Gleichzeitig verändert sich unser Leben aufgrund drastischer Einschränkungen und Verbote grundlegend. Diese politischen Maßnahmen erfordern eine breite Akzeptanz in der Bevölkerung und es ist wichtig, diese komplexen Informationen verständlich zu vermitteln. Auch Menschen, die sich bisher kaum für politische Themen interessiert haben, müssen sich nun mit diesem Thema auseinandersetzen. Der Erfolg dieser politischen Maßnahmen und damit die Eindämmung der Pandemie ist daher besonders abhängig von der erfolgreichen Vermittlung komplexer wissenschaftlicher Informationen über die Medien.

Die Kontroversen lassen sich anhand der Berichterstattung nachverfolgen. Wir können sehen, ob es neue Verschiebungen in den politischen Debatten gibt und welche Wirkung diese entfalten. Welche Rolle spielen Medien in diesem Netzwerk von Politik, Gesellschaft, Wissenschaft und Wirtschaft? Die Expertise von Virologen und Virologinnen ist besonders gefragt; sie vermitteln wissenschaftliche Erkenntnisse und Annahmen, auf deren Grundlage politische Handlungen erfolgen. Welche Themen sind in diesem Corona-Diskurs besonders dominant? Welche Dynamik im politischen Diskurs entwickelt sich in dieser Zeit?

In diesem Aufsatz zeigen wir auf, dass eine Netzwerkperspektive helfen kann, komplexe Kausalitäten und verschiedene AkteurInnen im politischen Diskurs um Corona zu entwirren, um dadurch Zusammenhänge besser zu verstehen. Eine Diskursnetzwerkperspektive[1] eröffnet eine

C. Stegbauer und I. Clemens (Hrsg.), *Corona-Netzwerke – Gesellschaft im Zeichen des Virus*, https://doi.org/10.1007/978-3-658-31394-4_23

strukturierte und dynamische Sichtweise, ohne dabei Inhalte zu stark zu vereinfachen. Um diese näher zu erläutern, möchten wir im Folgenden zunächst anhand der Darstellung von Themenkarrieren im Corona-Diskurs auf unsere Wahrnehmung der Politik durch die Medien eingehen. Ein Überblick über verschiedene Medien und Arten von Informationen folgt, bevor wir eine kurze Chronologie der Geschehnisse, die den Corona-Diskurs prägen, wiedergeben. Auf dieser Grundlage beschreiben wir anschließend Netzwerk-Facetten politischer Diskurse, bevor wir unsere empirische Diskursnetzwerkstudie mit Daten aus der Frankfurter Allgemeinen Zeitung (FAZ) im Zeitraum vom 1. Februar 2020 bis zum 6. Mai 2020 skizzieren. Zusammenfassend diskutieren wir, welche Erkenntnisse aus dieser Analyse gewonnen werden können.

NETZWERKE DER KONTROVERSE

Um komplexe Zusammenhänge im Corona-Diskurs zu ›entwirren‹ und die ›Landschaft‹ des politischen Diskurses abzubilden, sind Diskursnetzwerkanalysen hilfreich. Wie in einem komplexen Ökosystem bedingen sich manche Themen gegenseitig, neue Themen entstehen und sogenannte Themenkarrieren können beobachtet werden. AkteurInnen bilden Diskurskoalitionen und erobern die Hoheit der Debatte, indem sie andere AkteurInnen von ihren Argumenten überzeugen. Dadurch entsteht eine gemeinsame, konsistente Storyline, welche eine Diskurskoalition zusammenhält. Es gibt verschiedene Theorien, welche sich mit öffentlichen Debatten und der Wahrnehmung durch Medien beschäftigen, wie beispielsweise der Framing Ansatz von Robert M. Entman[2] oder der Diskurskoalitionen Ansatz von Maarten Hajer.[3] Diskurse werden beeinflusst von Bildern (Krankenhäuser und chaotische Zustände in Italien) und Metaphern (Vergleich mit Krieg), Emotionen beeinflussen Entscheidungen für oder gegen bestimmte politische Maßnahmen oder verändern bisherige Sichtweisen, wie beispielsweise Solidarität und Wertschätzung gegenüber dem Pflegepersonal.

THEMENKARRIEREN IM CORONA-DISKURS

Diskurse handeln von alltäglichen Themen in der Corona-Pandemie, aber auch von Zukunftsszenarien. So wird das Ende der Globalisierung, des Multilateralismus und der amerikanischen Dominanz vorhergesagt. Aber auch das Ende der Freiheit und Toleranz, die Zementierung autoritärer Strukturen und ständige Kontrolle werden prophezeit. Globale Institutionen drohen mit ihren Lösungen zu scheitern und sind überfordert (WHO, G7 und G20 sind passiv geblieben) und apokalyptische Prognosen sprechen von einer völlig veränderten Welt. Der Blick in andere Länder offenbart viele Missstände, wie in den USA und Großbritannien. Wir sehen, wie jahrelange Sparpolitik systemgefährdend werden kann, wie fehlende Strategie und schlechtes Krisenmanagement gepaart mit einem maroden Gesundheitssystem zu großen Problemen führt und insgesamt Vertrauen in die eigene Regierung fehlt. Besonders Autokraten und Populisten machen es noch schlimmer (Trump oder Johnson) und versuchen, mit zögerlichen und fragwürdigen Strategien ihren eigenen Weg aus der Pandemie zu finden.

WissenschaftlerInnen und vor allem VirologInnen als öffentlich Agierende stehen im Mittelpunkt der Diskursarena. Evidenzbasierte Entscheidungen sind bei komplexen Problemlagen wie bei einer Pandemie sinnvoll, es wird jedoch auch kritisiert, dass die Sichtweise sehr einseitig ist, kaum SozialwissenschaftlerInnen und viele Männer in Entscheidungspositionen beteiligt sind. Grundsätzlich jedoch wird der Glaube in die Wissenschaft gestärkt, die öffentlich-rechtlichen Medien erfahren einen großen Zulauf, da deren Informationen als vertrauenswürdig gelten. Die Debatte dreht sich stark um die Hoffnung auf die schnelle Entwicklung eines Impfstoffes. Das einstige Misstrauen in die Pharmaindustrie besteht nicht mehr. Auch machtpolitische Kalküle spielen in dieser Krisenzeit eine Rolle, ein interner Machtkampf innerhalb der CDU um die Kanzlerkandidatur und den Vorsitz der Partei führt zur Inszenierung der Anwärter als erfolgreiche Krisenmanager. Zudem erschwert der Föderalismus zwar eine einheitliche Politik, ist gleichzeitig aber in der Krisensituation hilfreich.

VERSCHIEDENE MEDIEN UND ARTEN DER INFORMATION

Unsere Wahrnehmung aktueller politischer Probleme und deren Lösungen, welche von PolitikerInnen diskutiert werden, erfolgt fast ausschließlich über Medien. Dort verbreiten sich Nachrichten und Meldungen in verschiedenen Informations-Netzwerken. Darunter verstehen wir die klassischen Printmedien, wie regionale Tageszeitungen oder überregionale Tageszeitungen (z.B. FAZ und Süddeutsche Zeitung), Rundfunk und Fernsehen (mit öffentlich-rechtlichen oder privaten Sendern und Nachrichten) sowie soziale Medien im Internet (z.B. Facebook, Twitter, YouTube) und zuletzt vermehrt auch Podcasts. Bei der Darstellung von politischen Themen und Sachverhalten in diesen Medien wissen wir, dass diese sich meist ganz unterschiedlich charakterisieren lassen und die Berichterstattung einer eigenen Logik folgt. Zum Beispiel ist bekannt, dass die Tagesschau im öffentlich-rechtlichen Fernsehen jeden Tag die wichtigsten politischen Themen zusammengefasst, in neutraler Sprache und mit kurzen inhaltlichen Berichten darstellt und damit ein möglichst breites Publikum adressiert. Andere Medien richten sich an eine speziellere Zielgruppe. InfluencerInnen verbreiten beispielsweise ihre Botschaften gezielt auf ihren Kanälen (z.B. YouTube), die zum Teil nicht nur einseitige Kommunikation erlauben, sondern auch durch Likes und Kommentare eine Rückkopplung ermöglichen. Die verschiedenen Medien unterscheiden sich nicht nur aufgrund ihrer Zuhörerschaft, sondern auch darin, inwiefern die Informationen verlässlich sind. Nicht nur in den USA sprechen wir von ›Fake News‹, Verschwörungstheorien kursieren auch in Deutschland und nehmen im Lauf der Zeit zu, wie wir Anfang Mai bei sogenannten ›Hygiene-Demos‹ in Stuttgart und anderen Städten erleben.

FACETTEN POLITISCHER DISKURSNETZWERKE UND CHRONOLOGIE DER EREIGNISSE

In politischen Netzwerken charakterisieren sich Verbindungen zwischen AkteurInnen nicht, wie in anderen Netzwerkrelationen üblich, anhand von Kommunikation oder Tauschbeziehungen (Geld, Informationen, Waren), sondern durch gemeinsam geteilte Ideen und Argumente.[4] Diskurse sind ein dynamisches Phänomen und zeichnen sich durch Multiperspektivität und Diversität aus. Sie können in der zeitlichen Entwicklung beobachtet werden, da neue Argumente auf vorhergehenden Diskursen aufbauen sowie Ereignisse bestimmte Reaktionen auslösen; was deren Erhebung und Analyse zu einem komplexen Gegenstand werden lässt. Dabei tragen die zeitliche Entwicklung sowie zentrale Schlüsselereignisse innerhalb und außerhalb des Diskurses, wie beispielsweise die Einführung erheblicher Kontaktbeschränkungen, dazu bei, dass sich dieser verstärkt, dreht oder neu justiert. Die Auswahl des betrachteten Zeitraums bei der Erhebung und Analyse einer großen und dynamischen politischen Debatte wie der Corona-Krise ist deshalb unerlässlich. Für eine bessere Einordnung des dynamischen Diskursfeldes zur Corona-Pandemie soll nun eine kurze Chronologie[5] der Ereignisse folgen.

Phase 1: Pandemie wird erkannt und thematisiert

20. Januar: Eine chinesische Mitarbeiterin bei der Firma Webasto in München, die sich vermutlich bei ihren Eltern in Wuhan angesteckt hatte, gilt als erste Indexpatientin in Deutschland. Die Infektionskette konnte firmenintern durch Kontaktbeschränkungen gestoppt werden.

25. Februar: Karneval-Sitzung mit ersten Infektionen in Deutschland (Heinsberg).

28. Februar: Jahresempfang in Stralsund – Kanzlerin plädiert für »Maß und Mitte« und alle Veranstaltungen werden abgesagt.

4. März: Gesundheitsministerium kümmert sich, Wirtschaftsministerium verhängt Ausfuhrverbot für Schutzmaterial.

6. März: Reisewarnung für SkiurlauberInnen in Südtirol, Quarantäne-Maßnahmen zur Eindämmung der Virusverbreitung.

8. März: Großveranstaltungen werden abgesagt.

11. März: Krisenmanagement durch Kanzlerin Merkel, RKI-Chef Wieler und Gesundheitsminister Spahn.

12. März: Versammlungen mit mehr als 50 Menschen sind verboten, Kneipen und Kinos sollen schließen.

Phase 2: Politische Maßnahmen greifen

16. März: Anzahl der Corona-Infizierten steigt stark an, es werden politische Maßnahmen diskutiert; Schulen und Kindertagesstätten werden geschlossen.

18. März: Kanzlerin Merkel hält eine öffentliche Ansprache: »Größte Herausforderung seit dem Zweiten Weltkrieg« und fordert zu »solidarischem Handeln« auf.

20. März: Ministerpräsident Söder prescht vor und verhängt drastische Ausgangsbestimmungen für Bayern.

22. März: Bei der MinisterpräsidentInnenrunde mit Kanzlerin Merkel

kommt es zum Streit um einheitliches Vorgehen bei den Maßnahmen, man einigt sich auf die bayerischen Regelungen mit einigen Variationen.
23. März: Umfassendes Kontaktverbot, Gastronomiebetriebe (ausgenommen Speisen und Getränke zum Mitnehmen), Dienstleistungsbetriebe im Bereich der Körperpflege (z. B. Friseure) schließen.
26. März: Denkwürdige Sitzung im Parlament und Verabschiedung des milliardenschweren Rettungspaketes für die Wirtschaft sowie Aussetzung der Schuldenbremse.
1. April: Kanzlerin Merkel verabredet mit den MinisterpräsidentInnen, dass die Kontaktbeschränkungen bis zum 19. April verlängert werden.
10. April: EU Finanzminister beschließen ein 540-Milliarden-Euro-Hilfspaket für besonders schwer getroffene Mitgliedsländer.
15. April: Kontaktbeschränkungen werden bis 3. Mai verlängert.

Phase 3: Exit-Strategien und Lockerungen
17. April: Bei der Bundespressekonferenz spricht sich Gesundheitsminister Spahn für Normalität bei der Krankenhausversorgung aus, Therapien werden gesucht, gezielte Tests und die Entwicklung eines Impfstoffes angestrebt.
20. April: 10-Punkte-Plan zur Stärkung des Öffentlichen Gesundheitsdienstes.
26. April: Spahn peilt Normalität in den Kliniken an, wenn Infektionsgeschehen beherrschbar ist.
4. Mai: 3 Millionen Covid-19-Antikörpertests sollen bereitgestellt werden.

Phase 4: Verschwörungstheorien entstehen und Unmut wächst
6. Mai: Bund und Länder haben die Kontaktbeschränkungen bis 5. Juni verlängert, allerdings gibt es auch Lockerungen: Künftig dürfen sich auch Angehörige zweier Haushalte treffen. Zudem finden verschiedene ›Hygiene-Demos‹ statt, es formiert sich Protest in verschiedenen deutschen Städten und in den sozialen Netzwerken.

Für unsere empirische Studie wählen wir Zeitungsartikel der Frankfurter Allgemeinen Zeitung (FAZ) aus, da diese als nationale deutsche Tageszeitung eine große Auflage sowie eine breite Leserschaft besitzt und politisch neutral bis eher konservativ einzuschätzen ist. Für eine empirische Erhebung von Printmedien bietet diese daher eine gute Grundlage. Die Informationen sind von JournalistInnen geschrieben, werden intern jedoch zusätzlich von der Redaktion geprüft, bevor sie veröffentlicht werden. Wir sprechen in diesem Zusammenhang von ›Gatekeeping‹. Das bedeutet, dass private und abweichende Meinungen einzelner Personen nicht abgedruckt werden, da im Gegensatz zu sozialen Medien eine interne Qualitätskontrolle erfolgt. Im Rahmen unserer empirischen Studie haben wir 85 Zeitungsartikel aus den ersten drei Phasen der Corona-Pandemie stichprobenartig ausgewählt und manuell mit dem Programm Discourse Network Analyzer (DNA)[6] kodiert. Die Kodierung mit Hilfe von DNA basiert dabei auf den Grundlagen einer qualitativen Inhaltsanalyse kombiniert mit einer sozialen Netzwerkanalyse, bei der insgesamt 267 Statements von 118 politischen Akteuren und 107 Organisationen erfasst wurden. Es wurden 42 Konzept-Kategorien gebildet und anhand der Statements die Zustimmung bzw. Ablehnung der Akteure zu diesen Konzept-Kategorien kodiert. Die daraus resultierenden Netzwerkmatrizen, aus welchen ersichtlich wird, welche Akteure über welche Konzepte miteinander verbunden sind, wurden anschließend mit der Software Visone[7] visualisiert.

ANALYSE DER DREI DISKURS-PHASEN

Für die Analyse unserer Studie gliederten wir die Geschehnisse in drei Phasen: Phase 1 ›*Pandemie wird erkannt und thematisiert*‹ (5. Februar bis zum 12. März), Phase 2 ›*Politische Maßnahmen greifen*‹ (13. März bis zum 15. April) und Phase 3 ›*Exit-Strategien und Lockerungen*‹ (16. April bis zum 6. Mai).

In der ersten Phase ist der Diskurs hauptsächlich von der Existenz politischer AkteurInnen geprägt, welche anhand der Knoten dargestellt sind und über die gemeinsam geteilten Argumente bzw. Konzept-Kategorien in Verbindung zueinander stehen. Die Bundeskanzlerin nimmt zusammen mit dem Bundesgesundheitsminister eine zentrale Rolle im Corona-Netzwerk ein, der wiederum als Vermittler zwischen der Pharmabranche und weiteren politischen AkteurInnen fungiert (Abbildung 1). Es wird deutlich, dass in dieser anfänglichen Krisenphase besonders AkteurInnen der Großen Koalition beteiligt sind und Personen, die nicht zu den politischen Entscheidungsträgern des Landes gehören, eher weniger in das Netzwerk integriert sind.

Im Zeitverlauf ändert sich das Corona-Diskursnetzwerk besonders dahingehend, dass sich zunehmend mehr AkteurInnen an der Debatte beteiligen (Abbildung 2). Der Diskurs wird immer internationaler und vernetzter, VertreterInnen weiterer Regierungs- und Oppositionsparteien äußern sich und auch außerpolitische AkteurInnen werden zu wichtigen Beteiligten. Es bilden sich kleinere Koalitionen innerhalb des Netzwerkes von Ak-

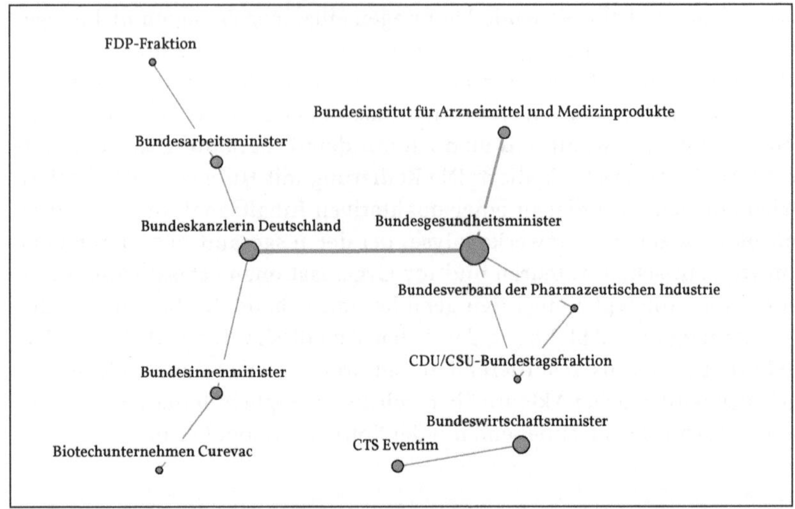

Abbildung 1 Phase 1 ›Pandemie wird erkannt und thematisiert‹ (05.02.2020–12.03.2020). Eigene Visualisierung. Die Größe der Knoten stellt die Häufigkeit der von den AkteurInnen getätigten Statements dar. Die Verbindungen zwischen diesen Knoten entstehen, wenn gemeinsame Kategorien geteilt werden, diese werden nach der Häufigkeit entsprechend dicker dargestellt.

teurInnen heraus, die gemeinsame Argumente teilen und somit verbunden sind. Da die Zustimmung der Beteiligten zu den einzelnen Konzepten jedoch nicht trennscharf ist, können die Koalitionen nicht klar voneinander abgegrenzt werden. Im Allgemeinen ist die anfängliche Debatte jedoch nicht von Streit geprägt.

In der dritten Phase des Analysezeitraums, in welcher der Diskurs weitestgehend von Argumenten zu den Lockerungen von Beschränkungen sowie dem Leben nach bzw. mit Corona geprägt ist, wird unter anderem die relativ breite Übereinstimmung von Überzeugungen und Argumenten sowie die Zentralität der Bundeskanzlerin im Diskursfeld mit EU-politischen VertreterInnen sichtbar (Abbildung 3). Die Zustimmung zu verschiedenen Konzepten der Debatte lässt sich mittlerweile klarer voneinander abgrenzen. Anhand der Visualisierungen der kodierten Konzept-Kategorien (Abbildung 4) wird deutlich, wie sich die einzelnen Themen zueinander verhalten und wie zentral diese im Diskurs sind. Besonders die Tracing-App steht hier in der Debatte im Vordergrund.

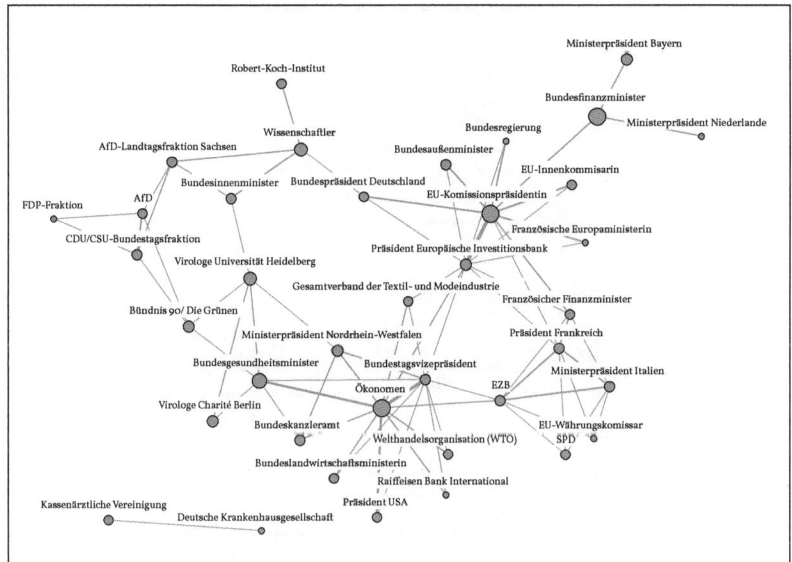

Abbildung 2 Phase 2 ›Politische Maßnahmen greifen‹ (13.03.2020–15.04.2020). Eigene Visualisierung. Die Größe der Knoten stellt die Häufigkeit der von den AkteurInnen getätigten Statements dar, die Dicke der Verbindungen stellt die Anzahl der gemeinsam geteilten Kategorien dar. Hier wurde ein Schwellenwert verwendet, d. h. die Verbindungen bedeuten, dass > 2 gemeinsam geteilte Kategorien bestehen (es werden nur Verbindungen angezeigt, die mindestens in zwei Kategorien übereinstimmen).

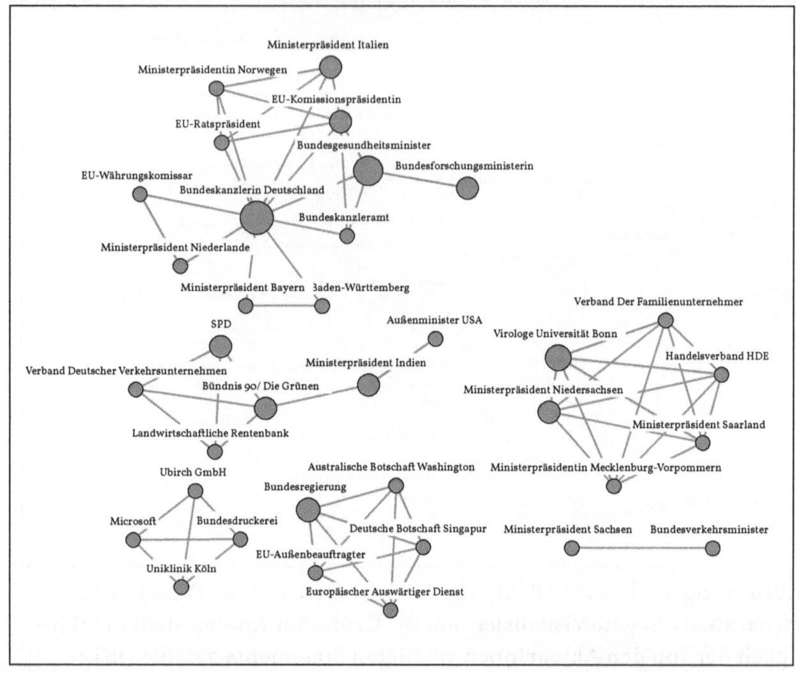

Abbildung 3 Phase 3 ›Exit-Strategien und Lockerungen‹ (16.04.2020–06.05.2020). Eigene Visualisierung. Darstellung der Knoten und Verbindungen siehe Abbildungen oben.

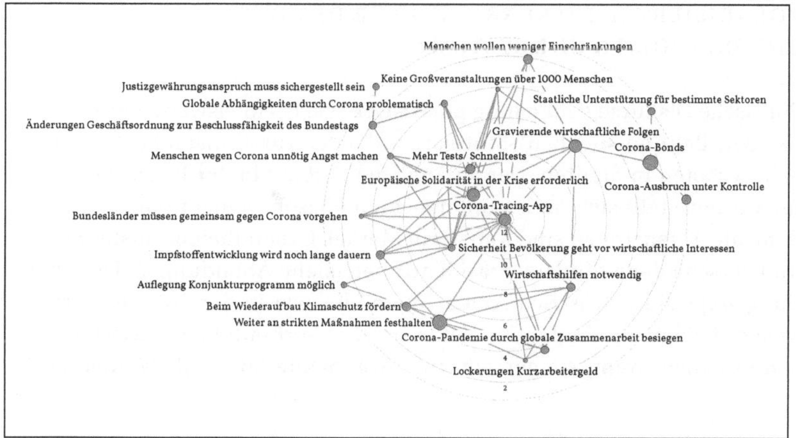

Abbildung 4 Eigene Visualisierung der im gesamten Analysezeitraum diskutierten Konzepte mit Visone mit einem Schwellenwert > 1. Die Knoten stellen die Konzepte (Kategorien) dar; die Größe entspricht der Konzept-Häufigkeit im Diskurs. Verbindungen entstehen, wenn AkteurInnen gemeinsam Konzepte teilen, die Dicke der Verbindungen entspricht der Häufigkeit. Konzepte im Inneren des Zentralitätsmaßes charakterisieren sich durch ein großes Maß an Verknüpfungen mit anderen Konzepten im Diskurs, während die Randlage von Konzepten auf eine weniger starke Verbindung zu anderen Konzepten hinweist.

POLITISCHES KRISENMANAGEMENT UND KOMMUNIKATION

Die Wahrnehmung eines erfolgreichen Krisenmanagements kommt vor allem aus der internationalen Presse und wird dort als vorbildlich gelobt. Alle politischen AkteurInnen arbeiten zusammen und es gibt wenig Kontroverse und viel Konsens. Die Details der politischen Maßnahmen sind teilweise umstritten, jedoch ist die Fahrtrichtung der Maßnahmen für die Reduzierung der Coronavirus-Ausbreitung und die wirtschaftlichen Hilfsprogramme weitgehend einheitlich. Die Grünen mit einst großen Stimmenzuwächsen und Sympathien der Bevölkerung verlieren deutlich, da ihr Krisenmanagement und ihre Kompetenz als nicht so hoch angesehen werden. Auch die AfD verliert an Zustimmung. Insgesamt gesehen wird die GroKo als kompetent eingeschätzt. Die Zustimmung für die Hauptakteure (Merkel, Scholz, Söder) steigt merklich an.

POLARISIERTER DISKURS – GUT FÜR DEMOKRATIE UND DAS POLITISCHE SYSTEM?

Politische Diskurse sind häufig polarisiert, wie beispielsweise der Diskurs um den Bahnhofsneubau ›Stuttgart 21‹[8] oder zur Feinstaubdebatte und Fahrverboten in Städten. Der anfängliche Diskurs in der Presse zum Thema Corona stellt sich in den untersuchten Phasen weniger polarisiert dar. Zentrale AkteurInnen sind Kanzlerin Merkel, Gesundheitsminister Spahn und verschiedene MinisterpräsidentInnen (siehe Abbildung 5). Die Abbildung zeigt die politischen AkteurInnen, die sich in der FAZ zu Wort gemeldet haben, als Knoten im Netzwerk. Die Verbindungen zwischen diesen bestehen, wenn sie gemeinsame Argumente teilen. Es können circa

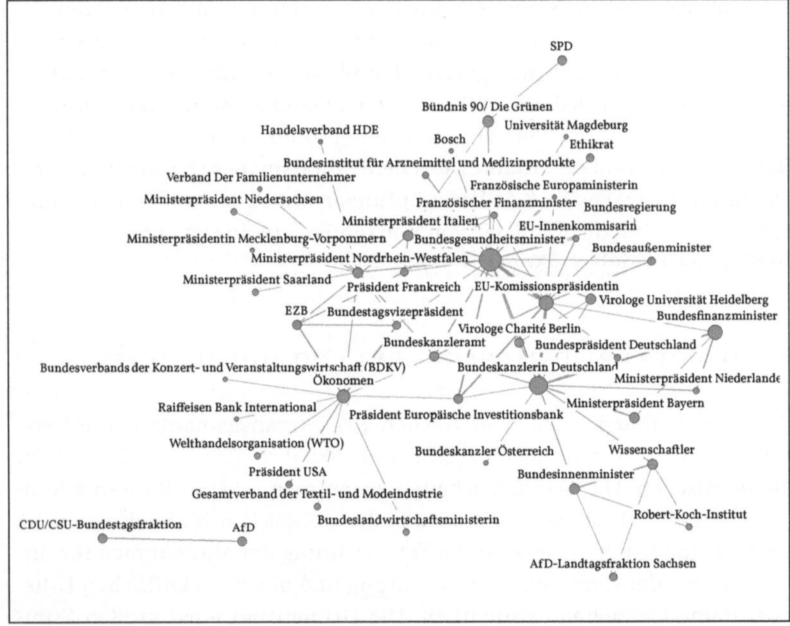

Abbildung 5 Eigene Visualisierung des gesamten Zeitraums vom 5. Februar bis 6. Mai 2020 mit Visone. Die Knoten stellen AkteurInnen (Organisationen) dar, deren Größe entspricht der Häufigkeit der Statements im Diskurs; Verbindungen entstehen aufgrund gemeinsam geteilter Argumente, deren Dicke entspricht der Anzahl der gemeinsamen Kategorien. Es wurde ein Schwellenwert von >2 angesetzt.

vier Koalitionen identifiziert werden, die sich zwar jeweils um die zentralen AkteurInnen herum bilden, jedoch immer noch aufgrund gemeinsam geteilter Argumente mit anderen Beteiligten des Diskurses vernetzt sind. Erst gegen Ende des Betrachtungszeitraums, nachdem über Lockerungen der Kontaktbeschränkungen und das weitere Vorgehen gesprochen wurde, kommt mehr Kontroverse in der Debatte auf, die jedoch aus den Daten noch nicht abzulesen ist.

Der Corona-Diskurs entwickelt sich gegen Ende unseres Untersuchungszeitraums von einer schwachen Kontroverse hin zu einer zunehmenden Polarisierung, Dynamisierung sowie Fokussierung auf einige zentrale AkteurInnen und Themenfelder. Diese Entwicklungen im Diskurs sind spannend, jedoch so aktuell, dass wir sie nicht mehr in unseren Daten abbilden können. Auf der einen Seite bildet sich eine immer größer werdende Koalition aus GegnerInnen der Corona-Maßnahmen heraus, die besonders über soziale Medien (YouTube, Instagram, Facebook) sowie über Demonstrationen Einfluss nehmen und Verschwörungstheorien streuen bzw. zumindest unterstützen. Einige dieser sogenannten VerschwörungstheoretikerInnen werden mit rechtsextremen Gruppierungen in Verbindung gebracht und es entsteht der Eindruck, dass diese die Verunsicherung der Gesellschaft auszunutzen versuchen. Der Druck auf PolitikerInnen steigt zunehmend und gleichzeitig kommt es vor allem auf der Ebene der MinisterpräsidentInnen zu Uneinigkeiten. Ende Mai schürt Thüringens Ministerpräsident Ramelow die Debatte mit der Ankündigung von radikalen Lockerungen, während andere Bundesländer weiterhin an strengeren Maßnahmen festhalten. In diesem Wettstreit gerät das föderale System aufgrund des bundesweit unterschiedlichen Vorgehens in die Kritik. Zugleich zeigen sich aber auch dessen Vorteile, da aufgrund der unterschiedlich hohen Ansteckungsraten mit unterschiedlichen Maßnahmen gegengesteuert werden kann. Außerdem ist eine Veränderung in der Wahrnehmung von VirologInnen spürbar, deren Studienergebnisse im Gegensatz zur anfänglichen ›Vergötterung‹ im Zeitverlauf immer mehr in den Fokus einer steigenden Zahl kritischer ÄrztInnen und selbsternannter ExpertInnen rücken. Vor allem eine Studie zur Ansteckungsgefahr von Kindern, die von dem Virologen Christian Drosten durchgeführt wurde, steht dabei im Zentrum der Debatte und führt zu deutlichen Meinungsunterschieden.

Letztendlich bildet die Existenz politischer Kontroversen die Grundlage einer funktionierenden Demokratie und ist wichtig für unser politisches System, in dem sich demokratisch legitimierte Lösungen nur durch politische Debatten und dem Ringen um Kompromisse finden. Sie fördern Innovation und verhindern Stillstand, müssen aber ausgewogen sein, um nicht zum Nährboden radikaler Meinungen und AkteurInnen zu werden.

DISKURSNETZWERKE IN DER PRESSE – FAZIT

Öffentliche Debatten zum Thema Corona oder Covid-19 beinhalten vielfältige Themenbereiche und betrachten zum einen den *Meta-Diskurs* über die grundsätzlichen Argumente zum Corona-Virus und zum anderen auch den *Mikro-Diskurs,* d.h. detailliertere Diskursfelder, in welchen es z.B. darum geht, ob die Mundschutzpflicht in öffentlichen Räumen sinnvoll ist. Unser zentrales Argument in diesem Beitrag ist, dass eine dynamische Netzwerkperspektive helfen kann, diese Komplexität des Diskurses zu reduzieren und eine ›Topographie‹ des Diskursfeldes darzustellen, um wesentliche Aspekte wie Akteurs- oder Themenkonstellationen zu identifizieren. In unserem Untersuchungszeitraum haben wir von Anfang 1. Februar 2020 bis zum 6. Mai 2020 stichprobenartig Zeitungsartikel der FAZ manuell kodiert und diese anschließend visualisiert und interpretiert. Diese Studie hat viele Limitationen, u.a. ist die Stichprobe klein, es wurden nur Artikel mit den Begriffen *Corona* oder *Covid* im Titel einbezogen und eine manuelle Kodierung unterliegt immer auch einem Bias. Zudem haben wir nur eine nationale Zeitung verwendet und nicht das gesamte Presse-Spektrum erhoben. Daher können wir lediglich Aussagen auf Grundlage dieser limitierten Daten tätigen. Presseartikel werden außerdem durch Medienmechanismen beeinflusst und wurden nicht für wissenschaftliche Zwecke erstellt. Die Aussagen, die auf Grundlage dieser Daten getroffen wurden, erlauben daher nur eingeschränkte Erkenntnisse.

Unser Eindruck ist, ausgehend von dieser limitierten Analyse, dass die Kontroverse in der Presse in diesem ersten Zeitraum keinesfalls stark polarisiert war und die politischen AkteurInnen gemeinsam an Lösungen gearbeitet haben, um politische Maßnahmen zu ergreifen und diese den BürgerInnen mit Argumenten zu vermitteln. Polarisierung und öffentliche Auseinandersetzungen waren in dieser frühen Phase der Pandemie nur sehr begrenzt zu finden, da die Situation einen Ausnahmezustand darstellt und für ein erfolgreiches Krisenmanagement schnelles und einheitliches Handeln erwartet wird. Nach Beginn der Lockerungsdiskussion kommt es vermehrt zu politischen Kontroversen, auch wenn wir diese aktuelle Entwicklung nicht mehr in unseren Daten abbilden konnten, entnehmen wir den neuesten Presseberichten, dass diskursive Auseinandersetzung und konträre Sichtweisen stark zunehmen. Wirtschaftliche und soziale Aspekte werden vorgebracht und die abwartende und vorsichtige Haltung der Kanzlerin wird zudem stark kritisiert. Rückblickend sehen wir die weitgehende Einigkeit der Argumente fast aller AkteurInnen im Presdiskurs als entscheidend und förderlich für eine schnelle Umsetzung besonders weitreichender politischer Maßnahmen an. Es bleibt abzuwarten, wie sich der Diskurs weiterentwickelt, wenn sich der erste Schock der Pandemie gelegt hat und sich neue politische Koalitionen bilden.

DAS VIRUS IN DEN SOZIALEN NETZWERKEN: CORONA-DYNAMIKEN AM BEISPIEL POLITISCH-MEDIALER NETZWERKE

Christian Nuernbergk

Soziale Medien bieten zwar kein repräsentatives Stimmungsbild, aber sie liefern Hinweise darauf, welche Themen digitale Öffentlichkeiten bewegen. Diese Themendynamik zeigt sich auch im Fall des Virus SARS-COV19. Obschon sich die Erkrankung in Deutschland weiter ausgebreitet hat, dauerte es eine Weile, bis Akteure aus Politik, Medien und Gesellschaft dieses Thema als Top-Thema angenommen haben. Dies lässt sich daran ablesen, dass erst ab einem bestimmten Zeitpunkt von den betreffenden Akteuren in sozialen Medien wie Twitter in großen Zahlen Links und Hashtags mit Corona-Bezug geteilt werden. Ebenso ist zu fragen, ob auch zentrale und gut eingebundene Akteure im Netzwerk zu Corona posten. Und es lässt sich prüfen, ob Persönlichkeiten, die im Kontext von Corona als spezifische Experten fungieren, an Sichtbarkeit und Aufmerksamkeit gewinnen. Gleiches gilt für diejenigen Entscheider, die besondere Kompetenzen im Corona-Kontext haben – also etwa Gesundheitsbehörden und -minister. Im Folgenden soll der Versuch unternommen werden, diese Dynamik in den sozialen Medien auch datenanalytisch zu zeigen. Dafür werden zwei spezielle Akteursgruppen herausgegriffen, die normalerweise die gesamte Bandbreite politischer Themen bearbeiten: Bundestagsabgeordnete und Hauptstadtjournalisten.

Die gesellschaftliche Diskussion über das Virus in den sozialen Medien ist natürlich wesentlich vielschichtiger und breiter. Auch lässt sich mit dem weiteren Infektionsgeschehen und schließlich dem erkennbaren Abnehmen der ersten Welle seit Mai 2020 kaum noch von einem Thema sprechen, sondern eher von einem zusammenhängenden Themenbündel. Damit sind die unterschiedlichen sozialen, wirtschaftlichen, kulturellen und gesundheitlichen Auswirkungen gemeint, die durch Corona und die zur Virus-Eindämmung getroffenen Maßnahmen und deren Lockerungen er-

C. Stegbauer und I. Clemens (Hrsg.), *Corona-Netzwerke – Gesellschaft im Zeichen des Virus*, https://doi.org/10.1007/978-3-658-31394-4_24

folgen. Es liegt nahe, dass dies im weiteren Zeitverlauf eher zu einer Differenzierung und gewissen Normalisierung des sichtbaren Akteursspektrums in den Netzwerken führen wird. Die epidemiologische Perspektive auf das Thema steht somit wieder weniger im Vordergrund als in besonders dynamischen Phasen des Infektionsgeschehens.

KOMMUNIKATIONSBEDINGUNGEN IN DEN SOZIALEN MEDIEN

Die Kommunikation in den sozialen Medien steht seit einigen Jahren unter kritischer Beobachtung. So ist ja schon länger von einem postfaktischen Zeitalter die Rede – Emotionen und Empörung schlagen die rationale, abwägende Analyse. Von einem postfaktischen Zustand kann gesprochen werden, wenn opportune Narrative als Grundlage der öffentlichen Meinungsbildung dienen.[1] Tatsachen und Belege verlieren dagegen ihre gesellschaftliche Autorität. Soziale Medien sind an dieser Entwicklung insofern beteiligt, als dass durch sie Informationen leichter in den gesellschaftlichen Umlauf gegeben werden können. Forschende sprechen auch von einer Disintermediation, also einer Umgehung gesellschaftlicher Vermittler.[2] Der Journalismus fungierte in der Öffentlichkeit traditioneller Massenmedien als zentrales Vermittlungssystem. Im Zeitalter sozialer Medien und einer Vielkanal-Öffentlichkeit öffnen sich die Zugänge zur aktiven Teilhabe an der Kommunikation. Was aus einer Perspektive des Meinungspluralismus zu begrüßen ist, ist nach anderen, z.B. deliberativen, normativen Maßstäben zumindest kritisch zu beleuchten. Der Wegfall von Prüfroutinen vor der Veröffentlichung kann die Qualität öffentlicher Kommunikation beeinträchtigen. Ein Problem dabei ist, dass Falschinformationen und unwahrhaftige Informationen auch über das Corona-Virus bereits ein größeres Publikum erreichen können, bevor sie überhaupt als solche enttarnt werden. Die Gefahr steigt, dass Desinformationen dadurch größeres soziales Wirkpotenzial entfalten können. Einen Anteil daran nehmen Empfehlungssysteme sowie die einfachen Möglichkeiten, Inhalte über soziale Medien zu teilen. Politische Akteure können auch durch Täuschungen und Faktenignoranz profitieren, indem sie Unterstützer mobilisieren und Aufmerksamkeit gewinnen. Wenn über das Virus in den sozialen Medien kommuniziert wird, dann mischen sich Alltagserfahrungen, Meinung und wissenschaftliche Erkenntnisse. Letztere werden dabei allerdings eher selektiv betrachtet und begründeter Streit im wissenschaftlichen Diskurs tendenziell ignoriert. Warum ist das so? Die

Bedingungen der Plattformöffentlichkeit mit Facebook, Twitter und YouTube begünstigen geradezu eine schnelle, affektive Kommunikation, an der man sich auch niederschwellig durch Liken, Retweeten und Favorisieren mit einem Klick beteiligen kann. So kann auch Gefühlen wie Empörung, Wut oder Trauer rasch Ausdruck gegeben werden.[3] Hinzu kommt, dass Menschen, wenn sie Informationen kommentieren, teilen oder durch Liken weiterverbreiten, unterschiedlich motiviert sind. So verfolgt ein substanzieller Teil der Nutzer auch selbstbezogene Motive und ist somit nicht per se an der Gemeinschaft und der kooperativen Aushandlung einer gemeinsamen Wissensbasis interessiert.[4] Die Kommunikationsbeiträge werden häufig in Kurzform präsentiert, visuell vereinfacht dargestellt und durch die Nutzer in mobilen Kontexten rezipiert. Ein solcher Rahmen ist für einen rationalen Diskurs mit Begründungen weniger geeignet als beispielsweise der Austausch in einer Fach-Community oder auch in einem Fach-Wiki. Expertise und langjährige Forschungserfahrung müssen sich plötzlich am Alltagsempfinden und gefühlten Wahrheiten messen lassen. Positiv könnte zumindest festgehalten werden, dass die Inklusivität der Kommunikation und die Vielfalt der Beteiligungsformen zunehmen. In den persönlichen Kreisen (oder Öffentlichkeiten) der jeweiligen Plattformnutzer mischen sich allerdings Quellen mit unterschiedlichen und relativen Vertrauensgraden. Dazu können nicht nur Medienmarken zählen, sondern auch Aktivisten, Freunde oder Bekannte. In so einem Umfeld kann auch Kommunikation erfolgreich sein, die Fakten ignoriert. Die Kenntnis über das Netzwerk gewinnt dafür an Bedeutung.[5] Dazu lernen strategisch motivierte Akteure, welche Kommunikation begünstigt ist, welche Kommunikation im Regelfall erfolgreich Unterstützer in öffentlichen Konflikten mobilisiert und wie ihre Verbreitung im Netzwerk beschleunigt werden kann. Für den Diffusionsaspekt ist nicht nur das ›Wie‹, sondern auch das ›Wer‹ entscheidend. Je mehr gut eingebundene Akteure die eingespeisten Informationen übernehmen oder durch Klick ›empfehlen‹, desto eher steigt die Gesamtreichweite auf der Plattform. Zudem steigt auch die Wahrscheinlichkeit, dass über Mechanismen des ›Social Listening‹ in der journalistischen Recherche ein solches Thema auch in anderen medialen Kanälen aufgegriffen wird.[6] Selbst wenn in journalistischen Berichten eine Information aus den sozialen Medien als fehlerhaft enttarnt wird, kann sie immer noch weitere Wirkung entfalten. Zum einen, weil sie im Fall politischer Akteure häufig im Original eingebunden wird (z. B. als Tweet von Präsident Trump) und dort mitsamt Popularitätshinweisen (Anzahl Retweets, Favorites usw.) abgebildet wird, die auf die Lesenden einwirken können. Zum anderen, weil Aufklärungen über Falschinformationen selbst mit Risiken behaftet sind. Bei diesem ›Debunking‹ werden die fehlerhaften Inhalte nämlich meist wiederholt. Studien zeigen, dass dadurch eher die ›Fake News‹ als solches erinnert wird, als ihren Verbleib im Gedächtnis zu bekämpfen.[7] Speziell zu Corona gibt es erste Studien, die sich mit alternativen Nachrichtenseiten auf Facebook beschäftigen. Die Ergebnisse deuten darauf hin, dass substanziell auch Gerüchte und Verschwörungstheorien geteilt wurden; in den Postings vermischen sich Kritik an Politik und Medien.[8]

TWITTER UND CORONA: WIE POLITISCHE UND JOURNALISTISCHE AKTEURE REAGIEREN

Twitter ist als soziales Medium in der Corona-Krise besonders interessant. Erstens finden sich auf Twitter viele Akteure, die der politisch-medialen Elite zugerechnet werden können. Twitter eignet sich gut, um politische und prominente Akteure als Quellen zu beobachten und ist somit besonders für Medienschaffende attraktiv. Journalisten verwenden Twitter häufig als täglichen Begleiter. Nicht selten kommt es hier zum Austausch mit Kollegen. Die Wahrscheinlichkeit dafür steigt bei hoher Nutzungsintensität. Die Netzwerknutzung dient dann häufiger nicht nur der (neutralen) Informationsverbreitung, sondern auch der eigenen Meinungsbekundung bei aktuellen Entwicklungen. An solchen Aushandlungsprozessen sind gelegentlich auch Politiker beteiligt, die mit den Journalisten über ihre beruflichen Rollen regelmäßig Kontakt haben. Ein entsprechender Austausch kann dann auch weitergehend als Beziehungsmanagement verstanden werden.[9]

In diesem Umfeld lassen sich frühzeitig öffentliche Diskussionen erkennen. Nutzer können über Fragen versuchen, Politiker oder Journalisten in Diskussionen einzubinden. Sie können außerdem über partizipatorische Akte ihren Meinungen und Stimmungen zur Krise Ausdruck verleihen. Und sie könnten über Informationen in ihrem Umfeld informieren, da Corona und die Folgen des Virus ja prinzipiell auch unmittelbar durch Betroffene und ihre Angehörigen erfahrbar sind. Eine Studie zu Twitter zeigt, dass Nutzer, die dort aktiv Beiträge posten, ein spezielles soziodemographisches Profil aufweisen und stärker an Politik und Nachrichten interessiert sind als die durchschnittliche Bevölkerung. Sie sind außerdem stärker von sich überzeugt und insgesamt meinungsstärker.[10] Dies kann auch zu einer stärkeren Ausprägung führen, andere zu kritisieren. Vor allem prominente politische Akteure dürften aufgrund typischer, ***strukturierender Netzwerkeffekte*** im Fokus stehen. Dazu zählt das ›***preferential attachment***‹. Hierbei geht es darum, dass sich Netzwerkakteure im Sinne des Matthäus-Effekts an zentralen Akteuren orientieren und versuchen, zu diesen eine Beziehung einzugehen (»Denn wer da hat, dem wird gegeben, dass er die Fülle habe«). Auf Twitter muss keine Freundschaft reziprok bestätigt werden. A kann also einseitig ein Folgeverhältnis zu B eingehen; das Folgen eines prestige- oder statushohen Akteurs stellt keine Herausforderung dar. Strukturell haben diese Plattformbedingungen begünstigt, dass Twitter sich primär zu einem Nachrichtennetzwerk entwickelt hat.[11] Hier geht es nicht nur um die Verbreitung, sondern auch um die Kommentierung und Einordnung.

Twitter ist unter Diffusionsgesichtspunkten als sehr gut verbunden zu betrachten, weist aber dennoch Kern- und Peripherie-Strukturen auf, bei denen zentrale Akteure hervortreten. Diese spielen aufgrund ihrer guten Eingebundenheit eine wichtige Rolle, um die Ausbreitung von Informationen rasch zu beschleunigen. Auf der anderen Seite zeigt eine Studie im Protestkontext zu Twitter, dass auch die große Anzahl peripherer Nutzer zusammengenommen bedeutende Wirkungsmacht haben kann.[12] Außerdem findet kein reines Reinforcement, also keine ausschließliche Verstärkung sozialer Statuspositionen auf Twitter statt. Vielmehr gelingt es einzelnen peripheren Akteuren immer wieder, die üblichen Bahnen der Aufmerksamkeitsverteilung zu durchbrechen und auf diese Weise schnell Netzwerkbeziehungen aufzubauen. Die einmal gewonnenen Folgebeziehungen stabilisieren die Positionen dieser Akteure dauerhaft. Sie können somit verstärkt in das Zentrum rücken und in der Hierarchie populärer Accounts aufsteigen. Bilden individuelle Aspekte meist den Ausgangspunkt für diesen Aufstieg (z. B. durch Beteiligung an einer Sache), so sind für den ›Durchbruch‹ auch die strukturellen Einbindungen der darauf reagierenden Nutzer wichtig.

Ein weiterer Grund für die Dynamik liegt in den unterschiedlichen Aktivitätsverteilungen der Nutzer. Zwar folgen viele Nutzer populären Kanälen und Accounts; ein Großteil dieser Follower ist jedoch über weite Strecken selbst inaktiv und gestaltet die Kommunikation infolgedessen weniger stark. Außerdem finden sich auf Twitter Nutzer auch interessenbasiert in enger zusammenhängenden Clustern zusammen. Diese sind intern enger verbunden als mit ihrer Umgebung. Wenn solche kohäsiven Nutzercluster durch bestimmte Themenwechsel plötzlich stark aktiviert werden, können sich die Bedingungen für die allgemeine Sichtbarkeit und den Popularitätszuwachs schnell auch für weniger bekannte Akteure verbessern. Aufgrund der sich überlappenden Öffentlichkeiten, die sich auf Twitter bilden, werden Themen und Akteure auch außerhalb von Subclustern erfahrbar.

Die Kommunikation auf Twitter wird durch verschiedene Operatoren strukturiert und technisch abgestützt. Diese Operatoren erhöhen die Konnektivität auf der Plattform.[13] Ihre Verwendung lässt sich auch relational untersuchen. Zu den Operatoren zählen neben Hyperlinks, mit denen sich ein Twitter-Status oder externe Webseiten verlinken lassen, Hashtags, mit denen Diskussionen schlagwortartig markiert werden können. Hashtags, die zu einem Trend werden, werden auch nicht-partizipierenden Nutzern vorgeschlagen. Dadurch entstehen Überlappungen. Überdies können sich Nutzer erwähnen (per @mention), wodurch ein Account in öffentliche Postings eingebunden oder zitiert werden kann. Über ein @reply kann auf einen vorhergehenden Tweet im Sinne eines Antwortkommentars öffentlich geantwortet werden. Mittels Retweet wird ein Tweet unkommentiert und uneditiert weitergeleitet. Diese Aktion kann mit einem Klick vorgenommen werden. Aufgrund der vielfältigen kommunikativen Vernetzungsmöglichkeiten, sich überlappender Öffentlichkeiten sowie auch einseitig aktivierbarer Folgebeziehungen können sich Informationen auf Twitter schneller verbreiten als in herkömmlichen Kommunikationsnetzwerken.

Zwar erscheint es auf Twitter aufgrund dieser vielfältigen Vernetzungsoptionen nicht passend von kommunikativer Kontrolle zu sprechen, allerdings können populäre Akteure, die zwischen Clustern dichter verbundener Netzwerke stehen, Informationen zumindest schneller erhalten als andere. Sie können als ›Broker‹ fungieren und beispielsweise durch koordinatives Verhalten die Sichtbarkeit von Themen und Meinungen befördern. In gewisser Weise nehmen sie dadurch Einfluss auf das Geschehen im Netzwerk. Die Netzwerkforscherin Nahon spricht bei diesen Einfluss-Mechanismen auch von ›Network Gatekeeping‹, das jedoch vulnerabler ist als klassisches, kontrollierendes Gatekeeping.[14] Die Verletzlichkeit gründet darin, dass die Nutzer kollektiv Gatekeeper bestimmen, weil sie ihnen freiwillig folgen, und zugleich auch Alternativen zumindest möglich wären.

In einer netzwerkanalytischen Typologie wurden drei Arten von Netzwerkstrukturen auf Twitter identifiziert, die eine hohe Variabilität hinsichtlich des Informationsflusses und der Diffusion von Informationen andeuten.[15] Zur Kategorisierung sind die Zentralisierung und die Verbundenheit dieser Netzwerke zentrale Kriterien. Bei einem sternförmigen Netzwerk verfügt immer der Akteur in der Mitte des Sterns über die höchste Zentralität, da die Verknüpfungen zwischen den Nutzern über ihn laufen. Ist das Netzwerk enger verbunden, bestehen zugleich Alternativpfade. Auf Twitter haben sich je nach untersuchtem Thema ergeben: (1) tendenziell sternförmige *›hub-and-spoke‹*-Netzwerke um zentrale Akteure, die ihr umgebendes Netzwerk peripherer Akteure untereinander verbinden, (2) *polarisierte Netzwerke* um größere und dichter verbundene Subgruppen, die so jeweils (separierte) Cluster formen, (3) *›Brand‹-Cluster,* die um Marken oder einzelne populäre Personen entstehen und in denen die Nutzer wiederum kaum miteinander interagieren.

Angesichts der plötzlich hereingebrochenen Corona-Krise lässt sich vermuten, dass längerfristig etablierte Netzwerkstrukturen aufbrechen und (bisher) nicht-etablierte Akteure in das Zentrum des Netzwerks vorrücken. Dazu dürften in erster Linie Virologinnen und Virologen zählen, die aufgrund des hohen gesellschaftlichen und öffentlichen Informationsbedarfs in der Krise sehr gefragt sind. Eine Untersuchung der Erwähnungen von Virologen, Epidemiologen und anderen Gesundheitsexperten im Mai 2020 hat ergeben, dass seit Januar 2020 Christian Drosten (1 765 Erwähnungen) der meistzitierte Experte vor Hendrik Streeck (429 Erwähnungen) und Alexander Kékulé (380 Erwähnungen) in Pressemedien war. Auf dem 10. Platz des Rankings liegt der Mediziner und ehemalige Bundestagsabgeordnete Wolfgang Wodarg (56 Erwähnungen).[16] Wodarg hat die Corona-Erkrankung verharmlost und ist seinerseits insbesondere auf YouTube-Kanälen präsent, auch solchen die Verschwörungstheorien verbreiten.[17] Hier kommt Wodarg mit 15,1 Mio. Videoaufrufen auf Platz 2, direkt hinter Drosten mit 18,6 Mio. Aufrufen.[18] Je nach Kanal und Medienformat zeigen sich somit deutliche Unterschiede.

Um die Corona-Dynamiken anhand etablierter Netzwerke zu illustrieren, werden in einer ersten Analyse die Aktivitäten und die Netzwerke politischer Journalist/innen und von Bundestagsabgeordneten auf Twitter betrachtet. Ausschlaggebend für die Netzwerkbetrachtung ist, ob Accounts von Virologen durch die Akteursgruppen erwähnt werden. Die politischen Journalisten wurden über das Mitgliederverzeichnis der Bundespressekonferenz erfasst. Die MdBs wurden über die Mitgliederliste des deutschen Bundestages ermittelt. In drei Zeitabschnitten wird die Entwicklung der Twitter-Aktivitäten zunächst beobachtet: (1) 20.02.20–08.03.20, (2) 09.03.20–20.03.20, (3) 21.03.20–07.04.20. Die erste Phase liegt noch vor offiziellen Veranstaltungsverboten (09.03.20) und markiert den Krisen-Beginn. Zunächst waren in Deutschland nur lokal begrenzt und kontrolliert Fälle aufgetreten (z.B. ›Webasto-Cluster‹); erst Ende Februar kam es dann erneut zu Ausbrüchen. In der zweiten Phase wurden neben Ver-

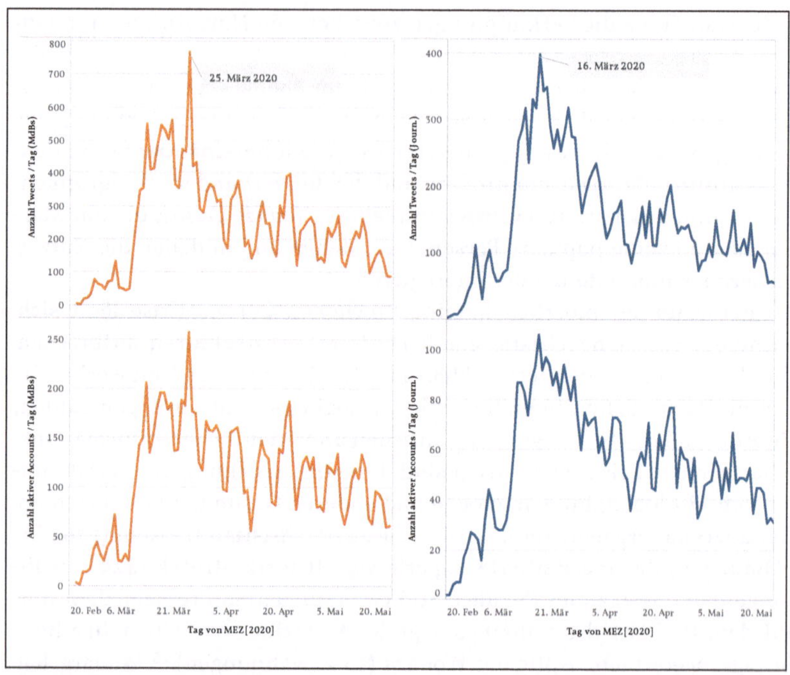

Abbildung 1 Tweet-Aufkommen der MdBs (links) und der BPK-Journalisten (rechts) nach Tagen mit Bezug zu Corona (Suchworte: Corona, Covid, Virus, SARS-CoV-2) (obere Linie) und Anzahl aktiver Accounts, die mit Bezug zum Virus twittern (untere Linie)

boten Schul- und Kitaschließungen angeordnet, um der Pandemie zu begegnen (16.03.20). In der dritten Phase wurden Kontaktbeschränkungen (23.03.20) beschlossen. Anhand des Liniendiagramms zeigt sich, dass die Krise bei den Journalisten am 16.03. ihren Twitter-Höhepunkt erreicht (Abb. 1). An diesem Tag haben aus dem Korpus 106 Journalisten zu Corona aktiv getwittert. Erstmalig wurde an diesem Tag von einer hohen Gefährdungslage durch das RKI ausgegangen.

Die MdBs erreichen ihren Aktivitätshöhepunkt mit über 250 Abgeordneten, die zu Corona twittern, erst am 25. März. An diesem Tag wurde die Geschäftsordnung des Bundestags wegen des Virus geändert und zahlreiche Gesetze zur Krisenbewältigung beraten.

Eine Studie des Verfassers zusammen mit Axel Bruns zeigt, dass über das gesamte Jahr 2017 deutsche Hauptstadtjournalisten nur ein kleines Set von Accounts häufig erwähnt haben. Wird nur nach einer einmaligen Erwähnung gefragt, dann handelt es sich um ca. 20 000 Accounts, aus denen sich ihr kommunikativ erzeugtes Twitter-Netzwerk zusammensetzt. Wird als Kriterium jedoch angesetzt, dass mindestens drei Journalisten einen Account über ein ganzes Jahr mindestens zehn Mal in diesem Netzwerk erwähnen, dann bleiben nur 170 regelmäßig erwähnte Accounts übrig.[19] Christian Drosten, Alexander Kékulé und Hendrik Streeck verfügen bereits nach weniger als zwei Monaten über substanzielle Erwähnungen und Retweets durch die twitternden Journalisten und die MdBs (Tab. 1 und Tab. 2). Es ist offensichtlich, dass vor allem der Virologe Drosten in das Zentrum der Medienaufmerksamkeit rückt, wenn 29 unterschiedliche Medienschaffende der Hauptstadtpresse über ihn twittern und 19 Journalisten ihn ein- oder mehrmals retweeten.

Eine Netzwerkperspektive kann außerdem zeigen, wie Politiker welcher Fraktionen einzelne Experten erwähnen oder retweeten und diese somit für die Öffentlichkeit hervorheben (Abb. 2). Hierfür suchen wir konkret nach Experten, für die das oben zitierte Presseranking vorliegt. Es lässt sich anhand der Kanten erkennen, dass sowohl Drosten als auch Kékulé durch MdBs aller Fraktionen erwähnt oder retweetet werden. Darunter finden sich bei Drosten besonders prominente Politiker wie Gesundheitsminister Jens Spahn. Insgesamt scheint Drosten etwas stärker fraktionsübergreifend eine Rolle zu spielen, wohingegen AfD und FDP relativ betrachtet stärker auf Kékulé verweisen. Letzterer trat früh als Kritiker der Regierung in Berlin auf. Sinnvoll wäre es, diese Entwicklung im Rahmen weiterer Analysen im Zeitverlauf nachzuzeichnen und außerdem genauer zwischen den einzelnen Twitter-Operatoren zu differenzieren. Außerdem sollte zwischen lobenden und kritischen Erwähnungen unterschieden werden. Der Befund, dass der ehemalige Politiker und auf YouTube sichtbare Wolfgang Wodarg bei den Politikern und den Journalisten kaum Erwähnung findet, zeigt, dass je nach betrachteter Gruppe und je nach Kanal sehr unterschiedliche Realitäten konstruiert werden können. Die Netzwerkanalyse kann dies sehr anschaulich dokumentieren und ist in besonderer Weise geeignet, auch öffentliche Konflikte nachzuzeichnen.

Tabelle 1 Indegree von einzelnen Experten durch Erwähnungen (@mentions) von MdBs oder BPK-Journalisten.

Expert/in	Twitter-Account	Follower Stand: 23.05.	Indegree 20.02.–08.03.		Indegree 09.03.–20.03.		Indegree 21.03.–07.04.	
			MdB	Journ.	MdB	Journ.	MdB	Journ.
Christian Drosten	@c_drosten	360 200	3	10	29	29	20	30
Hendrik Streeck	@hendrikstreeck	40 400	0	1	0	1	6	7
Alexander Kékulé	@AlexanderKekule	64 800	7	4	12	8	9	5
Jonas Schmidt-Chanasit	@ChanasitJonas	3 962	0	0	0	1	0	0
Marylyn Addo	@marylyn_addo	367	0	0	1	0	0	0
Melanie Brinkmann	@MelanieBrinkma8	238	0	0	0	0	0	0
Wolfgang Wodarg	@wodarg	6 169	0	0	0	0	1	0
Dirk Brockmann	@DirkBrockmann	5 174	0	0	0	0	1	0

Anm.: Ungewichtete Erwähnungen (@mentions) der Accounts. Lesebeispiel: beträgt der Indegree 8, haben acht MdB den Experten erwähnt. Mehrfach-Erwähnungen werden nicht gezählt. Für Clemens Wendtner, Gérard Krause, Gerd Fätkenheuer und Susanne Herold, die im Presseranking erwähnt werden, konnte kein Twitter-Account ermittelt werden.

Tabelle 2 Indegree von einzelnen Experten durch Retweets von MdBs oder BPK-Journalisten im jeweiligen Netzwerk

Expert/in	Twitter-Account	Indegree 20.02.–08.03.		Indegree 09.03.–20.03.		Indegree 21.03.–07.04.	
		MdB	Journ.	MdB	Journ.	MdB	Journ.
Christian Drosten	@c_drosten	0	0	18	19	10	13
Hendrik Streeck	@hendrikstreeck	0	0	2	3	4	4
Alexander Kékulé	@AlexanderKekule	4	2	9	8	5	3
Jonas Schmidt-Chanasit	@ChanasitJonas	0	0	0	0	0	1
Marylyn Addo	@marylyn_addo	0	0	0	0	0	0
Melanie Brinkmann	@MelanieBrinkma8	0	0	0	0	0	0
Wolfgang Wodarg	@wodarg	0	0	0	0	0	0
Dirk Brockmann	@DirkBrockmann	0	0	0	0	0	0

Anm.: Ungewichtete Retweets. Lesebeispiel: beträgt der Indegree 24, haben 24 Journalisten den Experten retweetet. Mehrfach-Retweets werden nicht gezählt.

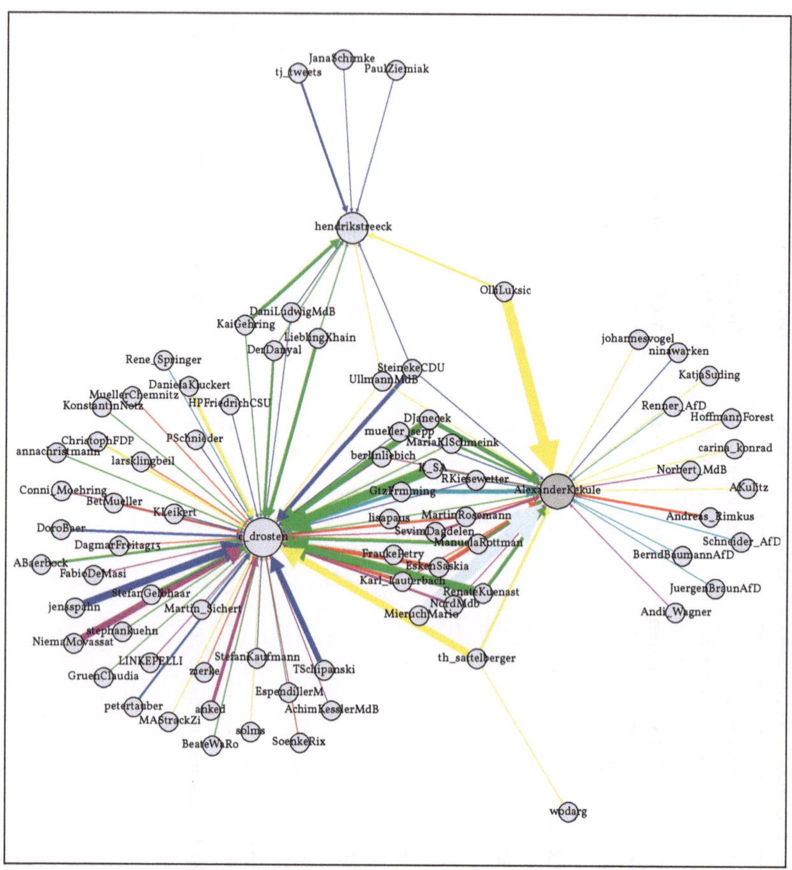

Abbildung 2 Netzwerk der MDBs, die ausgewählte Virologen per @mention erwähnen oder diese retweeten (79 Knoten, Kanten nach Parteifarben).[20]

DAS CORONAVIRUS IN DEN TALKSHOWS – PERSONALE UND SYSTEMISCHE NETZWERKE IN DER DEUTSCHEN MEDIEN-ÖKOSPHÄRE

Volker Schneider und Gabriele Feistner-Schneider

EINLEITUNG

Die gegenwärtige Pandemie ist ein einmaliges natürliches Experiment – ein globales ›Reallabor‹ – wie Gesellschaften und ihre spezialisierten Teilsysteme, zu dem nicht nur Politik gehört, ein akutes gesellschaftliches Problem im globalen Maßstab verarbeiten. Innerhalb weniger Monate hat sich das Virus in über 180 Ländern ausgebreitet. Nicht wie beim Klimawandel, wo die Katastrophe schleichend über Jahrzehnte und Jahrhunderte abläuft, sondern eher wie bei einer Sintflut verläuft sie über Tage und Wochen. Es ist ein Desaster in Zeitlupe, wo die Regierungen mit unterschiedlichen Maßnahmen die Flutungen absenken und so gewissermaßen das Zeitlupentempo einstellen können. Dieser gesellschaftliche Steuerungs- und Regulierungszusammenhang ist jedoch kein trivialer kybernetischer Mechanismus, wie ihn noch die Systemtheorie der 1950er Jahre konzipierte, wo sich alles auf das politische System konzentrierte, sondern ein komplexer Zusammenhang, bei dem in differenzierten Gesellschaften eine ›Gleichzeitigkeit des Verschiedenen‹ am Wirken ist und »nicht alles von den Leistungen oder der Unfähigkeit einer einzigen Instanz abhängig ist, sei es nun die Politik, die Wirtschaft, das Recht oder die Wissenschaft«.[1]

Diese differenzierungstheoretische Governance-Perspektive bedeutet, dass viele Akteure, Institutionen, gesellschaftliche Instanzen, Organisationsformen und Teilsysteme an der Problemverarbeitung beteiligt sind.[2] Insbesondere auch das Mediensystem und seine komplexe Organisationsökologie spielen hier eine wichtige Rolle. Als spezielle Nische können die Polit-Talkshows des öffentlichen Fernsehens betrachtet werden. Sie sind ein Ausdruck der wachsenden Mediatisierung der Politik. Aber ob alles nur Theater ist, oder ob dieses Phänomen eine spezifische Arena des gesell-

C. Stegbauer und I. Clemens (Hrsg.), *Corona-Netzwerke – Gesellschaft im Zeichen des Virus*, https://doi.org/10.1007/978-3-658-31394-4_25

schaftlichen Diskurses darstellt, darüber gibt es unterschiedliche Meinungen. Wir sind jedoch überzeugt, dass die auftretenden Akteure als Personen sich nicht nur sich selbst darstellen, sondern als Träger gesellschaftlicher Teilsysteme und deren Organisationen wirken. Wer hier die Bühne betritt, ist nicht zufällig anwesend. Obwohl persönliche Aspekte wie Telegenität und Rhetorik sicher eine Rolle spielen, bilden die meisten Gäste jeweils jedoch wichtige Befindlichkeiten, Interessenlagen und politische Positionen ab, die bei der diskursiven Verarbeitung eines wichtigen gesellschaftlichen Themas eine Rolle spielen. Die Organisationen und gesellschaftlichen Teilsysteme, welchen die jeweiligen Diskutanten zugeordnet werden können, spannen eine Vernetzungsstruktur auf, die einen interessanten Einblick in den Modus der Problemverarbeitung unseres Landes gibt. Dieser macht nicht nur die beteiligten Subsysteme und deren relative Bedeutung, sondern auch deren intersystemische Vernetzung sichtbar.

In diesem Sinne untersuchen wir die Zusammensetzung der wichtigsten Deutschen Polit-Talkshows, in denen schwerpunktmäßig die Corona-Krise diskutiert wurde. Uns interessiert, welche Vernetzungen sich hieraus ergeben. Dazu haben wir einen Netzwerkdatensatz über knapp 70 Talkshows seit Anfang März zusammengestellt, den wir als bi-modales Netzwerk untersuchen, das mittels Personenzuordnungen weitere Netzwerkprojektionen erlaubt.[3]

Bevor wir unsere Analyse erläutern, werden wir uns im nächsten Abschnitt kurz der kleinen, aber etablierten Talkshow-Forschung widmen. Im Anschluss an unsere Analyse werden wir im letzten Abschnitt die Spezifik der deutschen Medienökologie und die Rolle der Talkshows im gesellschaftlichen Diskurs herausstellen und Schlussfolgerungen für moderne Gesellschafts- und Politikanalyse ziehen.

TALKSHOW-NETZWERKE: EIN NEUER ANALYSEANSATZ

In vielen Ländern sind Polit-Talkshows wichtige Diskursarenen, in denen Situationsdeutung, Maßnahmen und sogar Machtspiele behandelt werden. Inwiefern diese Diskurse wirkliche Meinungsvielfalt repräsentieren, ist natürlich durch die politische Lage eines Landes bedingt. Man denke hier nur an Talkshows in ›gelenkten Demokratien‹ wie Russland oder die Türkei. Im Vergleich der Gelegenheitsstrukturen politischer Information in europäischen Demokratien schneidet Deutschland recht gut ab und wird als weitgehend diversifiziert und pluralistisch kategorisiert.[4] Hierzu trägt insbesondere das öffentliche Fernsehen bei. Gemäß dem aktuellen Medienvielfaltsmonitor[5] hatte im Jahre 2019 die öffentliche ARD mit 21 % der Zuschauerquoten den größten Anteil am ›Meinungsmarkt‹. Sie rangierte dabei vor Bertelsmann, dem Eigner mehrerer Privat-TV-Kanäle (12 %) und dem ebenfalls öffentlichen ZDF (8 %). Alle öffentlichen Sender – ARD, ZDF, Dritte Programme bis zu Sendern wie Arte und 3Sat – decken nach diesem Meinungsmonitor knapp die Hälfte des Zuschauermarktes ab. Die Talkshows erfreuen sich großer Beliebtheit und haben gesellschaftlichen und politischen Einfluss. Nicht selten koppeln diese Sendungen in die Politik zurück, indem Diskussionen zu Rücktritten von Politikern führen oder wichtige Politikentscheidungen beeinflussen.

Aufgrund der Bedeutung dieses Phänomens des deutschen Medienwesens wuchs in den letzten Jahren auch das Interesse der Wissenschaft, diesen Bereich näher zu erforschen. Inzwischen liegen einige Untersuchungen vor, in denen ihre Funktionsweisen und Wirkungen mit unterschiedlichsten Ansätzen und Methoden untersucht wurden.[6] Für uns relevant sind insbesondere Analysen, in denen sich Talkshow-Diskurse auf gesellschaftliche Krisen (Migration, Ukraine, Griechenland) bezogen.[7] Besonders interessant ist die Studie von Burkhardt,[8] der quantitative und qualitative Methoden und Verfahren der Netzwerkvisualisierung einsetzt, um ideologische Positionen von Talkshowgästen zu verorten. Auch wir verwenden Netzwerkvisualisierung, benutzen diese aber ausschließlich für die Darstellung von Kookkurrenz-Netzwerken, ein inhaltsanalytisches Mapping würde den Rahmen der vorliegenden Studie sprengen.

Ausgangspunkt unseres Ansatzes ist, dass bereits die Struktur der Teilnehmer und deren Zuordnung zu Organisationen und gesellschaftlichen Teilbereichen einen Einblick in die diskursive Verarbeitung der Gesellschaftskrise ermöglicht, die das Coronavirus ausgelöst hat. Das hieraus abgeleitete Netzwerk misst natürlich nicht konkrete Kommunikationsflüsse zwischen gesellschaftlichen Teilsystemen, sondern repräsentiert allenfalls schemenhafte Darstellungen intersystemischer Vernetzungen. Selbst wenn solche ›Promi-Talks‹ als Personalisierung der Politik erscheinen, so wäre es kurzschlüssig davon auszugehen, dass Sprecher nur persönliche Meinungen kundgeben. Meist treten Personen als Vertreter ›organisatorischer Spezies‹ (Parteien, Verbände, Unternehmen, Forschungsinstitute, etc.) auf und kommunizieren deren Positionen und Interessenlagen. Sie repräsentieren so ganze Gesellschaftsbereiche wie Gesundheit, Wirtschaft und Politik.

Wir gehen davon aus, dass Talkshows nicht bloße Selbstinszenierungen oder ›Politainment‹ im postdemokratischen Theater[9] darstellen, und auch nicht nur auf Politikvermittlung reduziert werden können. Wir sehen den Gesamtzusammenhang eher als ein vernetztes diskursives System, das auch bidirektionale Informationsverarbeitung zwischen Publikum und Medien, Medien und Politik sowie anderen gesellschaftlichen Teilsystemen ermöglicht.

TALKSHOW-TEILNAHMEN UND ATTRIBUTDATEN DER GÄSTE ALS NETZWERKDATEN

Die Corona-Pandemie wurde in den deutschen Medien bereits Anfang des Jahres kurz thematisiert, als die ersten Berichte über das Infektionsgeschehen in China eintrafen. Aber erst Anfang März traf das neue Thema die deutsche Medienökologie wie ein Meteoriteneinschlag. Ganz deutlich wird dies über die im Politbarometer gemessene Themen-Salienz, wo das Coronavirus selbst bisherige Großthemen wie Klimawandel und Migration fast komplett verdrängte (siehe Abb. 1b).

Die Corona-Krise wurde in allen Talkshows des Öffentlichen Fernsehens – von den ›Flaggschiffen‹ der ARD und des ZDF bis zu den ›Beibooten‹ in den dritten Programmen und Sendern wie Phoenix und 3Sat thematisiert. Im Rahmen dieser kleinen Studie haben wir unsere Talkshow-Aus-

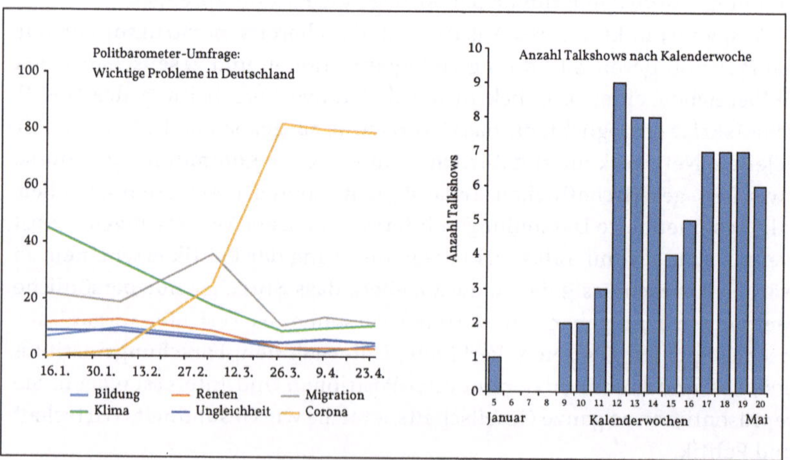

Abbildung 1 (1a) Probleme in Deutschland | (1b) Anzahl Talkshows pro Woche

wahl auf die bekanntesten Sendungen des Öffentlich-Rechtlichen Fernsehens mit den höchsten Marktanteilen beschränkt, ähnlich wie in einer aktuell publizierten Studie von Spiegel-Journalisten.[10] Zu diesen Talkshows gehören Anne Will, Frank Plasberg, Sandra Maischberger, Markus Lanz und Maybrit Illner.

In den Mediatheken der Sender konnten insgesamt 69 Sendungen zum Thema Corona im Zeitraum vom 29.01.2020–17.05.2020 identifiziert werden. Nicht für alle Talkshows standen die Videoaufzeichnungen noch zur Verfügung, aber es standen Informationen zur Verfügung mit dem Titel der Sendung und den geladenen bzw. zugeschalteten Gästen. Nur wenn mindestens zwei als ›Experten‹ zur Corona-Situation fungierten (was bei den Sendungen von Lanz und Maischberger ein notwendiges Eingrenzungskriterium war), wurde die Sendung in die Untersuchung einbezogen (zur zeitlichen Entwicklung siehe Abb. 1).

Diese Informationen wurden in einer Datenbank (Microsoft Access) mit verschiedenen Relationen erfasst, die zur Auswertung verknüpft werden können. Zunächst wurden die Teilnahmebeziehungen von insgesamt 207 Gästen in den 5 Talkshow-Formaten identifiziert. Ferner wurden zu diesen Personen Attributdaten wie Geschlecht, Parteizugehörigkeit, Zuordnung zu gesellschaftlichen Organisationen und Teilsystemen mittels Internet-Recherchen zusammengetragen.

In der Zuordnung zu gesellschaftlichen Teilsystemen haben wir uns an Luhmann orientiert, der eine nach oben offene Zahl von Subsystemdifferenzierungen anbietet.[11] In diesem Kontext wurden acht funktionale Teilsysteme unterschieden: Politik, Ökonomie, Wissenschaft, Gesundheit, Bildung, Medien, Kultur und Recht. Diese Bereiche zeichnen sich durch spezifische Relevanzstrukturen aus. Idealtypisch geht es in der Politik um Macht, in der Wissenschaft um Wahrheit, in der Wirtschaft um Geld, im Gesundheitswesen um Gesundheitsschutz, etc. Anders als Luhmann gehen wir aber nicht von geschlossenen, sondern vernetzten Subsystemen aus, die sich aus unterschiedlichsten Organisationsformen zusammensetzen. Hierbei orientieren wir uns eher an humanökologischen und komplexitätstheoretischen Perspektiven.[12]

DIE CORONA-TALKSHOW-ÖKOLOGIE ALS BI-MODALES NETZWERK

Auf Basis des oben erläuterten Vorgehens kann das Talkshow-Netzwerk mit Methoden der Netzwerkvisualierung dargestellt werden unter Verwendung der Software Visone.[13] In Abb. 2 stellen wir die Partizipationsstruktur zunächst als Gesamtnetz dar, in dem die unterschiedlichen Knotenmengen als große Rechtecke versus kleine Punkte oder Dreiecke dargestellt sind. Linien indizieren Talkshow-Teilnahmen, Rechtecke repräsentieren die Talkshows, wobei die Größe der Rechtecke die Zahl der akkumulierten Gäste darstellt. Die Punkte repräsentieren Politiker, die Dreiecke stellen Nicht-Politiker dar. Frauen werden durch kursive Namen erkennbar. Sie sind mit einem Anteil von 31 % deutlich unterrepräsentiert, wie dies vor kurzem auch in dem erwähnten SPIEGEL-Artikel thematisiert wurde.

Abb. 2 (S. 278/279) beschreibt die Gesamtökologie der 5 Talkshows in dem oben beschriebenen Zeitraum mit insgesamt 207 Gästen, die zum Teil mehrmals zu einer Talkshow eingeladen waren. Die Positionierung der Knoten im zweidimensionalen Raum folgt dem in Visone implementierten Stress-Algorithmus. Die einmaligen Talkshowgäste werden hierbei in der Peripherie positioniert, während die mehrmals präsenten in der Mitte platziert werden. Die Personen im Zentrum repräsentieren die Talkshow-Elite, die ›Großen Tiere‹ der Medienökosphäre.

Alle Gäste, die in drei oder mehr Talkshows präsent waren, werden in Abb. 3 einer Zentralitätsanalyse unterzogen. Diese Talkshow-Elite von 27 Personen wird in dem Zielscheibendiagramm nach der Häufigkeit von Talkshow-Auftritten positioniert. Die Linien zeigen, an welchen Talkshows die Gäste teilgenommen haben, wobei die Liniendicke die Häufigkeiten der Talkshowauftritte ausdrückt. Hierdurch sticht hervor, dass Lauterbach seine vielen Auftritte hauptsächlich bei Markus Lanz geleistet hat. Gleichzeitig ist Lauterbach der einzige, der in allen 5 Talkshowformaten aufgetreten ist.

Die für die Gäste verwendeten Symbole indizieren gesellschaftliche Teilsysteme. Wir nehmen an, dass die Talkshowteilnehmer jeweils die spezifische Rationalität und Wahrnehmungslogik ihrer Teilsysteme repräsentieren, und zum Beispiel Positionen und Argumente für den Gesundheitsschutz einbringen, ihre Einschätzungen stark an wissenschaftlichen Erkenntnissen ausrichten, oder die besonderen Belastungen der Wirtschaft betonen. Den Politikern geht es – je nach Ausrichtung des Politikbegriffs – um die Herstellung gemeinwohl-orientierter öffentlicher Ent-

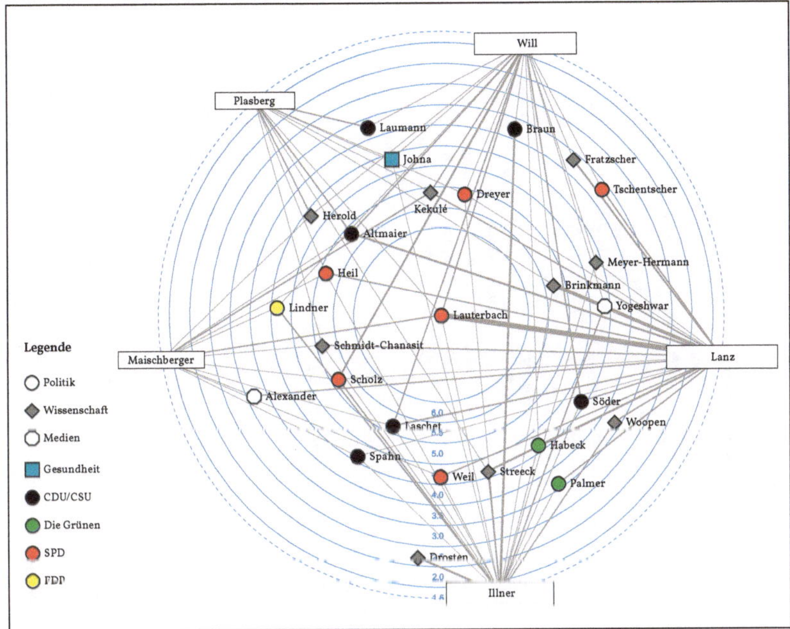

Abbildung 3 Die Corona Talksshow-Elite

scheidungen und/oder die Verteidigung von Machtpositionen. Vertreter des Rechtssystems betonen, dass Grundgesetz und Gesetzen genüge getan werden muss. Die meisten der Elite können dem politischen System zugeordnet werden (15), danach rangieren die Wissenschaftler mit 9 und die Medien mit 2 Gästen. Nur eine Person, Susanne Johna, die als Vorsitzende des Marburger Bundes die Interessen der Ärzte in Deutschland vertritt, wurde ausschließlich dem Gesundheitssystem zugeordnet.

Auf der anderen Seite ist es möglich, Personen mehreren Teilsystemen zuzuordnen und anzunehmen, dass sie mehrere ›Seelen in ihrer Brust‹ beheimaten, wie Goethes Faust dies formulierte. Das Paradebeispiel ist Karl Lauterbach, der primär Parteipolitiker (SPD) ist, gleichzeitig aber auch Wissenschaftler und renommierter Fachexperte des Gesundheitswesens. Ähnlich ist Ranga Yogeshwar als Journalist primär Vertreter des Mediensystems, gleichzeitig aber auch Wissenschaftler und prominenter Vertreter der Wissenschaftskommunikation. Ein interessanter Fall ist Christian Drosten, der Starwissenschaftler der deutschen Corona-Politik, der in der deutschen Talkshow-Szene jedoch wenig präsent war. Er verdankt seine

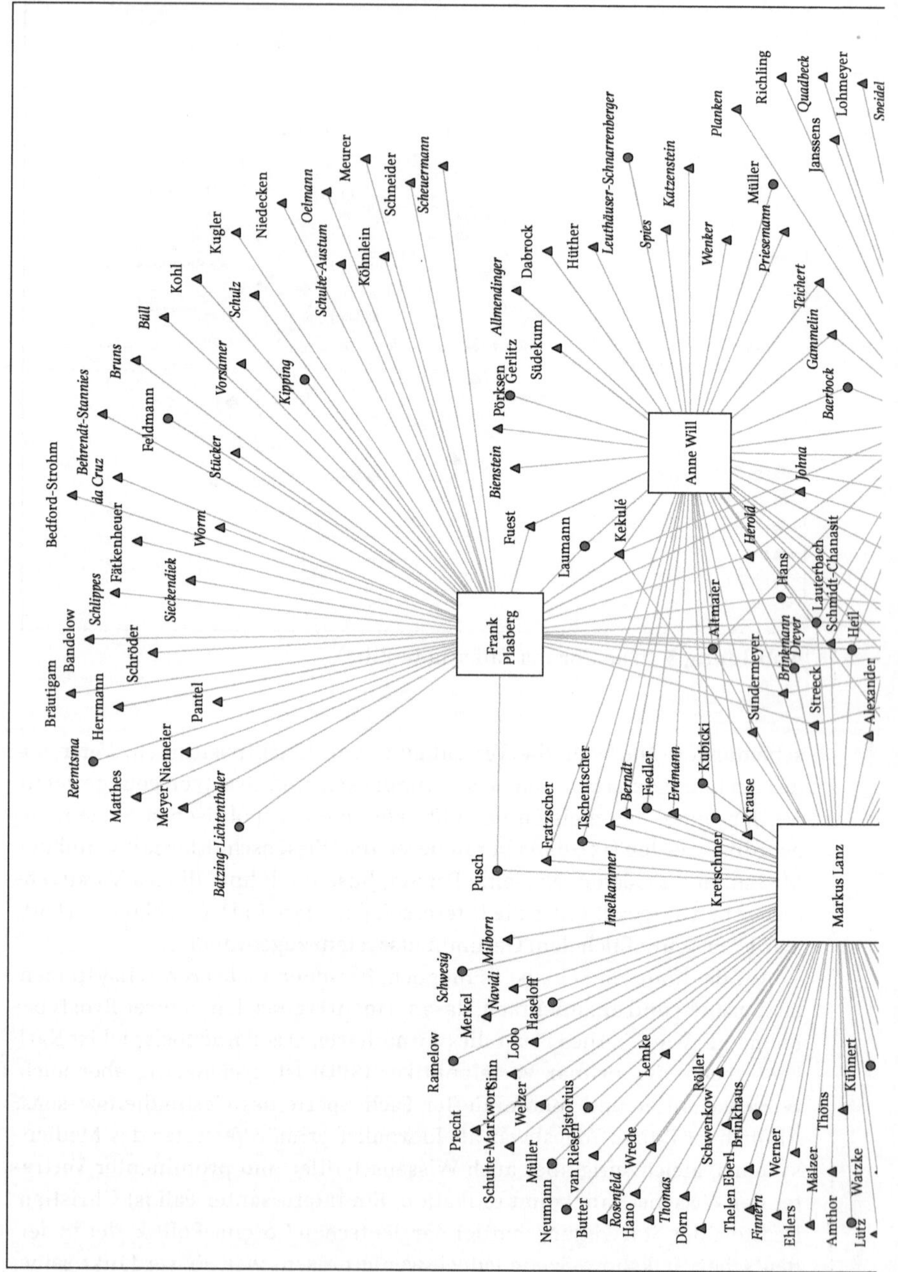
Frank Plasberg
Anne Will
Markus Lanz
Bedford-Strohm
Behrendt-Stannies
da Cruz
Feldmann
Bruns
Büll
Kohl
Kugler
Niedecken
Oelmann
Meurer
Schneider
Scheuermann
Köhnlein
Schulte-Austum
Schulz
Kipping
Vorsamer
Stücker
Worm
Fätkenheuer
Schlippes
Sieckendiek
Bandelow
Bräutigam
Schröder
Herrmann
Pantel
Reemtsma
Matthes
Meyer
Niemeier
Bätzing-Lichtenthäler
Pörksen
Gerlitz
Südekum
Allmendinger
Dabrock
Hüther
Leuthäuser-Schnarrenberger
Spies
Katzenstein
Wenker
Müller
Priesemann
Planken
Richling
Quadbeck
Lohmeyer
Sneidel
Janssens
Teichert
Gammelin
Baerbock
Bienstein
Fuest
Laumann
Kekulé
Johna
Herold
Hans
Lauterbach
Schmidt-Chanasit
Altmaier
Brinkmann
Dreyer
Heil
Sundermeyer
Streeck
Alexander
Kubicki
Erdmann
Fiedler
Berndt
Tschentscher
Fratzscher
Krause
Kretschmer
Inselkammer
Pusch
Milborn
Schwesig
Navidi
Merkel
Haseloff
Ramelow
Lobo
Sinn
Schulte-Markwort
Welzer
Precht
Lemke
Pistorius
Röller
Kühnert
van Riesen
Müller
Wrede
Schwenkow
Brinkhaus
Neumann
Butter
Rosenfeld
Hano
Thomas
Dorn
Thelen
Eberl
Finnern
Werner
Thöns
Mälzer
Ehlers
Amthor
Watzke
Lütz

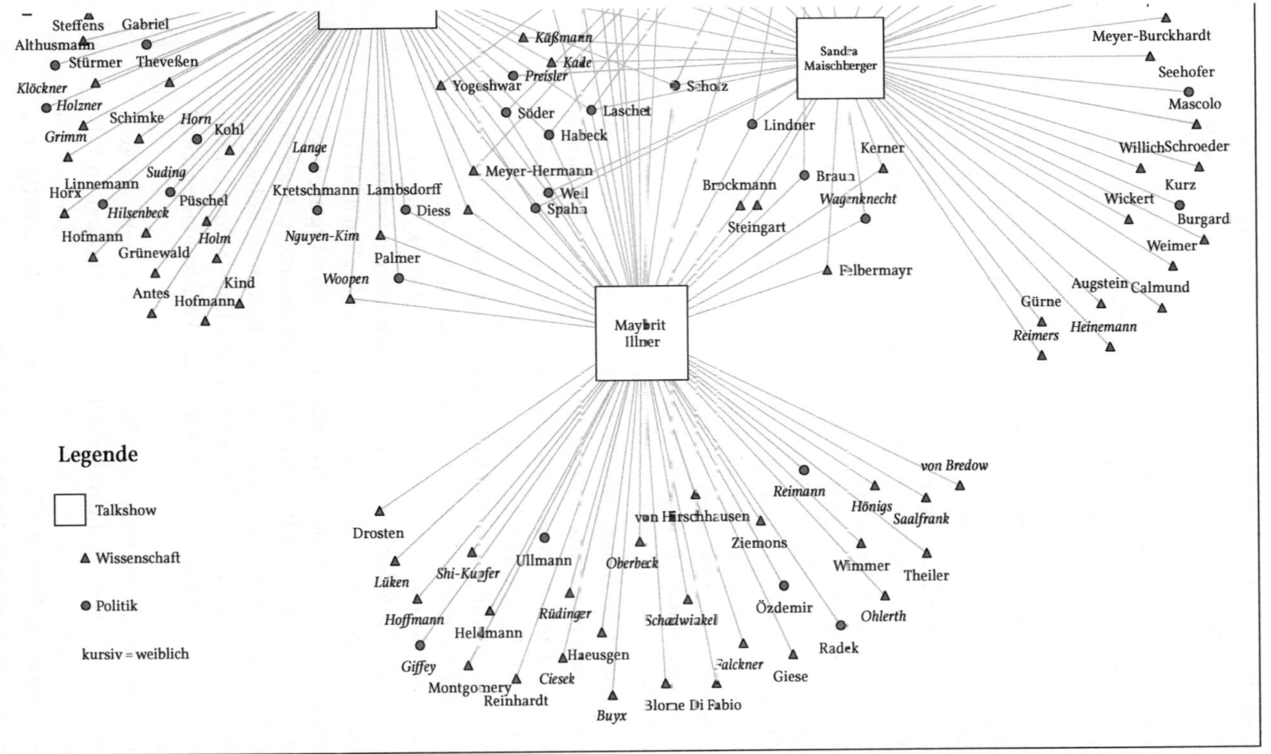

Abbildung 2 Die Talkshow-Ökosphäre

Medienwirksamkeit vor allem seinen über den NDR gesendeten Coronavirus-Updates. In den über 40 Folgen werden hier differenzierte Erkenntnisse aus der Wissenschaft der Virologie vermittelt.

Die Zuordnung aller Talkshow-Gäste zu den acht hier relevanten gesellschaftlichen Teilsystemen ist Abb. 4 zu entnehmen. Dort werden jene herausgestellt, die unterschiedliche Subsysteme verbinden und dadurch Grenz- und Vermittlerrollen einnehmen. Zweifache Zuordnung gibt es, wenn z. B. Personen als Journalisten in der Wissenschaftskommunikation tätig sind und daher bestrebt sein müssen, wissenschaftliche Sachverhalte über das Mediensystem als Aufmerksamkeit erheischende Themen darzustellen, oder parteigebundene Fachminister – z. B. Wirtschaftsminister – die in ihren Entscheidungen inhaltlich gebotene Policy-Entscheidungen und Machtinteressen gleichzeitig berücksichtigen müssen. Grenz- und Schnittstellenrollen zwischen Wissenschaft und Politik müssen in der Regel zwischen der Wissenschafts-, Policy- und Machtorientierung vermitteln. Die Wissenschaftsorientierung geht davon aus, dass Aussagen evidenz-basiert und überprüfbar sein müssen. Der wissenschaftliche Produktionsprozess von Wissen ist langwierig, rekursiv und erzeugt immer nur vorläufige Erkenntnisse. Policy-Maßnahmen z. B. im Gesundheitsschutz oder in der Wirtschaftspolitik zur Verhinderung ökonomischer Nebenwirkungen können jedoch meist auf ›sichere Erkenntnisse‹ nicht warten und müssen daher pragmatisch unter Bedingungen unvollständiger Information und unsicherem Wissen durchgeführt werden. Gleichzeitig sind Regierungen im Parteienwettbewerb in ihren politischen Entscheidungen immer auch gezwungen, nach Machterhaltung zu streben.

Betrachtet man diese intersystemischen Relationen, dann sind die Beziehungen zwischen Gesundheit, Wissenschaft und Politik besonders dicht, während das Bildungssystem nur über den Erziehungswissenschaftler Ulrich Schneider vertreten wird, der seit 2016 Mitglied der Linkspartei ist und dadurch mit der Politik verbunden ist, gleichzeitig aber auch den Deutschen Paritätischen Wohlfahrtsverband repräsentiert. Auch das Rechtssystem, das in diesem Prozess lange eher eine periphere Rolle spielte, ist nur über Reinhard Merkel und Sabine Leutheusser-Schnarrenberger (FDP-Politikerin und Mitglied des Bayerischen Verfassungsgerichts) mit der Politik verbunden.

Interessant ist vor allem die Rolle der ›Polylinker‹, die mehr als zwei Teilsysteme vernetzen. Neben Karl Lauterbach gibt es einen zweiten Talkshowgast, der sich drei Teilsystemen zuordnen lässt: Martin Stürmer. Als Virologe ist er Wissenschaftler im Gesundheitssystem, gleichzeitig aber Laborchef eines privaten Wirtschaftsunternehmens.

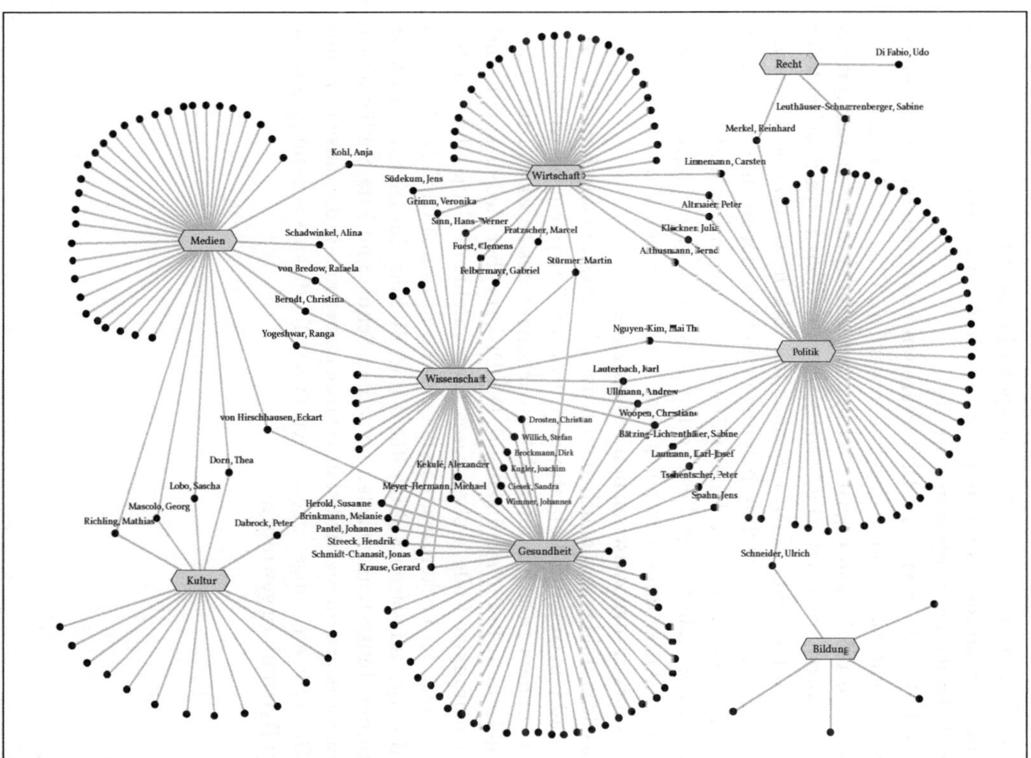

Abbildung 4 Die Talkshow-Gäste nach Teilsystemen

In unserem letzten Analyseschritt zeigen wir Vernetzungen zwischen den relevanten Teilsystemen, die sich durch Partizipationsbeziehungen in den fünf Talkshows ergeben. Jeder Gast lässt sich einem oder mehreren Teilsystemen zuordnen, und diese Teilnahmebeziehungen lassen sich nach den entsprechenden Teilsystemen blocken. Hieraus ergibt sich eine 5×8 Block-Imagematrix mit den Talkshows in den Zeilen und den Teilsystemen in den Spalten. Analog zur Generierung von Kookkurrenz-Netzwerken in anderen Bereichen wie beispielsweise bei Diskursnetzwerken,[14] lässt sich aus dieser Matrix durch Matrixmultiplikation eine Matrix generieren, in der die über Talkshows verknüpften Beziehungen als Verbindungen zwischen Teilsystemen aufgespannt werden.

Talkshows lassen sich als Diskursarenen interpretieren, in denen gesellschaftliche Subsysteme abgebildet werden. Über die Teilsystemzugehörigkeiten der Talkshowgäste werden acht Teilsysteme in aggregierter Weise diskursiv vernetzt. Die Vernetzungen beziehen sich dabei auf den gesamten untersuchten Zeitraum über alle Talkshows hinweg. Sie vermitteln einen Eindruck, wie Einschätzungen und Positionen aus der Sicht der beteiligten Teilsysteme in diesem Zeitraum konfrontiert und kommuniziert werden. Abb. 5 zeigt diese systemischen Diskursstränge. Loops weisen auf Diskurse innerhalb eines jeweiligen Teilsystems, und Linien zeigen Diskursstränge zwischen den Teilsystemen.

Das Schaubild macht deutlich, dass der Diskurs stark durch Politik, Wissenschaft und Gesundheit bestimmt wurde. Im Teilsystem Wirtschaft wurden besonders die schlimmen Nebenwirkungen des *Lockdowns* auf besonders gebeutelte Branchen diskutiert. Der Diskurs über Medien spielte eher eine nachrangige Rolle, wobei dieses Themenfeld auf Grund der Proteste in der Phase der Lockerungen an Bedeutung gewinnen wird. Noch stärker im Hintergrund waren Kultur, Recht und Bildung. Im Diskurs des letztgenannten Teilsystems wurden vor allem Schul- und Kita-Schließungen problematisiert. Im Rechtsdiskurs wurde insbesondere die Einschränkung von Grundrechten abgewogen. Auch dieser Teildiskurs scheint gegenwärtig an Dynamik zu gewinnen.

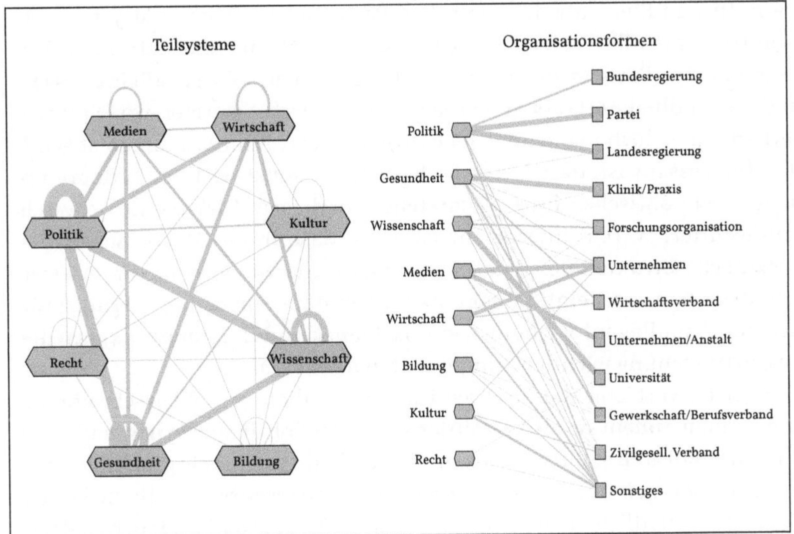

Abbildung 5 Systemische und organisatorische Vernetzungen

KONKLUSION

Eine wichtige Beobachtung des deutschen Talkshow-Diskurses ist die starke Rolle der Wissenschaft und der Fachexperten des Gesundheitssystems, was zum Beispiel stark kontrastiert mit der geringen Rolle, die die Wissenschaft in der amerikanischen Politikformulierung in den letzten Monaten eingenommen hat. Dort ist dies nicht nur ein Effekt der Persönlichkeit des Regierungschefs, sondern auch und insbesondere des dortiges Medien-Ökosystems wie Benkler[15] und Müller[16] zeigen. Durch diese Medienökologie sind parallele Welten entstanden, in der Teile der Privatmedien mit solchen ›Spezies‹ wie dem TV-Sender Fox und dem rechtsradikalen Radiokanal von Rush Limbaugh alternative Fakten präsentieren (Covid-19 ist nur eine Form der Grippe!), die die Situationsdeutung des Präsidenten über das Medien-Feedback maßgeblich beeinflussen.

Wenn man die deutsche Talkshow-Szene als – wenn auch unvollständiges – Abbild des gesellschaftlichen Diskurses über den Umgang mit der Corona-Pandemie betrachtet, dann fällt auf, dass die für diese Krise relevanten Teilsysteme Politik, Wissenschaft und Gesundheit zu einem überwältigenden Teil an diesem Diskurs beteiligt sind. Gleichzeitig werden jedoch auch die spezifisch-deutschen Binnenstrukturen der Politik, die wesentlichen Elemente des deutschen Parteien- und Verbändesystems erkennbar. Fast alle Parteien waren repräsentiert, nur das extrem-rechte Segment des Parteienspektrums blieb außen vor. Wirtschaftsinteressen und Gesundheitsinteressen werden häufig durch Vertreter von Spitzenverbänden, jedoch manchmal auch direkt von Großunternehmen abgebildet. Interessant ist, dass Gewerkschaften, die sonst wichtige Akteure im deutschen politischen Prozess darstellen, in diesem Diskurs nur schwach repräsentiert waren. Interessant ist auch, dass in der Wissenschaft die spezifische Struktur der deutschen Organisationslandschaft im Wissenschaftssystem erscheint, in dem die universitäre Forschung, Organisationen der Grundlagenforschung wie Max-Planck und Helmholtz als auch die Ressortforschung wichtige Komponenten darstellen.

Manche Vertreter dieser Organisationen haben grenzüberschreitende Funktionen, indem sie als Vermittler zwischen Politik und Wirtschaft oder Wissenschaft und Politik – wirken. Zu solchen systemübergreifenden Organisationen gehören auch Verbände der Zivilgesellschaft, die zwischen den unterschiedlichen Logiken von Politik, Wissenschaft und nicht zuletzt des Mediensystems vermitteln. Aus der Ökosystem-Perspektive besetzen diese Organisationsarten unterschiedliche Lebensräume mit spezifischen Ressourcen, Überlebensbedingungen und Interessenpositionen, die ihre Handlungsstrategien bestimmen. So lassen sich im Corona-Diskurs durchaus unterschiedliche Situationsdeutungen zwischen dem Ressortforschungsinstitut RKI und Organisationen unabhängiger Grundlagenforschung wie den Max-Planck-Instituten und der Helmholtz-Gesellschaft ausmachen. Ihnen gemeinsam ist jedoch eine dominant wissenschaftliche Logik, nach der Politiken evidenzbasiert ausgerichtet sein sollten, sie ihr Wissen immer mit Hinweisen auf bestimmte Annahmen und Einschränkungen bereitstellen, letztlich die Politik aber entscheiden und umsetzen muss.

Wenn wir nicht nur an Überzeugungen oder Erzählungen interessiert sind, die in bestimmten organisatorischen Kontexten vorherrschen, sondern davon ausgehen, dass gutes Wissen die kollektive Problemlösung erheblich verbessern kann, ist es von großer Bedeutung, wie der Produktions- und Transferprozess von politikrelevantem Wissen in einem Land funktioniert, wie dieses Wissen verteilt und an relevante politische Orte geleitet wird. Wir sind der Überzeugung, dass auch Talkshows wichtige Elemente in diesem Wissensaustausch darstellen. Aus systemischer und komplexitätstheoretischer Perspektive ist es wichtig, sowohl die heterogene innere Ausdifferenzierung (Endostrukturen) von Systemen als auch ihrer Verflechtung mit den anderen Teilsystemen (Exostrukturen) zu identifizieren.[17] Gerade in der international vergleichenden Politikforschung versprechen solche systemischen und relationalen Analysen besonders fruchtbar zu sein, die sich in den kommenden Jahren zu einer wichtigen Strömung der sozialwissenschaftlichen Coronavirus-Forschung entwickeln sollten.

ANMERKUNGEN

Was die sozialwissenschaftliche Netzwerkforschung zur Corona-Krise sagen kann: Eine Einleitung |
Iris Clemens und Christian Stegbauer (S. 1 – 11

1 Dies ließ sich markant an der offensichtlichen Überforderung von Politikern wie Christian Lindner ablesen (›Linder will es nicht kapieren‹, vgl. https://www.sueddeutsche.de/medien/coronavirus-illner-kubicki-lindner-1.4893695, Zugriff 01. 07. 2020), dem es schlicht unvorstellbar zu sein schien, dass sich generell wissenschaftliche Aussagen bisweilen (um genau zu sein ja relativ häufig) widersprechen können und trotzdem nicht falsch sein müssen bzw. dies nicht eindeutig geklärt werden kann. Ambiguitätstoleranz scheint sich in manchen Milieus nicht oder nur schwer auszubilden.

2 https://www.degruyter.com/staticfiles/craft/media/doc/DG_13perspectives_humanities.pdf

C. Stegbauer und I. Clemens (Hrsg.), *Corona-Netzwerke – Gesellschaft im Zeichen des Virus*, https://doi.org/10.1007/978-3-658-31394-4

Netzwerkungleichheit, die Verbreitung des Virus und wer in Gefahr ist | *Christian Stegbauer* (S. 15–26)

1 https://www.rollingstone.de/corona-tote-stars-musiker-schauspieler-1929731/6/ (04.05.2020).

2 Gleichwohl hatten wir auch schon einmal eine Untersuchung in der wir Paare, die gemeinsam in der Stadt unterwegs waren nach ihrer Beziehung zueinander gefragt. Die Mutter zur Tochter erklärte, dass es sich um eine enge Beziehung handele – in umgekehrter Richtung jedoch gab die Tochter an, dass die Beziehung zur Mutter gerade so ›mittel‹ sei.

3 Ich finde, dass diese Annahme der Netzwerkforschung nicht nur im Zusammenhang mit Viren nicht ganz stimmt. Manche Verhaltensweisen, wie wir sie z. B. an touristischen Orten beobachten, werden auch nur durch Sichtkontakt weitergegeben, so etwa am Schiefen Turm von Pisa, das ›Turmhalten‹ beim Knipsen üblicher Reisebilder.

4 Emblematisch dafür ist einer der meistzitierten sozialwissenschaftlichen Aufsätze: Granovetter, M. S. 1973. The Strength of Weak Ties. In: *American Journal of Sociology* 78: 1360–1380.

5 Burt, R. S. 1992. Structural holes. The social structure of competition. Cambridge, Mass.: Harvard University Press.

6 https://www.spiegel.de/wissenschaft/mensch/aerosole-und-coronavirus-die-gefahr-in-der-luft-a-744efba4-6a9f-41f2-acd4-a4749aecb60a (08.06.2020).

7 Giddens, A. 1984. The constitution of society. Outline of the theory of structuration. Berkeley: University of California Press.

8 Breiger, R. L. 1974. The Duality of Persons and Groups. In: *Social Forces* 53: 181–190.

9 Merton, R. K. 1950. Patterns of Influence. In A Study of Interpersonal Influence and Communications Behavior in a Local Community. Hrsg. P. F. Lazarsfeld und F. Stanton. Communications Research 1948–49. 180–219. New York: Harper & Brothers.

10 In der Studie Mertons wurden nur einflussreiche Personen berücksichtigt.

11 Simmel, G. 1908. Soziologie. Untersuchungen über die Formen der Vergesellschaftung. Leipzig: Duncker & Humblot.

12 Hahn, A. und H. Willems. 1997. Modernität und Identität. In: *Sociologia internationalis* 34: 199–226.

13 In Spanien seien 15 % der Erkrankten aus dem Pflegebereich. https://www.fr.de/panorama/corona-krise-weltweit-grossbritannien-meisten-todesfaelle-europa-zr-13597264.html (05.05.2020) und ähnliches gilt auch für Deutschland, wo Anfang April schon 2300 Pflegekräfte an Covid19 erkrankt waren. https://www.sueddeutsche.de/politik/coronavirus-aerzte-pfleger-ansteckung-1.4865774 (05.05.2020).

14 https://www.spiegel.de/panorama/leute/wilfred-lawrie-nicholas-boris-johnson-und-verlobte-verraten-namen-ihres-sohnes-a-4b490255-09b7-4f92-9e88-9c1ffec565b7 (05.05.2020).

15 »Ich sage es Ihnen mal ganz brutal: Wir retten in Deutschland möglicherweise Menschen, die in einem halben Jahr sowieso tot wären – aufgrund ihres Alters und ihrer Vorerkrankungen«, sagte der Tübinger Oberbürgermeister am Dienstag im Sat.1-Frühstücksfernsehen. (https://www.stuttgarter-zeitung.de/inhalt.coronavirus-in-deutschland-boris-palmer-wir-retten-menschen-die-moeglicherweise-sowieso-bald-sterben.3058978a-08dc-42f0-9e98-5ccba1e4a96c.html, 11.05.2020).

Die kleine Welt der Pandemie | *Boris Holzer* (S. 27–34)

1 Milgram, S. 1967. The small-world problem. Psychology Today 1: 60–67; Travers, J. und S. Milgram. 1969. An experimental study of the small world problem. Sociometry 32: 425–443. Für eine ausführlichere Darstellung siehe Holzer, B. 2005. Vom globalen Dorf zur kleinen Welt. Netzwerke und Konnektivität in der Weltgesellschaft. In Weltgesellschaft: Theoretische Zugänge und empirische Problemlagen (Sonderheft der Zeitschrift für Soziologie), Hrsg. B. Heintz, R. Münch und H. Tyrell, 314–329. Stuttgart: Lucius & Lucius.

2 Die von den angekommenen Briefen zurückgelegte Strecke schwankte zwischen zwei und zehn Stationen; der Median lag bei einer Länge von fünf. Diese Zahl unterschätzt die tatsächliche Länge, da abgebrochene, mitunter längere Ketten nicht enthalten sind. Kritik an Milgrams Datenauswertung übt Kleinfeld, J. S. 2002. The small world problem. Society 39 (2): 61–66.

3 Dodds, P. S., R. Muhamad, und D. J. Watts. 2003. An experimental study of search in global social networks. Science 301 (8 August): 827–829.

4 Die tatsächliche Anzahl direkter Bekanntschaften variiert stark. Experimentelle Ergebnisse und Schätzungen schwanken zwischen 500 und 6000. Siehe zum Beispiel Sola Pool, I. de, und M. Kochen. 1978. Contacts and influence. Social Networks 1: 5–51; Freeman, L. C., und C. R. Thompson. 1989. Estimating acquaintanceship volume. In The Small World, Hrsg. M. Kochen, 147–158. Norwood, NJ: Ablex.

5 Watts, D. J. 2003. Six Degrees. The Science of a Connected Age. New York: W. W. Norton & Company, S. 41.

6 Watts, D. J., und S. H. Strogatz. 1998. Collective dynamics of ›small-world‹ networks. Nature 393: 440–442.

7 In Anlehnung an die ›breaching experiments‹ von Garfinkel, H. 1967. Studies in the routine grounds of everyday activities. In Studies in Ethnomethodology, 35–75. Eaglewood Cliffs, NJ: Prentice Hall.

8 Kuchler, T., D. Russel und J. Stroebel. 2020. The geographic spread of COVID-19 correlates with structure of social networks as measured by Facebook. NBER Working Paper No. 26990. http://www.nber.org/papers/w26990.pdf

9 Siehe https://dataforgood.fb.com/tools/social-connectedness-index/

10 Cardon, P. W., und et al. 2009. Online and offline social ties of social network website users. An exploratory study in eleven societies. Computer Information Systems 50: 54–64.

11 Siehe bereits Watts, D. J. 2003. Six Degrees, *op.cit.*, S. 174–183; für Prognosemodelle unter Berücksichtigung von Mobilität siehe Pastore y Piontti, A., N. Perra, L. Rossi, N. Samay, und A. Vespignani. 2018. Charting the Next Pandemic. Modeling Infectious Disease Spreading in the Data Science Age. Cham: Springer.

12 Leclerc, Q. J., N. M. Fuller, L. E. Knight, S. Funk, und G. M. Knight. 2020. What settings have been linked to SARS-CoV-2 transmission clusters? [version 1; peer review: 1 approved with reservations]. Welcome Open Research 5: 83; zum Fall in Washington Hamner, L., P. Dubbel, I. Capron, A. Ross, A. Jordan, J. Lee, J. Lynn, A. Ball, S. Narwal, S. Russell, D. Patrick, und H. Leibrand. 2020. High SARS-CoV-2 Attack Rate Following Exposure at a Choir Practice – Skagit County, Washington, March 2020. MMWR. Morbidity and Mortality Weekly Report 69: 606–610.

13 Endo, A., S. Abbott, A. J. Kucharski, und S. Funk. 2020. Estimating the overdispersion in COVID-19 transmission using outbreak sizes outside China [version 1; peer review: 1 approved]. Welcome Open Research 5: 67.

14 Weeden, K., und B. Cornwell. 2020. The small-world network of college classes. Implications for epidemic spread on a university campus. Sociological Science 7: 222–241.

15 Eines der Modelle in Pastore y Piontti et al. 2018. Charting the Next Pandemic, *op.cit.*, prognostiziert für den Ausbruch einer Corona-Pandemie in China zum Beispiel eine deutlich höhere Betroffenheit der Region.

Infektionsnetzwerke und Infektionsorte – Super-spreading-Ereignisse in der Epidemie | *Andreas Kuebart und Martin Stabler* (S. 35–43)

1 Lloyd-Smith, J., Schreiber, S., Kopp, P. und Getz, W. 2005. Superspreading and the effect of individual variation on disease emergence. Nature 248: 355–359.

2 Lipsitch, M., T. Cohen, B. Cooper, J. M. Robins, S. Ma, L. James, G. Gopalakrishna, S. K. Chew, C. C. Tan und M. Samore. 2003. Transmission dynamics and control of severe acute respiratory syndrome. Science 5627: 1966–1970.

3 Stein, R. A. 2011. Super-spreaders in infectious diseases. International Journal of Infectious Diseases 8: 510–513.

4 Bian, L. 2004. A conceptual framework for an individual-based spatially explicit epidemiological model. Environment and Planning B: Planning and Design 3: 381–395.

5 Keeler, C. und M. Emch. 2018. Infectious-disease geography: disease outbreaks and outcomes through the lens of space and place. In Routledge Handbook of Health Geography, Hrsg. V. A. Crooks, G. Andrews, und J. Pearce, 67–73. London: Routledge.

6 Shannon, G. W. und J. Willoughby. 2004. Severe acute respiratory syndrome (SARS) in Asia: a medical geographic perspective. Eurasian Geography and Economics 5: 359–381.

7 Wolf, M. 2016. Rethinking urban epidemiology: Natures, networks and materialities. International Journal of Urban and Regional Research 5: 958–982.

8 Cho, S. J., J.-M. Kang, Y. E. Ha et al. 2016. MERS-CoV outbreak following a single patient exposure in an emergency room in South Korea: an epidemiological outbreak study. The Lancet 388: 994–1001.

9 Park, S. Y., Y.-M Kim, S. Yi et al. 2020. Coronavirus Disease Outbreak in Call Center, South Korea. Emerging Infectious Diseases 26 (online first).

10 Böhmer, M. M., U. Buchholz, V. M. Corman et al. 2020. Investigation of a COVID-19 outbreak in Germany resulting from a single travel-associated primary case: a case series. The Lancet Infectious Diseases 26 (online first).

11 Forster, P., L. Forster, C. Renfrew, und M. Forster. 2020. Phylogenetic network analysis of SARS-CoV-2 genomes. Proceedings of the National Academy of Sciences, 117: 9241–9243.

12 Kuebart, A. und M. Stabler. 2020. Infectious Diseases as Socio-Spatial Processes: The COVID-19 Outbreak in Germany. Tijdschrift voor economische en sociale geografie (In Druck)

13 Diese Phase dauert zum Zeitpunkt des Verfassens dieses Beitrags Mitte Mai 2020 an.

14 Für weitere Details in der Methodik, siehe 12.

15 Landesamt für Gesundheit und Soziales Berlin (2020. EPI-Info Wochenübersicht Meldewoche 11/2020. https://www.berlin.de/lageso/_assets/gesundheit/publikationen/wochenberichte-2020/ewu_11-2020-publ.pdf (Zugegriffen: 20. Mai 2020).

16 Das Auftreten von Super-spreading Ereignissen ist dabei keinesfalls auf die Frühphasen der Epidemie beschränkt, wie das Beispiel einer religiösen Veranstaltung in Frankfurt am 10. Mai 2020 zeigt, in Folge derer über 100 Infektionen auftraten.

Ansteckung, Räume und Netzwerke | *Iris Clemens* (S. 45–52)

1 Böhme, G. 2013. Atmosphäre. Essay zur neuen Ästhetik. Berlin: Suhrkamp.

2 Löw, M. 2001. Raumsoziologie. Frankfurt am Main: Suhrkamp.

3 Lakoff, G. und M. Johnson. 1980. Metaphors We Live by. With a New Afterword. Chicago: University of Chicago Press, oder Johnson, M. 2008. The Meaning of the Body. Aesthetics of Human Understanding. Chicago: University of Chicago Press.

4 Breithaupt, F. 2009. Kulturen der Empathie. Frankfurt am Main: Suhrkamp.

5 Und sie leiden darüber hinaus eher an Herzerkrankungen, Wiseman, R. Quirkology: The Curious science of everyday lives, and pace of life, www.richardwiseman.com/quirkology/pace_home.htm (Zugegriffen: 15. Juni 2020).

6 Ulrich, R. 1984. View through a window may influence recovery from surgery. Science, New Series, 224: 420–421.

7 Brichetti, K. und F. Mechsner. 2019. Heilsame Architektur. Raumqualitäten erleben, verstehen und entwerfen. Bielefeld: transcript Verlag.

8 Clemens, I. 2011. Lost in transition? Managing paradoxical situations by inventing identities. In Images of the Body in India, Hrsg. Axel Michaels und Christoph Wulf, 279–292. New Delhi: Routledge.

9 Bingel, K. 2019. Dritte Orte kreativ-urbaner Milieus. Eine gendersensible Betrachtung am Beispiel Braunschweig. Bielefeld: transcript Verlag.

10 Dies ist jedoch durchaus umstritten. Was wäre dann beispielsweise mit dem Popstar und seinem einzelnen Fan? Und besteht im Extremfall eine Beziehung zwischen Stalker und Opfer, solange dieses das Stalken gar nicht bemerkt?

11 White, H. C. 2008. Identity and Control. How Social Formations Emerge. Princeton: Princeton University Press.

12 Christakis, N. A. und J. H. Fowler. 2011. Die Macht sozialer Netzwerke: Wer uns wirklich beeinflusst und warum Glück ansteckend ist. Frankfurt am Main: Fischer Taschenbuch.

13 Milgram, S., Bickman, L., und L. Berkowitz. 1969. Note on the drawing power of crowds of different size. Journal of Personality and Social Psychology, 13: 79–82.

14 Brichetti, K. und F. Mechsner. 2019. Heilsame Architektur. Raumqualitäten erleben, verstehen und entwerfen. Bielefeld: transcript Verlag.

15 Siehe unter: https://www.zeit.de/gesellschaft/2020-05/social-distancing-fehlender-koerperkontakt-psychologie-haptikforschung (Zugegriffen: 15. Juni 2020).

16 Holt-Lundstad, J., Smith, T. B., Baker, M., Harris, T. und D. Stephenson. 2015. Loneliness and Social Isolation as Risk Factors for Mortality: A Meta-Analytic Review. Perspectives on Psychological Science 10: 227–237.

17 Tazi-Preve, M. I. 2018. Das Versagen der Kleinfamilie. Opladen: Babara Budrich.

18 Siehe unter: https://www.aoef.at/index.php/studien-zu-gewalt/154-gewalt-in-der-familie-und-im-nahen-sozialen-umfeld (Zugegriffen: 15. Juni 2020).

19 Siehe unter: https://www.aoef.at/index.php/news/512-erste-grosse-studie-ueber-covid19-und-haeusliche-gewalt-in-deutschland (Zugegriffen: 15. Juni 2020).

Was bedeutet Corona für starke und schwache Beziehungen? | *Christine Avenarius* (S. 53–62)

1 Bott, E. 1957. Family and Social Networks: Roles, Norms and External Relationships in Ordinary Urban Families. London: Travistock. Mitchell, C. J. (Hrsg.). 1969. Social Networks and Urban Situations. Manchester: Manchester University Press for the Institute of Social Relations.

2 Avenarius, C. B. 2010. Starke und schwache Beziehungen. In Handbuch der Netzwerkforschung, Hrsg. C. Stegbauer und R. Häußling, 99–111. Wiesbaden: VS Verlag für Sozialwissenschaften.

3 Stegbauer, C. und R. Häußling. 2010. Handbuch der Netzwerkforschung. Wiesbaden: VS Verlag für Sozialwissenschaften.

4 Granovetter, M. S. 1973. The Strength of Weak Ties. American Journal of Sociology 78: 1360–1380.

5 Marsden, P. V. und K. E. Campbell. 1984. Measuring tie strength. Social Forces 63: 482–501.

6 Stegbauer, C. 2008. Weak und Strong Ties. Freundschaft aus netzwerktheoretischer Perspektive. In Stegbauer, C. (Hg.), Netzwerkanalyse und Netzwerktheorie. Ein neues Paradigma in den Sozialwissenschaften, 105–119. Wiesbaden: VS Verlag for Sozialwissenschaften. Feld, S. L. 1997. Structural embeddedness and stability of interpersonal relations. Social Networks 19: 91–95.

7 Carpenter, D. et al. 2003. The strength of strong ties. A Model of contact-making in policy networks with evidence from US health politics. Rationality and Society 15: 411–440. Tortoriello, M. et al. 2011. Bridging the Knowledge Gap: The Influence of Strong Ties, Network Cohesion, and Network Range on the Transfer of Knowledge Between Organizational Units. Organization Science 23: 1024–1039. Und: Onnela, J.-P. J. et al. 2007. Structure and tie strength in mobile communication networks. Proceedings of the National Academy of Sciences 18: 7332–7336.

8 Verbrugge, L. M. 1979. Multiplexity in Adult Friendships. Social Forces 57: 1286–1309.

9 Avenarius, C. B. 2008. The Role of Information Technology in Reducing Social Obligations Among Immigrants from Taiwan. Journal of International Communication 14: 104–120. Petroczi, A. et al. 2007: Measuring tie-strength in virtual social networks. Connections 27 (2): 31–44.

10 Stegbauer, C. 2002. Reziprozität. Einführung in soziale Formen der Gegenseitigkeit. Wiesbaden: Westdeutscher Verlag.

11 Die Autorin hat ab Mitte April 2020 drei Wochen lang Verwandte, Freunde und Freunde von Freunden zu deren sozialen Beziehungen befragt. Die Ergebnisse wurden zu Anekdoten verdichtet. Sie sind nicht repräsentativ und beziehen sich nur auf Akteure im Raum Deutschland, die Zugang zu virtuellen Räumen, Telefon und E-Mail haben.

12 Zu diesen Videokonferenz Softwareangeboten gehören MS Teams, Skype, WebEx, Zoom, Google Hangouts und andere. Gesprächspartner nutzten auch WhatsApp und Threema.

13 Corona Umfrage von Verivox: https://www.verivox.de/nachrichten/corona-umfrage-digitaler-nachholbedarf-ueberraschend-gross-1116977/ (zugegriffen am 21. Mai 2020).

14 Zur dunklen Seite von starken Beziehungen in Netzwerkstrukturen siehe: Gargiulo, M. und M. Benassi. 1999. The dark side of social capital. In Corporate Social Capital and Liability, Hrsg. Leenders, R. T. und S. Gabbay, 298–322. Boston, Mass.: Kluwer. Gargiulo, M. and M. Benassi. 2000. Trapped in Your Own Net? Network Cohesion, Structural Holes, and the Adaptation of Social Capital. Organizational Science 11: 183–196.

15 Pfützner, T. 2020. Wie Sie jetzt Ihr Netzwerk ausbauen – und nach der Krise profitieren. Interview mit Networking-Profi Tijen Onaran. Die Welt 29.04.2020. https://www.welt.de/wirtschaft/plus207373419/Wirtschaftskrise-Wie-Sie-jetzt-Ihr-Netzwerk-ausbauen.html (zugegriffen am 01. Mai 2020).

16 Virtual Collaboration Campus (www.virtualcollaboration.works) und Re:publica: https://re-publica.com/de

17 Zur Bedeutung von Berührungen in sozialen Netzwerken und bei der Bewältigung von Krankheiten siehe: Cohen, S. et al. 2015. Does Hugging Provide Stress-Buffering Social Support? A Study of Susceptibility to Upper Respiratory Infection and Illness. Psychological Science 26: 135–147.

18 Castells, M. 2011. 2n edition. The Rise of the Network Society. Hoboken, NJ: Wiley-Blackwell. Baecker, D. 2020. Corona I: Die Pulsierende Gesellschaft. In Blog: Kultur- und medientheoretische, geistes-, sozial- und kulturwissenschaftliche Reflexionen gesellschaftlicher, kultureller und künstlerischer Fragestellungen und Ereignisse; Übungen in essayistischen Glossen. 27. März 2020.

19 Dabei sollten wir auch die Vernetzungen zu Menschen über unsere Landesgrenzen hinweg nicht aus den Augen verlieren. Eine interessante Möglichkeit des Einbezugs der Menschen in anderen Ländern, die dort Waren produzieren und dadurch mit uns verbunden sind, ist die Initiative ›Globales Trinkgeld‹, das Trinkgeld direkt zum Smartphone eines indigenen Herstellers in einem anderen Land schickt: https://www.tip-me.org/

20 Siehe auch: McPherson, M. et al. 2001. Birds of a Feather: Homophily in Social Networks. Annual Review of Sociology 27: 415–444.

Der Mensch im Netzwerk der Hamster oder warum Nudeln und Klopapier knapp wurden | *Christian Stegbauer* (S. 63–74)

1 https://www.schader-stiftung.de/veranstaltungen/aktuell/artikel/kongress-warum-netzwerkforschung (08.04.2020).

2 Vielleicht kennen Sie die Geschichte über das Schachspiel und den Reis. Darin wird vom König von Persien verlangt, bei einer Niederlage nur die Menge Reis zur Verfügung zu stellen, die durch jeweils die Verdoppelung der Reiskörner von Quadrat zu Quadrat des Schachfeldes zusammenkommt. Der Ausgang war verheerend, denn im gesamten Reich blieb kein einziges Reiskorn mehr übrig. Ohne mathematische Berechnung oder Modellierung ist das nicht zu verstehen.

3 https://www.fr.de/rhein-main/hessen-ort28811/coronavirus-hessen-in-heimen-wird-desinfektionsmittel-knapp-13610868.html (02.06.2020); https://www.faz.net/aktuell/wirtschaft/unternehmen/corona-herstellern-von-desinfektionsmitteln-geht-ethanol-aus-16689993.html (02.06.2020).

4 Nur als ein Beispiel, der Virologe Streek in der Sendung ›Lanz‹: (https://www.youtube.com/watch?v=VP7La2bkOMo 19.04.2020).

5 Natürlich wäre es möglich, sich eine Auswahl mit verschiedenen Größen im Internet zu bestellen, und die nichtpassenden Kleider dann zurückzusenden. Aber die noch immer größte Vertriebsschiene ist geschlossen.

6 Popper, K. R. 2005. Logik der Forschung. 11. Aufl. Tübingen: Mohr Siebeck.

7 Baur, N. 2013. Spiegel Online als Aldi des Zeitungswesens. Marktmechanismen und Preiswettbewerb auf dem Medienmarkt. DGS (Sozblog). Online verfügbar unter http://blog.soziologie.de/2013/03/page/2/.

8 https://innofact-marktforschung.de/news/innofact-corona-studie-wer-hamstert-eigentlich-die-nudeln/ (19.04.2020).

9 Lazarsfeld, P. F., B. Berelson und H. Gaudet. 1944. The people's choice. How the voter makes up his mind in a presidential campaign. New York: Duelle Sloan and Pearce.; Katz, E. 1957. The Two-Step Flow of Communication. An Up-To-Date Report on a Hypothesis. In: Public Opinion Quarterly 21, S. 61.

10 Katz, E. und P. F. Lazarsfeld. 1962. Persönlicher Einfluss und Meinungsbildung. München: Oldenbourg.

11 Romero, D. M., B. Uzzi, J. Kleinberg. 2019. Social Networks under Stress. In: ACM Trans. Web 13 (1), S. 1–24.

12 Tarde, G. 2009, zuerst 1890. Die Gesetze der Nachahmung. 1. Aufl. Frankfurt am Main: Suhrkamp.

13 Giddens, A. 1988. Die Konstitution der Gesellschaft. Grundzüge einer Theorie der Strukturierung. Frankfurt/Main [u. a.]: Campus-Verl.

Pandemische Landschaften: Corona und die Räume der Überwachung | *Nils Zurawski* (S. 75–86)

1 Wimmer, B. 2020. Wie wir mit Big Data die Corona-Krise bewältigen können. Futurezone.at, 29. 3. 2020. https://futurezone.at/netzpolitik/wie-wir-mit-big-data-die-corona-krise-bewaeltigen-koennen/400791776; Schwarz, A. und A. Crocker. 2020. Governments Haven't Shown Location Surveillance Would Help Contain COVID-19, Electronic Frontier Foundation, 23. 3. 2020. https://www.eff.org/deeplinks/2020/03/governments-havent-shown-location-surveillance-would-help-contain-covid-19; Harari, Y. N. 2020. The world after coronavirus, FT 20. 3. 2020. https://www.ft.com/content/19d90308-6858-11ea-a3c9-1fe6fedcca75; Lobe, A. 2020. Mit Big Data gegen Corona: Weniger Datenschutz für mehr Seuchenschutz? Medienwoche 19. 3. 2020. https://medienwoche.ch/2020/03/19/mit-big-data-gegen-corona-weniger-datenschutz-fuer-mehr-seuchenschutz/; Maschewski, F. und M. Böttcher. 2020. Das Smartphone als Mini-Panoptikum. Deutschlandfunk Kultur, Breitband, 4. 4. 2020. https://www.deutschlandfunkkultur.de/tracking-apps-das-smartphone-als-mini-panoptikum.1264.de.html?dram:article_id=474039.

2 Hannah, M. G. 2010. Dark Territory in the Information Age. Learning from the West German Census Controversies of the 1980s. Farnham: Ashgate; Schmidt, J. und T. Weichert. 2012. Datenschutz. Grundlagen, Entwicklungen und Kontroversen. Bonn: BpB.

3 de Zeeuw, D. 2017. Immunity from the image: The right to privacy as an antidote to anonymous modernity. *Ephemera* 17: 259–281.

4 Coll, S. 2014. Power, knowledge, and the subjects of privacy: understanding privacy as the ally of surveillance. Information, Communication & Society 17: 1250–1263.

5 Nissenbaum, H. 2004. Privacy as Contextual Integrity. *Washington Law Review*, 79: 119–158; Nissenbaum, H. 2010. Privacy in Context: Technology, Policy, and the Integrity of Social Life. Stanford Law Books: Stanford.

6 Appadurai, A. 1990. Disjuncture and Difference in the Global Cultural Economy. *Theory Culture Society* 7: 295.

7 Scharf, M. 2019. ADAMS: Eine Störung der Privatsphäre. In Kritik des Anti-Doping. Eine konstruktive Auseinandersetzung zu Methoden und Strategien im Kampf gegen Doping, Hrsg. N. Zurawski und M. Scharf, 159–193. Bielefeld: transcript.

8 Zurawski, N. 2014. Geheimdienste und Konsum der Überwachung. *Aus Politik und Zeitgeschichte* (APuZ), 18/19 2014: 14–19.

9 Die genaue technische Ausgestaltung der Datenerfassung und damit auch die Möglichkeiten, sich partiell der Überwachung an dieser Stelle zu entziehen, unterscheiden sich von Land zu Land.

10 Stalder, F. 2020. Erfassen und Modellieren. Covid-19 und die Politik von »Big Data«. *Rosa Luxemburg Stiftung Publikation,* April 2020, https://www.rosalux.de/publikation/id/42057; Stalder, F. 2020. Überwachen und Anstecken. *Le Monde Diplomatique,* April 2020: 3.; Zurawski, N. 2020. Krise, welche Krise? Nachdenken über Krise, Kontrolle und gesellschaftliche Selbstorganisation. *Rosa Luxemburg Stiftung Publikation,* April 2020, https://www.rosalux.de/publikation/id/42055/krise-welche-krise?cHash=2457f0189909e9d376fa70c5d2f799a9.

11 Haggerty, K. und R. V. Ericson. 2000. The surveillant assemblage. *British Journal of Sociology,* 51: 605–622.

Disruption ökonomischer Netze | *Johannes Glückler* (S. 89–96)

1 Voigtlander N. und H.-J. Voth. 2013. The three horsemen of riches: plague, war, and urbanization in early modern Europe. *Review of Economic Studies* 80: 774–811.

2 Acemoglu D. und J. Robinson. 2012. *Why Nations Fail: The Origins of Power, Prosperity, and Poverty.* New York: Crown Publishers.

3 Projektgruppe Gemeinschaftsdiagnose. 2020. *Wirtschaft unter Schock: Finanzpolitik hält dagegen Gemeinschaftsdiagnose #1-2020. München: DIW Berlin, ifo München, IfW Kiel, IWH Halle, RWI Essen*

4 World Bank. 2009. World Development Report 2009: Reshaping Economic Geography. Washington: The World Bank.

5 Friedman T. L. 2005. The World is Flat: A Brief History of the Twenty-First Century. New York: Farrar, Straus and Giroux.

6 UNCTAD. 2017. World Investment Report 2017. Investment and the Digital Economy. New York, Genf: United Nations.

7 Glückler J. 2020. Wirtschaftsgeographie. In Geographie. Physische Geographie und Humangeographie. Hrsg. H. Gebhardt, R. Glaser, U. Radtke, P. Reuber und A. Vött, 779–818. Stuttgart: Spektrum,3. Ed.

8 Deloitte. 2020. COVID-19: Managing supply chain risk and disruption. Canada: Deloitte Development LLC.

9 McKinsey. 2020. COVID-19: Briefing materials. Global health and crisis response (April 24, 2020). McKinsey & Company.

10 Gereffi G., J. Humphrey und T. Sturgeon. 2005. The governance of global value chains. *Review of International Political Economy* 12: 78–104.

11 Taylor P. J. und B. Derudder. 2015. *World City Network: A Global Urban Analysis.* London, New York: Taylor & Francis,2. Aufl.

12 Turkina E., A. V. Assche und R. Kali. 2016. Structure and evolution of global cluster networks: Evidence from the aerospace industry. *Journal of Economic Geography* 16 (6).

13 Granovetter M. 1985. Economic action and economic structure: The problem of embeddedness. *American Journal of Sociology* 91: 481–510.

14 Giddens A. 1997. Konsequenzen der Moderne. Frankfurt: Suhrkamp.

15 Bathelt H., F. Golfetto und D. Rinallo. 2014. *Trade Shows in the Globalizing Knowledge Economy.* Oxford: Oxford University Press.

16 Panitz R. und J. Glückler. 2017. Rewiring global networks in local events: Congresses in the stock photo trade. *Global Networks* 17: 147–168.

17 McKinsey. 2020. COVID-19: Briefing materials. Global health and crisis response (April 24, 2020). McKinsey & Company.

(Un-)organisierter Rückzug: Netzwerkabbau im Zeichen des Virus | *Stefan Klingelhöfer* (S. 97–105)

1 Gilbert, CG. 2005. Unbundling the structure of inertia: Resource versus routine rigidity. Academy of Management Journal 48: 741 763.

2 Diesner, J. und K. M. Carley. 2005, April. Exploration of communication networks from the enron email corpus. In SIAM International Conference on Data Mining: Workshop on Link Analysis, Counterterrorism and Security, Newport Beach, CA (S. 3–14); Murshed, S. T. H. Murshed, S. T. H., S. Uddin und L. Hossain. 2015. Transitivity, hierarchy and reciprocity of organizational communication network during crisis. International Journal of Organizational Analysis 23: 2–20; Hossain, L., S. T. Murshed und S. Uddin. 2013. Communication network dynamics during organizational crisis. Journal of Informetrics, 7: 16–35; Romero, D. M., B. Uzzi und J. Kleinberg. 2016 (April). Social networks under stress. In Proceedings of the 25th International Conference on World Wide Web (S. 9–20).

3 S. 553, in: Meyer, A. D. 1982. Adapting to Environmental Jolts, in: Administrative Science Quarterly 27: 515–537.

4 Crozier, M. und E. Friedberg. 1979. Macht und Organisation. (L'acteur et le systeme). Die Zwänge kollektiven Handelns. Königstein: Athenäum.

5 Von einer »Schildkrötenreaktion« sprechen Romero, D. M., B. Uzzi und J. Kleinberg. 2016. a. a. O., S. 9: »the network ›turtles up.‹ It displays a propensity for higher clustering, strong tie interaction, and an intensification of insider vs. outsider and within-role vs. between-role communication«.

6 https://statistik.arbeitsagentur.de/Statistikdaten/Detail/202004/arbeitsmarktberichte/monatsbericht-monatsbericht/monatsbericht-d-0-202004-pdf.pdf.

7 Bayerisches Forschungsinstitut für Digitale Transformation 2020: Digitalisierung durch Corona? https://www.bidt.digital/studie-homeoffice/#intensiver, (abgerufen am 17.05.2020). Ähnliche Werte bei Grunau, P., K. Ruf, S. Steffes und S. Wolter. 2019. Home Office bietet Vorteile, hat aber auch Tücken: Mobile Arbeitsformen aus Sicht von Betrieben und Beschäftigten. IAB-Kurzbericht, 11, 2019.

8 Jahoda, M. und H. Zeisel. 1933. Die Arbeitslosen von Marienthal: ein soziographischer Versuch über die Wirkungen langdauernder Arbeitslosigkeit. Mit einem Anhang: Zur Geschichte der Soziographie (Vol. 5). S. Hirzel.

9 S. 259, in: Baecker, D. 2003. Organisation und Management, Frankfurt am Main: Suhrkamp.

10 S. 305–344, in: Simmel, G. 1908. Die Kreuzung sozialer Kreise. Soziologie. Untersuchungen über die Formen der Vergesellschaftung. Leipzig: Duncker & Humblot.

11 https://www.facebook.com/pg/brand.eins/posts/ (abgerufen am 15.05.2020).

12 Vgl. als ein Beispiel unter vielen: https://www.fastcompany.com/90488625/why-remote-work-makes-people-less-productive-and-what-to-do-about-it?partner=rss&utm_source=twitter.com&utm_medium=social&utm_campaign=rss+fastcompany&utm_content=rss (abgerufen am 22.05.2020).

13 Vgl. zum Beispiel: https://www.capital.de/versteckt/id-10-tipps-wie-ich-mein-team-im-homeoffice-fuehre (abgerufen am 20.05.2020).

14 Vgl. dazu Bohns, V. K. 2017. A face-to-face request is 34 times more successful than an email. Harvard Business Review, 11. April 2017.

15 Vgl. als Klassiker zum Beispiel: Krackhardt, D. und R. N. Stern. 1988. Informal networks and organizational crises: An experimental simulation. Social Psychology Quarterly, S. 123–140.

16 Baer, M., K. Evans, G. R. Oldham and A. Boasso. 2015. The social network side of individual innovation: A meta-analysis and path-analytic integration. Organizational Psychology Review, 5. 191–223.

17 Duale Studenten der untersuchten Gruppe stehen einerseits bereits im Beruf, befinden sich aber andererseits noch ›in Ausbildung‹ und sind daher im Normalfall nicht alleine für die Kontakte zu Kunden und externen Partnern verantwortlich sein.

18 FAZ vom 07.05.2020: Home Office für immer. https://www.faz.net/aktuell/wirtschaft/unternehmen/corona-folgen-autohersteller-psa-schreibt-homeoffice-vor-16758580.html

19 Diese Beobachtung verdanke ich Christian Stegbauer (persönliches Gespräch).

20 S. 211, in: Kilduff, M. und D. Krackhardt. 2008. Organizational Crisis. In Interpersonal Networks in Organizations. Hrsg. Kilduff, M. und D. Krackhardt. Cambridge: Cambridge University Press.

21 https://www.spiegel.de/wirtschaft/unternehmen/twitter-mitarbeiter-duerfen-fuer-immer-von-zuhause-arbeiten-a-065aa5a4-d33b-4f8e-afc3-947f92b972c0

22 https://www.hessenschau.de/wirtschaft/hr-umfrage-mehrzahl-der-hessen-will-nicht-im-homeoffice-arbeiten,homeoffice-zahlen-100.html

23 Facebook etwa geht davon aus, dass in Zukunft ca. 50 % der Angestellten von zu Hause aus arbeiten werden. https://www.spiegel.de/wirtschaft/unternehmen/facebook-rechnet-zukuenftig-mit-50-prozent-homeoffice-a-2b144b39-67ae-45f6-a1a5-b2d6e1fdeae3 (abgerufen am 22.05.2020),

24 Cristea, I. C. und P. M. Leonardi. 2019. Get Noticed and Die Trying: Signals, Sacrifice, and the Production of Face Time in Distributed Work, in: Organization Science. Organization Science, 30: 552–572.

25 https://www.fastcompany.com/90492964/its-time-to-stop-measuring-productivity-in-hours?partner=rss&utm_source=twitter.com&utm_medium=social&utm_campaign=rss+fastcompany&utm_content=rss (abgerufen am 22.05.2020).

26 Kracauer, S. 1971. Die Angestellten: aus dem neuesten Deutschland (Vol. 13). Frankfurt am Main: Suhrkamp.

27 McKinsey & Company (Alexander, A. et al) 2020: To weather a crisis, build a network of teams. https://www.mckinsey.com/business-functions/organization/our-insights/to-weather-a-crisis-build-a-network-of-teams (abgerufen am 10.05.2020).

Zum Wechselverhältnis von Technik und SARS-CoV-2 | *Roger Häußling* (S. 107–116)

1 Insbesondere bezieht sich der vorliegende Beitrag auf: Bennett, J. 2004. The Force of Things. Steps Toward an Ecology of Matter. Political Theory 32: 347–372 sowie Bennett, J. 2005. The Agency of Assemblages and the North American Blackout. Public Culture 17: 445–465. Von besonderer theoretischer Relevanz für die Netzwerkforschung ist auch Karen Barads relationaler Materialismus, da er eine Reihe von Parallelen zu Harrison Whites Netzwerktheorie aufweist (vgl. Barad, K. 2017. Agentieller Realismus. Hrsg. S. Bauer, T. Heinemann und T. Lemke. Science and Technology Studies. Klassische Positionen und aktuelle Perspektiven, 574–643. Berlin: Suhrkamp).

2 Luhmann formuliert entsprechend lapidar: »Die Theorie operativ-geschlossener Systeme schließt die Annahme aus, man könne durch Kommunikation Bewusstseinsoperationen (-strukturen, -zustände usw.) spezifizieren« – wie umgekehrt soziale Prozesse nicht durch außer-soziale Prozesse direkt beeinflusst werden können. Vgl. Luhmann, N. 2004. Schriften zur Pädagogik. Hrsg. D. Lenzen. Frankfurt a. M: Suhrkamp.

3 Vgl. White, H. 1992. Identity and Control. A Structural Theory of Social Action. Princeton, N. J.: Princeton University Press.

4 Vgl. Elias, N. 1996. Was ist Soziologie? Weinheim und München: Juventa. 8. Auflage.

5 »Die Art Vergesellschaftet-Seins ist bestimmt oder mitbestimmt durch die Art seines Nicht-Vergesellschaftet-Seins« (Simmel, G. 1992. Soziologie. Untersuchungen über die Formen der Vergesellschaftung. In Georg Simmel Gesamtausgabe. Band 11. Hrsg. O. Rammstedt. Frankfurt a. M.: Suhrkamp).

6 Vgl. Bennett, J. 2005. The Agency of Assemblages and the North American Blackout. Public Culture 17: 453.

7 Vgl. ebd., 448.

8 Vgl. Deleuze, G. und F. Guattari. 1987. A Thousand Plateaus. Capitalism and Schizophrenia. Minneapolis und London: Uinversity of Minnesota Press, 503–505.

Arbeitsmarktnetzwerk in der Krise? | *Per Kropp* (S. 117–126)

1 Mit ›sozialen Netzwerken‹ sind in diesem Beitrag stets auf face-to-face-Kontakten beruhende Beziehungsnetzwerke gemeint, auch wenn diese natürlich in den virtuellen Raum mitgenommen werden können. Facebook und Co. bezeichne ich zur Unterscheidung als ›soziale Medien‹.

2 Zu einer Übersicht zu diesem Forschungsgebiet siehe Kropp, P. 2010. Netzwerke und Arbeitsmarktprozesse, In Handbuch Netzwerkforschung, Hrsg. C. Stegbauer & R. Häußling, 632–646. Wiesbaden: VS Verlag für Sozialwissenschaften.

3 Siehe z. B.: Pohlan, L., und T. Rothe. 2020. Personalrekrutierung von Beschäftigten, Kurz- und Langzeitarbeitslosen: Unterschiede bei Besetzungswegen und Beschäftigungsqualität. IAB-Kurzbericht 06/2020.

4 Die folgenden Arbeitsmarktzahlen stammen aus: Gehrke, Britta; Weber, Enzo 2020. Kurzarbeit, Entlassungen, Neueinstellungen: Wie sich die Corona-Krise von der Finanzkrise 2009 unterscheidet, In: IAB-Forum 28. Mai 2020, https://www.iab-forum.de/kurzarbeit-entlassungen-neueinstellungen-wie-sich-die-corona-krise-von-der-finanzkrise-2009-unterscheidet/, Abrufdatum: 5. Juni 2020. Zahlreiche weitere Informationen finden sich auf: https://www.iab.de/de/iab-aktuell/folgen_der_corona-krise_auf_den_arbeitsmarkt.aspx.

5 in der ZEIT Nr. 22/2020.

6 Siehe z. B. Zika, G., C. Schneemann, E. Weber, T. Maier, M. Kalinowski, F. Bernardt und Marc Ingo Wolter. 2020. Digitaler und demografischer Wandel wirken sich regional sehr unterschiedlich auf den künftigen Arbeitskräftebedarf aus, In: IAB-Forum 4. Juni 2020, https://www.iab-forum.de/digitaler-und-demografischer-wandel-wirken-sich-regional-sehr-unterschiedlich-auf-den-kuenftigen-arbeitskraeftebedarf-aus/ (Abrufdatum: 5. Juni 2020).

7 Arntz, M., G. Terry, S. Jansen, und U. Zierahn. 2016. Tätigkeitswandel und Weiterbildungsbedarf in der digitalen Transformation, Mannheim: Deutsche Akademie der Technikwissenschaft.

8 Das war der strategische Nutzen struktureller Lücken, die Ronald S. Burts 2002 beschrieb (in: The Social Capital of Structural Holes. In The New Economic Sociology: Developments in an Emerging Field, Hrsg. M. F. Guillén, R. Collins, P. England und M. Meyer, 148–190. New York: Russell Sage Foundation).

9 Fukuyama, F. 1995. Konfuzius und Marktwirtschaft: der Konflikt der Kulturen. München: Kindler.

10 Putnam, R, R. Leonardi und R. Y. Nanetti. 1993. Making Democracy Work: Civic Traditions in Modern Italy. Princeton University Press.

Digitales Lernen in der (Corona-)Krise | *Iris Clemens und Julia Thibaut* (S. 127–135)

1 Zu diesen kritischen Stimmen vgl. aktuell: J. Krautz 2020: Zur Erinnerung: Bildendes Lernen braucht Schule und Unterricht. Warum digitales Lernen auch in Krisenzeiten nur ein Notstopfen bleibt. https://bildung-wissen.eu/fachbeitraege/zur-erinnerung-bildendes-lernen-braucht-schule-und-unterricht.html (Zugegriffen 22. Mai 2020).

2 Das entsprechende Angebot des Basketballvereins Alba Berlin läuft unter dem Motto: Albas tägliche Sportstunde. https://www.albaberlin.de/sportstunde/ (Zugegriffen 22. Mai 2020).

3 White, H. C. 2008. Identity & Control. How Social Formations Emerge. Princeton, Oxford: Princeton University Press, Second Edition.

4 Vgl. dazu die Berichterstattung des Deutschen Schulportals: https://deutsches-schulportal.de/unterricht/das-deutsche-schulbarometer-spezial-corona-krise/ (Zugegriffen 22. Mai 2020).

5 Falls es noch Atari Spieler der ersten Stunde unter den Leser*innen gibt: eines der Spiele ist z. B. eine modifizierte Version von Phönix, die sehr viel schwieriger ist als der Klassiker und definitiv eher kein Spiel für ein sechsjähriges Kind.

6 So sind etwa in Frankreich ca. 8 % der Schüler*innen nicht mehr erreichbar, nachdem die Behörden Computer und Tablets zur Verfügung gestellt haben, ist die Zahl auf ca. 4 % gesunken. Vgl. den entsprechenden Bericht von Veronika Völlinger vom 20.04.20 um 17:30 im Liveblog der Zeit unter: https://www.zeit.de/wissen/gesundheit/2020-04/coronavirus-aktuell-infektionen-ausbreitung-live (Zugegriffen 23. Mai 2020).

7 Stegbauer, C. 2016. Grundlagen der Netzwerkforschung. Situation, Mikronetzwerke und Kultur. Wiesbaden: Springer VS.

8 Vgl. dazu: https://www.nichtsemester.de/cbxpetition/offener-brief/ (Zugegriffen 22. Mai 2020).

9 Siehe dazu etwa die Auslassungen unter https://unibloggt.hypotheses.org/3949 einschließlich vorgeblicher ›Schamesröte‹.

10 Watzlawik, P. 1983. Anleitung zum Unglücklichsein. München: Pieper.

11 So regelmäßig zu beobachten in Vortrags- und Diskussionssituationen größerer Verbünde von Wissenschaftlern*innen wie etwa SFBs.

12 Goffman, E. 1959. The Presentation of Self in Everyday Life. New York: Anchor Books, Doubleday.

13 Clemens, I. 2016. Anwesenheit und Abwesenheit im Transitbereich der Weltgesellschaft. Überlegungen zu einem deterritorialen, transkulturellen Raumkonzept. Psychosozial 144: 125–137.

14 Knorr-Cetina, K. 2002. Wissenskulturen. Ein Vergleich naturwissenschaftlicher Wissensformen. Frankfurt a. M.: Suhrkamp.

15 Luhmann, N. 1984. Soziale Systeme. Frankfurt a. M.: Suhrkamp.

Das Krankenhaus als anpassungsfähiges Netzwerkarrangement? | *Julian Wolf und Kaspar Molzberger* (S. 139–150)

1 Die Pointe bei Latour ist, dass nicht nur Menschen Akteure in Netzwerken sein können, sondern all jene (also auch nicht-menschliche) Elemente, die einen Unterschied machen und denen damit eine ›Handlungsfähigkeit‹ unterstellt werden kann. Also auch die Corona-Viren selbst, Tiere als Wirte, die auf Märkten gehandelt werden oder enge Räume, in denen sich das Virus einfacher überträgt.

2 In Deutschland haben sich beispielsweise über 20 000 Mitarbeiter des Gesundheitswesens angesteckt, was mehr als 10 Prozent der landesweiten Coronafälle ausmacht. Und in Österreich hat eine Clusteranalyse gezeigt, dass rund 30 Prozent der Infizierten ihren Ausgangspunkt in Gesundheitseinrichtungen haben.

3 https://www.faz.net/aktuell/gesellschaft/gesundheit/coronavirus/covid-19-arzt-im-interview-in-den-naechsten-wochen-muessen-wir-wohl-wieder-mehr-arbeiten-16749033.html & https://www.faz.net/aktuell/gesellschaft/gesundheit/coronavirus/arzt-interviews/corona-arzt-ueber-obdachlose-patienten-und-lungenschaeden-16771004.html (Stand: 25.5.2020).

Social distancing und die persönlichen Beziehungsnetze von Patienten in der Psychotherapie: vier Fallberichte | *Holger von der Lippe, Andrea Goll-Kopka, Christoph Klein, Olaf Reis, Ulrike Röttger* (S. 151–166)

1 Empfehlenswert zur Einführung: Berkman, L. F., I. Kawachi und M. M. Glymour, Hrsg. 2014. Social epidemiology, 2nd edition. Oxford: University Press. // Klärner, A., M. Gamper, S. Keim-Klärner, I. Moor, H. von der Lippe und N. Vonneilich (Hrsg.) 2020. Soziale Netzwerke und gesundheitliche Ungleichheiten: Eine neue Perspektive für die Forschung. Wiesbaden: Springer VS Open Access. // Valente, T. W. 2010. Social networks and health: Models, methods, and applications. Oxford: University Press.

2 Gute Methodenbücher sind zum Beispiel Domínguez, S. und B. Hollstein, Hrsg. 2014. Mixed methods social network research: Design and applications. Cambridge: University Press. // Hollstein, B. und F. Straus, Hrsg. 2006. Qualitative Netzwerkanalyse: Konzepte, Methoden, Anwendungen. Wiesbaden: VS Verlag. // Wassermann, S. und K. Faust 1994. Social network analysis: methods and applications. Cambridge: University Press.

3 Damit meint man den ›Personen-Wandel‹ beispielsweise innerhalb eines persönlichen Netzwerks, Genaueres bei Feld, S. L., J. J. Suitor und J. G. Hoegh. 2007. Describing changes in personal networks over time. Field methods 19: 218–236.

4 Aus Gründen der besseren Lesbarkeit wird im gesamten folgenden Text die Form des generischen Maskulinums verwendet werden. Personenbezogene männliche Bezeichnungen sind somit genderneutral zu verstehen.

5 Internationale Statistische Klassifikation der Krankheiten und Verwandter Gesundheitsprobleme [ICD] Diagnoseschlüssel X84.

6 Foucault, M. 2000. Die Geburt der Klinik: Eine Archäologie des ärztlichen Blicks. Frankfurt a. M.: Fischer.

7 Diese Theorie stammt von Johnson, M. P. und L. Leslie. 1982. Couple involvement and network structure: A test of the dyadic withdrawal hypothesis. Social Psychology Quarterly 45: 34–43.

8 Klauer, T. und W. Greve. 2005. Kritische Lebensereignisse und Gesundheit. In Gesundheitspsychologie, Hrsg. R Schwarzer, 237–259. Göttingen: Hogrefe (Enzyklopädie der Psychologie, Themenbereich C, Theorie und Forschung, Serie X, Gesundheitspsychologie, Band 1).

9 Rotthaus, W. 2016. Was fehlt? 5 Anregungen für eine erfolgreiche Kinder- und Jugendlichentherapie. Kontext – Zeitschrift für systemische Perspektiven 47: 190–196.

10 Van der Elst, E., J. Wierstra, J. van Lawick und M. Visser. 2020. Kinder aus der Klemme – Arbeitsbuch für Eltern. Heidelberg: Carl Auer.

11 Omer, H. und P. Streit. 2016. Neue Autorität: Das Geheimnis starker Eltern. Göttingen: Vandenhoeck & Ruprecht.

12 Röttger, U. 2017. Familienorientierte tagesklinische kinder- und jugendpsychiatrische Behandlung. In Handbuch der Multifamilientherapie, Hrsg. E. Asen und M. Scholz, 59–72. Heidelberg: Carl-Auer.

13 Von der Lippe H., J. Radloff, J. Schadow, U. Röttger und H.-H. Flechtner. 2016. Was geschieht in der sozialen Arena? Der Therapieprozess begleitender Mütter in Multifamiliengruppen einer kinderpsychiatrischen Tagesklinik. Praxis der Kinderpsychologie und Kinderpsychiatrie 65: 609–624.

14 Ein vertiefender Einblick in meinen Arbeitskontext und weitere Details der folgenden Ausführungen findet sich bei Goll-Kopka, A. 2019. Traumatisches Stresserleben im Kontext körperlicher Erkrankung und medizinischer Behandlung. PID – Psychotherapie im Dialog 20: 87–90. // Goll-Kopka, A. 2019. Multimodale, kontextbezogene Psychosoziale Beratung bei somatischen Erkrankungen und körperlichen Beeinträchtigungen. In Körper Beratung. Beratungshandeln im Spannungsfeld von Körper, Leib und Normativität, Hrsg. B. Wuttig und B. Wolf, 123–138. Bielefeld: Transkript Verlag.

15 Antonucci, T. C., K. S. Birditt und K. Ajrouch. 2011. Convoys of social relations: Past, present, and future. In Handbook of life-span development, Hrsg. K. L. Fingerman, C. A. Berg, J. Smith und T. C. Antonucci, 161–182. New York: Springer.

16 Moreno, J. L. 1996. Die Grundlagen der Soziometrie: Wege zur Neuordnung der Gesellschaft. 1934. Opladen: Leske und Budrich.

Nischen in Krisen – Familiäre Regulation während der Pandemie | *Olaf Reis* (S. 167–178)

1 Ford, D. H. und R. M. Lerner. 1992. Developmental Systems Theory. An integrative approach. Newbury: Sage.

2 Vonneilich, N. 2020. Soziale Beziehungen, soziales Kapital und soziale Netzwerke – eine begriffliche Einordnung. In Soziale Netzwerke und gesundheitliche Ungleichheiten. Hrsg. A. Klärner, M. Gamper, S. Keim-Klärner, I. Moor, H. von der Lippe, N. Vonneilich, 33–48. Wiesbaden: Springer.

3 Reis O. 2017. Nischen im Wandel. Zur Transformation von Familien und Generationenbeziehungen in Ostdeutschland. Gießen: psychosozial.

4 Youniss J. und J. Smollar. 1985. Interpersonal relations of childhood and their potential courses through adolescence. In Adolescent Relations with Mothers, Fathers, and Friends. Hrsg. J. Youniss J und J. Smollar, Chicago: University of Chicago Press; Grotevant H. D. und C. R. Cooper. 1986. Individuation in family relationships. Human Development 29: 82–100.

5 Kağitçibaşi Ç. 2003. Autonomy, embeddedness and adaptability in immigration contexts. Human Development 46: 145–50.

6 Gaus, G. 1983. Wo Deutschland liegt. Hamburg: Hoffmann & Campe.

7 Reiss D. 1981. The Family's construction of reality. Cambridge, London: Harvard University Press.

8 Caspi A und T. Moffitt. 1993. When do individual differences matter? A paradoxical theory of personality coherence. Psychological Inquiry 4: 247–71.

9 Reiss D. 1981. The Family's construction of reality. Cambridge, London: Harvard University Press.

10 McCubbin M. und H. L. McCubbin. 1996. Resiliency in families: A conceptual model of family adjustment and adaptation to stress and crisis. In Family assessment: resiliency, coping, and adaptation – inventories for research and practice. Hrsg. H. L. McCubbin, E. A. Thompson und M. McCubbin, 1–64. Madison, WI: University of Wisconsin System.

Netzwerke Sozialer Arbeit im Corona-Krisenmodus | *Werner Schönig und Heiko Löwenstein* (S. 179–186)

1 Oevermann, U. 2002. Professionalisierungsbedürftigkeit und Professionalisiertheit pädagogischen Handelns. In Biographie und Profession. Hrsg. M. Kraul, W. Marotzki, und C. Schweppe, 19–63. Bad Heilbrunn: Klinkhardt.

2 Straus, F. 2012. Netzwerkarbeit: Förderung sozialer Ressourcen. In Ressourcen im Sozialstaat und in der Sozialen Arbeit. Zuteilung – Förderung – Aktivierung. Hrsg. A. Knecht und F.-C. Schubert, 224–237. Stuttgart: Kohlhammer; hier S. 234 f.

3 Schönig, W. und K. Motzke. 2016. Netzwerkorientierung in der Sozialen Arbeit. Theorie, Forschung, Praxis. 44. Stuttgart: Kohlhammer.

4 Mündliche Auskunft eines leitenden Mitarbeiters im Kölner SKM (Sozialdienst Katholischer Männer) sowie Medienberichte wie z. B. https://www.br.de/puls/themen/leben/haeusliche-gewalt-und-corona-100.html. Indikatoren für die zunehmende Gewalt ist die Zunahme von Notrufen in den Beratungsstellen.

5 Emirbayer, M. und A. Mische. 2017. Was ist Agency? In Netzwerke, Kultur und Agency. Problemlösungen in relationaler Methodologie und Sozialtheorie. Hrsg. H. Löwenstein und M. Emirbayer, 138–209. Weinheim: Beltz-Juventa.

6 White, H. C. 2008. Identity and control. How social formations emerge. 2. Aufl. Princeton, NJ: Princeton Univ. Press, hier S. 279–280.

7 Dewey, J. 1951. Wie wir denken. Eine Untersuchung über die Beziehung des reflektiven Denkens zum Prozess der Erziehung. Zürich: Morgarten-Verlag, hier S. 153–165.

8 White, H. C. 2008. Identity and control. How social formations emerge. 2. Aufl. Princeton, NJ: Princeton Univ. Press, hier S. 31.

9 Gesetz für den erleichterten Zugang zu sozialer Sicherung und zum Einsatz und zur Absicherung sozialer Dienstleister aufgrund des Coronavirus SARS-CoV-2 (Sozialschutz-Paket) vom 27. März 2020. Bundesgesetzblatt Jahrgang 2020, Teil I Nr. 14, herausgeben zu Bonn am 27. März 2020. Bundesministerium für Arbeit und Soziales. 2020. Einsatz und Absicherung sozialer Dienstleister. Berlin, 25. März 2020. Hempel, S. und L. Wagner. 2020. »Soziale Arbeit ist systemrelevant«. Interview mit Leonie Wagner. Verfügbar unter https://www.sozial.de/soziale-arbeit-ist-systemrelevant.html am 26. 4. 2020.

10 Oevermann, U. 2002. Professionalisierungsbedürftigkeit und Professionalisiertheit pädagogischen Handelns. In Biographie und Profession. Hrsg. M. Kraul, W. Marotzki, und C. Schweppe, 19–63. Bad Heilbrunn: Klinkhardt.

Erst kam die Flucht, dann Corona – oder: Welche Folgen werden die Corona-Bekämpfungsmaßnahmen für das Leben und Netzwerken von Geflüchteten in Deutschland haben? | *Stefan Bernhard* (S. 187–195)

1 Dieses Kapitel wurde zuvor teilweise in zwei Beiträgen zum Forum des Instituts für Arbeitsmarkt- und Berufsforschung (IAB) unter https://www.iab-forum.de/ veröffentlicht.

2 vgl. Bernhard, S. und S. Röhrer. 2020 [im Erscheinen]. Arbeitsmarkthandeln und Unterstützungsnetzwerke geflüchteter Syrer*innen in Deutschland. IAB Forschungsbericht. https://www.iab.de/de/publikationen/forschungsbericht.aspx

3 Namen und Angaben zu Personen wurden verfremdet, um die Anonymität der Befragten sicherzustellen.

4 vgl. Ryan, L. 2011. Migrants' Social Networks and Weak Ties. Accessing Resources and Constructing Relationships Post-Migration. The Sociological Review 59: 707–724; Ryan, L. 2016. Looking for weak ties. Using a mixed methods approach to capture elusive connections. The Sociological Review 60: 951–969.

5 Vgl. Bernhard, S. und S. Röhrer. 2020 [im Erscheinen].

6 Vgl. S. 8 in Brücker, H., Y. Kosyakova und E. Schuß. 2020. Fünf Jahre seit der Fluchtmigration 2015: Integration in Arbeitsmarkt und Bildungssystem macht weitere Fortschritte. (IAB-Kurzbericht, 04/2020). http://doku.iab.de/kurzber/2020/kb0420.pdf.

Auf der Suche nach einer neuen Begrüßung | *Christian Stegbauer* (S. 199–208)

1 Swidler, A. 1986. Culture in Action: Symbols and Strategies. In: American Sociological Review 51: 273–286.

2 Stegbauer, C. 2016. Grundlagen der Netzwerkforschung: Situation, Mikronetzwerke und Kultur. Wiesbaden: Springer VS.

3 Mauss, M. 1990, zuerst 1950. Die Gabe. Form und Funktion des Austauschs in archaischen Gesellschaften. Frankfurt a. M.: Suhrkamp.

4 Stegbauer, C. 2002. Reziprozität: Einführung in soziale Formen der Gegenseitigkeit. Wiesbaden: Westdt. Verl.

5 S. 45 in: Stegbauer, C. 2002. Reziprozität: Einführung in soziale Formen der Gegenseitigkeit. Wiesbaden: Westdt. Verl.

6 Oevermann, Ulrich 1999. Strukturale Soziologie und Rekonstruktionsmethodologie. In Ansichten der Gesellschaft. Frankfurter Beiträge aus Soziologie und Politikwissenschaft. Hrsg. W. Glatzer, 72–84. Opladen: Leske + Budrich.

7 Stegbauer, C. 2016. Grundlagen der Netzwerkforschung: Situation, Mikronetzwerke und Kultur. Wiesbaden: Springer VS.

8 https://www.tagesanzeiger.ch/panorama/vermischtes/wieso-italiener-mit-plueschhunden-gassi-gehen/story/11227437 (14. 05. 2020).

9 Wellman, B. 1996. Are personal communities local? A Dumptarian reconsideration. Social Networks 18: 347–354.

10 Diesen kritischen Einwand aus mehreren Diskussionen verdanke ich Michael Schönhuth.

11 Swidler, A. 1986. Culture in Action: Symbols and Strategies. In: American Sociological Review 51: 273–286.

12 https://www.sueddeutsche.de/politik/leitkultur-de-maiziere-legt-10-punkte-katalog-fuer-deutsche-leitkultur-vor-1.3484779 (15. 04. 2020).

13 Über all die Jahre ist bekannt, dass das Händeschütteln eine gesundheitliche Gefahr in sich birgt. Grippewellen, Durchfallepidemien und Erkältungen zum Trotz hat sich dieses Ritual gehalten. Das ist schon bemerkenswert, weil es deutlich macht, wie tief verwurzelt es eigentlich ist. Stegbauer, C. 2016. Grundlagen der Netzwerkforschung: Situation, Mikronetzwerke und Kultur. Wiesbaden: Springer VS.

14 https://www.sueddeutsche.de/politik/contra-haendeschuetteln-ein-verweigerter-haendedruck-muss-nicht-respektlos-sein-1.2936912 (15. 05. 2020).

15 Swidler, A. 1986. Culture in Action: Symbols and Strategies. In: *American Sociological Review* 51: 273–286.

Performen ohne Publikum – verändert eine pandemiebedingte Theaterschließung das Aufführungsnetzwerk? | *Daniel Reupke und Jasmin Goll* (S. 209–219)

1 Fischer-Lichte, E. 1999. Kleine Theatergeschichte. Tübingen u. a.: Francke.

2 Spinney, L. 2017. Pale Rider. The Spanish Flu of 1918 and How it Changed the World. New York: Public affairs; Witte, W. 2020. Tollkirschen und Quarantäne: Die Geschichte der Spanischen Grippe. Berlin: Wagenbach.

3 Bezüglich Zuschauerzahlen: Busch, M. W. 1984. Die Oper in Charlottenburg 1912–1944. In Die Deutsche Oper in Berlin. Hrsg. G. Hube, 12–24. Berlin: Quadriga-Verlag, hier 13; Ganzer, K. 1956. Augsburger Theater im 20. Jahrhundert. Hrsg. Verein der Freunde des Augsburger Stadttheaters. 8–22. Augsburg: Presse-Druck- und Verlags-GmbH, hier 11 f.; Stahl, E. L. 1929. Das Mannheimer Nationaltheater. 343 (Zuschauerzahlen), 346 (Grippe), Mannheim u. a.: Bensheimer; bezüglich Grippe: Mohr, A. R. 1980. Das Frankfurter Opernhaus 1880–1980. 191, Frankfurt am Main: Verlag Waldemar Kramer; Valder-Knechtgens, C. 2007. Provinztheater im Umbruch (1916–1928). In Oper in Köln, Hrsg. C. Schwandt. Köln: Dittrich. hier 232.

4 https://www.sueddeutsche.de/bayern/pandemien-bayern-historie-spanische-grippe-1.4878530; https://www.addendum.org/coronavirus/spanische-grippe/ (Zugegriffen: 11.05.2020).

5 Davis, R. A. 2013. The Spanish Flu. Narrative and Cultural Identity in Spain. 1918. 103–136, Basingstoke: Palgrave Macmillan.

6 Horváth, Ö. von. 2010. Don Juan kommt aus dem Krieg. Hrsg. N. Streitler, 426 und 434, Berlin und New York: de Gruyter.

7 Fischer-Lichte, E. 2014. Artikel Aufführung. In Metzler Lexikon Theatertheorie. 15–26, Stuttgart: Metzler; Fischer-Lichte, E. 2012. Die verwandelnde Kraft der Aufführung. In Die Aufführung. Diskurs – Macht – Analyse. Hrsg. E. Fischer-Lichte, A. Czirak, T. Jost, F. Richarz und N. Tecklenburg, 1–23. München: Fink.

8 Ernst, W.-D. 2010. Akteur-Netzwerke und Performance-Analyse. Gob Squads Room Service. In Netzkulturen. Performativ, kollektiv, kreativ. Hrsg. J. Bairlein, C. Balme, J. von Brincken, W.-D. Ernst und M. Wagner, 55–80. München: ePodium; Banisch, S., M. Beyer, D. Reupke, P. Roth und J. Thibaut. 2021 (in Vorbereitung). Einleitung. In Netzwerk – Performance – Kultur. Hrsg. dies., Würzburg: Königshausen & Neumann.

9 Latour, B. 2005. Reassembling the Social. An Introduction to Actor-Network-Theory. 27, Oxford: Oxford University Press; Latour, B. 1996. On actor/network theory. A few clarifications. Soziale Welt 47: 369–379, hier 371.

10 Mungen, A. 2017. Historische Aufführungsforschung in der Musik. Zu methodologischen Perspektiven der Opernstimme im 19. Jahrhundert, Singstimmen. In Ästhetik, Geschlecht, Vokalprofil. Hrsg. S. M. Woyke, K. Losleben, S. Mösch und A. Mungen, 303–326. Würzburg: Königshausen & Neumann; Lazardzig, J.,

V. Tkaczyk und M. Warstat. 2012. Theaterhistoriografie. Eine Einführung. Tübingen: UTB.

11 https://www.staatsoper-stuttgart.de/spielplan/oper-trotz-corona/ (Zugegriffen: 03. 05. 2020).

12 An der Stelle sei herzlich Helena Rittler, Johannes Lachermeier und Angelika Graf von der Staatsoper Stuttgart für ihre Auskünfte gedankt.

13 Etwa der Online-Ersatzspielplan der Schaubühne Berlin weist einen hohen Anteil an Produktionen aus dem vergangenen Jahrhundert auf: https://www.schaubuehne.de/de/seiten/online-spielplan.html (Zugegriffen: 03. 05. 2020).

14 https://www.nationaltheater-mannheim.de/ (Zugegriffen: 14. 05. 2020).

15 https://fundus.staatstheater-nuernberg.de/ (Zugegriffen: 04. 05. 2020).

16 An dieser Stelle sei Cordula Demattio vom Nationaltheater Mannheim gedankt, die ebendiesen Punkt für das Nationaltheater Mannheim betonte.

17 Ein herzlicher Dank ergeht an Ulrike Eberle vom Theater Kiel.

18 Benzecry, C. E. 2009. Becoming a Fan: On the Seductions of Opera. Qualitative Sociology 32: 131–151, hier 138 f.

19 Diese Punkte betonten auch die Redner*innen des virtuellen Podiumsgesprächs des Berliner Theatertreffens: »Stoppt das Streaming!« Eine Grundsatzdebatte über Chancen und Gefahren von Theater im Netz, 02. 05. 2020, Redner*innen: Anne Lenk, Christian Römer, Christopher Rüping, Roman Senkl, Joana Tischkau; Impuls: Christian Rakow; Moderation: Georg Kasch, https://vimeo.com/413042765 (Zugegriffen: 14. 05. 2020).

20 Fischer-Lichte, E. [11]2019. Ästhetik des Performativen. 59, Frankfurt am Main: Suhrkamp.

21 Benzecry, C. E. 2009. Becoming a Fan: On the Seductions of Opera. Qualitative Sociology 32: 131–151, hier 140.

22 https://operavision.eu/en (Zugegriffen: 24. 05. 2020).

23 Ernst, W.-D., und M. Wagner. 2007. Performanz des Netzes. Prolegomena zu einer Netzwerk-Perspektive in der Theaterwissenschaft. Forum Modernes Theater 2: 197–210, hier 201.

24 https://www.staatsoper-stuttgart.de/spielplan/1t01/ (Zugegriffen: 03. 05. 2020).

25 Hartung, U. 2019. Postdramatisches Musiktheater. 18, Würzburg: Königshausen & Neumann.

26 Ernst, W.-D. 2016. Institutionelle Dramaturgie und digitale Oper. Die Musikforschung: 379–391.

Nähe und Distanz im Online Spiel: Soziale Netzwerke und Beziehungen während der Corona-Krise | *Elke Hemminger* (S. 221–229)

1 https://www.eurogamer.net/articles/2015-05-12-wow-leeroy-jenkins-happened-10-years-ago (Zugegriffen: 12. Mai 2020).

2 https://kotaku.com/the-makers-of-leeroy-jenkins-didnt-think-anyone-would-b-1821570730 (Zugegriffen: 12. Mai 2020).

3 Hemminger, E. 2009. The Mergence of Spaces. Experiences of Reality in Digital Role-Playing Games. Berlin: Sigma.

4 Adams, S. 2005: Information Behavior and the Formation and Maintenance of Peer Cultures in Massive Multiplayer Online Role-Playing Games: A Case Study of City of Heroes. Proceedings of DiGRA Conference 2005: Changing Views – Worlds in Play. http://www.digra.org/dl/db/06278.15067.pdf (Zugegriffen: 02. Dez. 2008).

5 Hemminger, E. 2010: Fantasy Facebook. Merged Gameplay in MMORPGs as Social Networking Activities. Hrsg. Mitgutsch, K., Klimmt, Ch. und Rosenstingl, H.: Edges of Gaming. Conference Proceedings of the Vienna Games Conference 2008–2009, Wien: Braumüller.

6 Hemminger, E. 2009: The Mergence of Spaces. Experiences of Reality in Digital Role-Playing Games. Berlin: Sigma.

7 https://twitter.com/SteamDB/status/1239180882826715136?ref_src=twsrc%5Etfw%7Ctwcamp%5Etweetembed%7Ctwterm%5E1239180882826715136&ref_url=https%3A%2F%2Fwww.cetoday.ch%2Fnews%2F2020-03-23%2Fdas-corona virus-laesst-die-gamingbranche-boomen (Zugegriffen: 14. Mai 2020).

8 Global WebIndex, Statista 2020 auf: statistic_id1110712_veraenderung-des-konsums-digitaler-medien-in-der-corona-krise-nach-altersgruppen-2020.pdf (Zugegriffen: 10. Mai 2020).

9 Global WebIndex, Statista 2020 auf: statistic_id1110741_veraenderung-des-konsums-digitaler-medien-in-der-corona-krise-nach-geschlecht-2020.pdf (Zugegriffen: 10. Mai 2020).

10 Die beschriebenen Fälle entstammen informellen Gesprächen und sollten keinesfalls als empirische Untersuchung der Phänomene gewertet werden.

11 https://www.drachenzwinge.de/forum/index.php?PHPSESSID=boco3ish9t4sha4b2c1hhn5n4t&action=stats (Zugegriffen: 14. Mai 2020).

12 https://www.drachenzwinge.de/forum/index.php?action=search2 (Zugegriffen: 14. Mai 2020).

13 https://www.drachenzwinge.de/forum/index.php?board=2572.0 (Zugegriffen: 14. Mai 2020).

14 Auch hier handelt es sich um informelle Äußerungen in Gesprächen, die keinesfalls als empirische Erhebung gelten können.

Zwischen Zwangspause und Aufblühen: Zivilgesellschaftliches Handeln und demokratische Resilienz in der Pandemic | *Susann Worschech* (S. 233–242)

1 Entsprechend titelte bspw. der Berliner Tagesspiegel, https://www.tagesspiegel.de/politik/die-stunde-der-exekutive-wie-die-coronakrise-die-herrschenden-staerkt/25697164.html, zuletzt geprüft am 25.05.2020

2 Siehe den Gastbeitrag des Historikers René Schlott auf Spiegel Online vom 1.04.2020: https://www.spiegel.de/politik/deutschland/corona-krise-und-buerger rechte-rendezvous-mit-dem-polizeistaat-a-68611322-f4d4-453f-aba5-5ec5a49ae329

3 Tilly, C. 2007: Democracy. Cambridge, New York: Cambridge University Press.

4 Mayntz, R. (Hg.). 1995: Gesellschaftliche Selbstregelung und politische Steuerung. Frankfurt am Main [u. a.]: Campus-Verl.; Czempiel, E.-O., Rosenau, J. N. (Hg.). 1992: Governance without government. Order and change in world politics. Cambridge: Cambridge University Press; Mayntz, R., Scharpf, F. W. 1995: Steuerung und Selbstorganisation in staatsnahen Sektoren. In R. Mayntz (Hg.), Gesellschaftliche Selbstregelung und politische Steuerung. Frankfurt am Main [u. a.]: Campus-Verl., 9–38.

5 Siehe dazu auch den Kommentar von Janosik Herder in der Wochenzeitung »Der Freitag« vom 04.05.2020: »Vielleicht ist doch nicht alles alternativlos«; https://www.freitag.de/autoren/janoherder/corona-und-die-rueckkehr-der-politik; zuletzt geprüft am 25.05.2020

6 Endress, M., Rampp, B. 2015: Resilienz als Perspektive auf gesellschaftliche Prozesse. Auf dem Weg zu einer soziologischen Theorie. In M. Endreß, A. Maurer (Hg.), Resilienz im Sozialen. Theoretische und empirische Analysen. Wiesbaden: Springer VS, 33–55.

Netzwerke der Corona-Kontroverse – gibt es das noch? |
Melanie Nagel und Melanie Schäfer (S. 243–257)

1 Leifeld, P. 2017. Discourse network analysis. In The Oxford handbook of political networks. Hrsg. Jennifer Nicoll Victor, Alexander H. Montgomery und Mark Lubell, 301–326. Oxford: Oxford University Press.

2 Entman, R. M. 1993. Framing: Toward clarification of a fractured paradigm. Journal of communication 43: 51–58.

3 Hajer, M. A. 1995. The politics of environmental discourse: ecological modernization and the policy process. Oxford: University Press; Hajer, M. A. 2002. Discourse analysis and the study of policy making. European Political Science 2: 61–65.

4 Janning, F., P. Leifeld, T. Malang und V. Schneider. 2009. Diskursnetzwerkanalyse. Überlegungen zur Theoriebildung und Methodik. In Politiknetzwerke. Hrsg. Volker Schneider, Frank Janning, Philip Leifeld und Thomas Malang, 59–92. Wiesbaden: VS Verlag für Sozialwissenschaften.

5 Bundesgesundheitsministerium. 2020. Coronavirus SARS-CoV-2: Chronik der bisherigen Maßnahmen. https://www.bundesgesundheitsministerium.de/coronavirus/chronik-coronavirus.html (Zugegriffen: 12. Mai 2020).

6 Leifeld, P. 2017. Discourse network analysis. In The Oxford handbook of political networks. Hrsg. Jennifer Nicoll Victor, Alexander H. Montgomery und Mark Lubell, 301–326. Oxford: Oxford University Press.

7 Brandes U., und D. Wagner. 2012. Visone. Analysis and visualization of social networks, Version 2(5).

8 Nagel, M. 2015. Polarisierung im politischen Diskurs: Eine Netzwerkanalyse zum Konflikt um ›Stuttgart 21‹. Wiesbaden: VS Verlag für Sozialwissenschaften.

Das Virus in den sozialen Netzwerken: Corona-Dynamiken am Beispiel politisch-medialer Netzwerke | *Christian Nuernbergk* (S. 259–270)

1 Hendricks, V. F. und M. Vestergaard. 2018. Postfaktisch. Die neue Wirklichkeit in Zeiten von Bullshit, Fake News und Verschwörungstheorien. Karl Blessing Verlag.

2 Neuberger, C. 2018. Journalismus in der Netzwerköffentlichkeit. In Journalismus im Internet: Profession – Partizipation – Technisierung, Hrsg. C. Nuernbergk und C. Neuberger, 11–80. Wiesbaden: Springer Fachmedien.

3 Papacharissi, Z. 2015. Affective publics. Sentiment, technology, and politics. Oxford University Press.

4 Kümpel, A. S., V. Karnowski und T. Keyling. 2015. News Sharing in Social Media. A Review of Current Research on News Sharing Users, Content, and Networks. Social Media + Society. https://doi.org/10.1177/2056305115610141

5 Thieltges, A. und S. Hegelich. 2017. Manipulation in sozialen Netzwerken. ZfP Zeitschrift für Politik 64: 493–512.

6 Nuernbergk, C. 2018. Recherche im Internet. In Journalismus im Internet: Profession – Partizipation – Technisierung, Hrsg. C. Nuernbergk und C. Neuberger, 101–138. Wiesbaden: Springer Fachmedien.

7 Müller, P. und N. Denner. 2017. Was tun gegen »Fake News«? Eine Analyse anhand der Entstehungsbedingungen und Wirkweisen gezielter Falschmeldungen im Internet. Kurzgutachten im Auftrag der Friedrich Naumann Stiftung für die Freiheit.

8 Boberg, S., T. Quandt, T. Schatto-Eckrodt und L. Frischlich. 2020. Pandemic Populism. Facebook Pages of Alternative News Media and the Corona Crisis – A Computational Content Analysis. https://arxiv.org/pdf/2004.02566

9 Nuernbergk, C. und J. Schmidt. 2020. Twitter im Politikjournalismus. Publizistik 65: 41–61. https://doi.org/10.1007/s11616-019-00557-4

10 Hölig, S. 2018. Eine meinungsstarke Minderheit als Stimmungsbarometer?! Über die Persönlichkeitseigenschaften aktiver Twitterer. Medien & Kommunikationswissenschaft 66: 140–169.

11 Kwak, H., C. Lee, H. Park und S. Moon. 2010. What is Twitter, a social network or a news media?. Proceedings of the 19th international conference on World wide web, 591–600.

12 Barberá, P., N. Wang, R. Bonneau, J. T. Jost, J. Nagler, J. Tucker und S. González-Bailón. 2015. The critical periphery in the growth of social protests. PLoS One 10. https://doi.org/10.1371/journal.pone.0143611

13 Bruns, A. und H. Moe. 2014. Structural layers of communication on Twitter. In Twitter and society, Hrsg. A. Bruns, M. Mahrt, K. Weller, J. Burgess und C. Puschmann, 15–28. Peter Lang Publishing.

14 Nahon, K. 2011. Network Theory| Fuzziness of Inclusion/Exclusion in Networks. *International Journal Of Communication* 5:17. https://ijoc.org/index.php/ijoc/article/view/1119

15 Himelboim, I., M. A. Smith, L. Rainie, B. Shneiderman und C. Espina. 2017. Classifying Twitter Topic-Networks Using Social Network Analysis. Social Media + Society. https://doi.org/10.1177/2056305117691545

16 Dambeck, H. und A. Tack. 2020. Medienpräsenz von Virologen. Drosten ist die Nummer eins – aber nicht überall. Der Spiegel, 20. Mai.2020. https://www.spiegel.de/gesundheit/corona-virus-christian-drosten-ist-nummer-eins-bei-medien praesenz-von-virologen-a-e3d97148-06db-4b9d-bb5d-511543f7cf43 (Zugegriffen: 24. Mai 2020)

17 Siehe dazu auch Anm. VIII.

18 Siehe Anm. XVI.

19 Bruns, A. und C. Nuernbergk. 2019. Political Journalists and Their Social Media Audiences. New Power Relations. Media and Communication 7: 198. https://doi.org/10.17645/mac.v7i1.1759

20 Es wird nur die Hauptkomponente des Netzwerks dargestellt. Die Bezeichnungen der Knoten tragen keine Klarnamen, sondern die Accountnamen, über die die MdBs und Virologen auf Twitter erreichbar sind.

Das Coronavirus in den Talkshows – Personale und systemische Netzwerke in der deutschen Medien-Ökosphäre | *Volker Schneider und Gabriele Feistner-Schneider* (S. 271–285)

1 Kaube, J. 2020. Wird nichts so sein, wie es vorher war? Frankfurter Allgemeine Zeitung 15.03.2020

2 Mayntz, R. 1982. Problemverarbeitung durch das politisch administrative System. In Politikwissenschaft und Verwaltungswissenschaft, Hrsg. J. Hesse. 74–89. Opladen: Westdeutscher Verlag. Schneider, V. 2019. Bringing Society Back in: Actors, Networks, and Systems in Public Policy. In Society as an Interaction Space: A Systemic Approach, Eds. H. Lehtimäki, P. Uusikylä, and A. Smedlund. 41–63. Wiesbaden: Springer

3 Everett, M. G. and S. P. Borgatti 2013. The dual-projection approach for two-mode networks. Social Networks 35: 204–10.

4 Esser, F. et al. 2012. Political information opportunities in Europe: A longitudinal and comparative study of thirteen television systems. The International Journal of Press/Politics 17: 247–74.

5 https://medienvielfaltsmonitor.de/

6 Dörner, A. et al. 2014. Riskante Bühnen: Inszenierung und Kontingenz – Politikerauftritte in deutschen Personality Talkshows. Wiesbaden: Springer-Verlag. Tenscher, J. und C. Schicha. 2013. Talk auf allen Kanälen: Angebote, Akteure und Nutzer von Fernsehgesprächssendungen. Wiesbaden: Springer-Verlag.

7 Burkhardt, F. 2014. Die Ukraine-Krise in den deutschen Talkshows. Ukraine-Analysen: 10–9. Kessler, S. H. und C. Lachenmaier. 2017. Ohne Belege in den Talkshow-Olymp: Belegmuster und Akteure in Polit-Talkshows zur Griechenlandkrise. M&K Medien & Kommunikationswissenschaft 65: 64–82. Goebel, S. 2017. Politische Talkshows über Flucht: Wirklichkeitskonstruktionen und Diskurse. Eine kritische Analyse. Bielefeld: transcript Verlag.

8 Ebd.

9 Crouch, C. 2008. Postdemokratie. Frankfurt/M.: Suhrkamp Verlag.

10 Dambeck, H. et al. 2020. Wer in Talkshows das Sagen hat. Der Spiegel. Nr. 21. 15.05.2020

11 Luhmann, N. 1987. Soziale Systeme. Grundriß einer allgemeinen Theorie. Frankfurt/M.: Suhrkamp Verlag.

12 Schneider, V. 2012. Governance and complexity. In Oxford Handbook on Governance, Ed. D. Levi-Faur. 129–42. Oxford: Oxford University Press. Waldherr, A. 2017. Öffentlichkeit als komplexes System. Theoretischer Entwurf und methodische Konsequenzen. M&K Medien & Kommunikationswissenschaft 65: 534–49.

13 Brandes, U. und D. Wagner. 2004. Analysis and visualization of social networks. Graph drawing software. Hrsg. Jünger, Michael and Petra Mutzel, 321–40. Wiesbaden: Springer.

14 Schneider, V. et al. 2009. Politiknetzwerke. Modelle, Anwendungen und Visualisierungen. Wiesbaden: VS-Verlag.

15 Benkler, Y., R. Faris und H. Roberts. 2018. Network propaganda: Manipulation, disinformation, and radicalization in American politics. Oxford: Oxford University Press.

16 Müller, J.-W. 2020. Nicht gut für Amerika, aber verdammt gut für CBS. Frankfurter Allgemeine Zeitung 30.04.2020.

17 Bunge, M. 2004. Clarifying some misunderstandings about social systems and their mechanisms. Philosophy of the social sciences 34: 371–81.

VERZEICHNIS DER AUTORINNEN UND AUTOREN

Prof. Dr. Christine Avenarius, Zentralstelle für die Weiterbildung im Handwerk (ZWH) e. V., Berlin

PD Dr. Stefan Bernhard, IAB, Nürnberg

Prof. Dr. Iris Clemens, Universität Bayreuth, Bayreuth

Prof. Dr. Johannes Glückler, Universität Heidelberg, Heidelberg

Jasmin Goll, Humboldt-Universität, Berlin

Prof. Dr. Andrea Goll-Kopka, SRH Hochschule, Heidelberg

Gabriele Feistner-Schneider, Meersburg

Prof. Dr. Roger Häußling, RWTH, Aachen

Prof. Dr. Elke Hemminger, Ev. Hochschule RWL, Bochum

Prof. Dr. Boris Holzer, Universität Konstanz, Konstanz

Christoph Klein, Zentrum für Systemische Einzel-, Paar- und Familientherapie (ZST), Berlin

Prof. Dr. Stefan Klingelhöfer, Provadis School of International Management and Technology, Frankfurt

C. Stegbauer und I. Clemens (Hrsg.), *Corona-Netzwerke – Gesellschaft im Zeichen des Virus*, https://doi.org/10.1007/978-3-658-31394-4

Dr. Per Kropp, IAB, Halle

Dr. Andreas Kuebart, Leibniz Institut für Raumbezogene Sozialforschung, Erkner

Prof. Dr. Heiko Löwenstein, Katholische Hochschule Nordrhein-Westfalen, Köln

Dr. Kaspar Molzberger, Charité, Berlin

Dr. Melanie Nagel, Eberhard-Karls-Universität, Tübingen

Prof. Dr. Christian Nuernbergk, Universität Trier, Trier

PD Dr. Olaf Reis, Universitätsklinikum Rostock, Rostock

Daniel Reupke, Universität Bayreuth, Bayreuth

Dr. Ulrike Röttger, Universität Magdeburg, Magdeburg

Melanie Schäfer, Universität Konstanz, Konstanz

Prof. Dr. Volker Schneider, Universität Konstanz, Konstanz

Prof. Dr. Werner Schönig, Katholische Hochschule Nordrhein-Westfalen, Köln

Martin Stabler, Freie Universität Berlin

Prof. Dr. Christian Stegbauer, Goethe-Universität, Frankfurt

Julia Thibaut, Universität Bayreuth, Bayreuth

Prof. Dr. Holger von der Lippe, MSB Medical School, Berlin

Dr. Julian Wolf, Universität Witten/Herdecke, Witten

Dr. Susann Worschech, Europa-Universität Viadrina, Frankfurt (Oder)

Dr. habil Nils Zurawski, Universität Hamburg, Hamburg